イラストでよくわかる！
秘伝の手術手技 83

伝統ある「手術手技研究会」プロデュース！
目からウロコのテクニックが満載!!

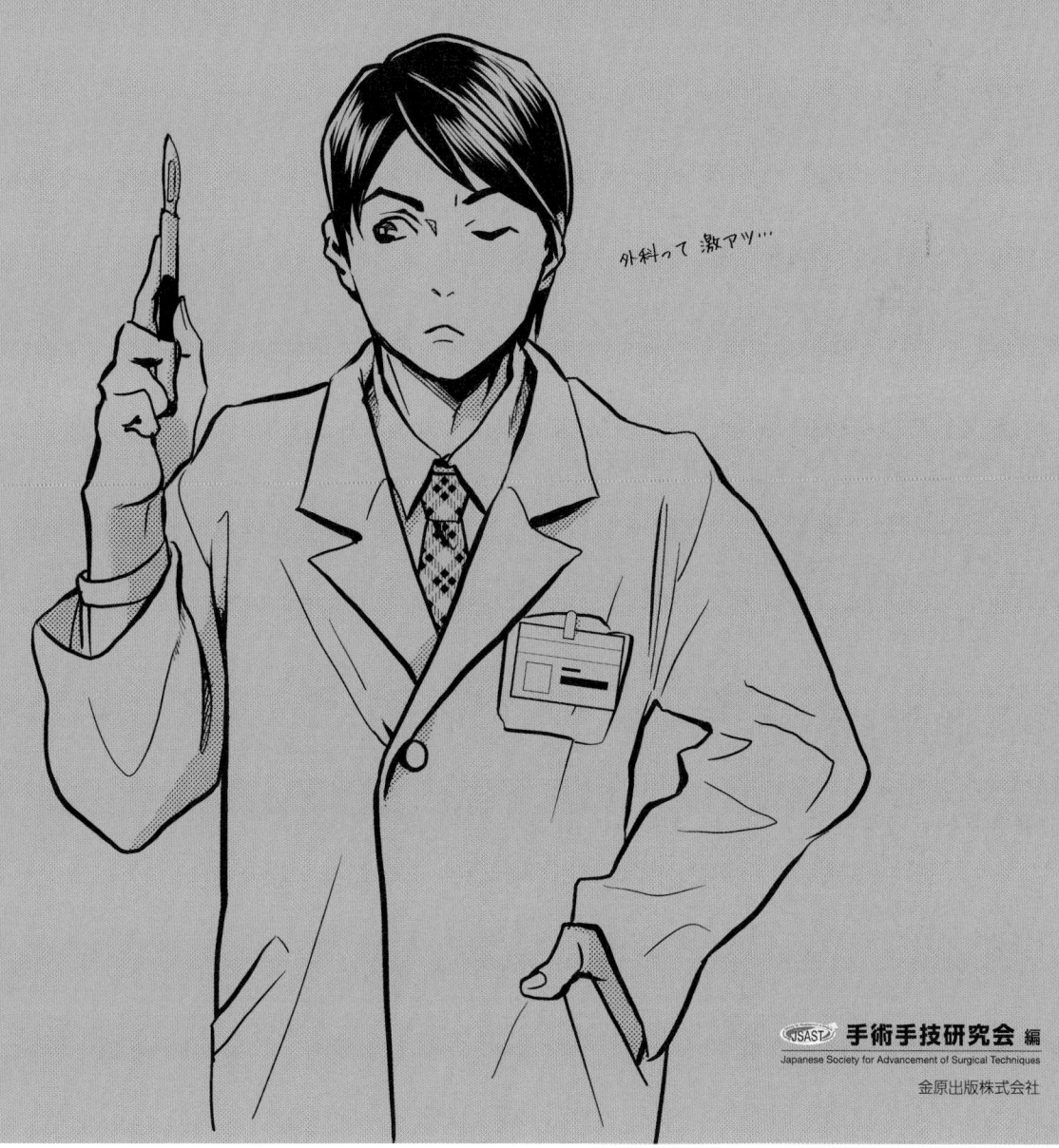

外科って 激アツ…

手術手技研究会 編
Japanese Society for Advancement of Surgical Techniques

金原出版株式会社

「イラストでよくわかる！秘伝の手術手技83」刊行にあたって

近畿大学 学長
手術手技研究会 会長　　塩﨑　均

　日本手術手技研究会は昭和48年に陣内傳之助，中山恒明，梶谷　鐶先生方を始め，当時の多くの日本の外科医の先生方が手弁当で集まり，各施設でばらばらに行われていた外科手術の基本手技を発表し合い，激論を展開したことに始まった。この研究会は外科医にとっては必須である手術手技を磨くという歴史的な役割を忘れることなく，今日まで続いてきた研究会である。本研究会からは，これまでも手術手技，手術の心構え等に関する著書を表してきた。今回，新たに「秘伝の手術手技83」を刊行するに当たり，現在の若い外科医に親しみやすく，理解しやすいという観点からイラスト中心に解りやすい手術書を作成することを目的とした。

　昨今では，鏡視下手術が進歩・普及し，結紮操作など手術手技の基本操作の習得を経ずして術者になってしまうことが危惧されている。手術の正しい基本操作には，しっかりとした理論的根拠（エビデンス）がある。この基本手技の習得をおろそかにすると，手術中に思わぬ危機に立たされることになる。従来は，この手術基本手技の習得のために，外科医には多くの経験と研鑽の積み重ねが要求された。それを習得するために助手としての修練が必要であった。現在では，鏡視下手術の普及に伴い，手術機器の改良・開発がいちじるしく開腹手術にもそれらの機器が使用されるようになってきた。振り返ると，毛細血管の1本1本の走行が人類の進化（臓器の分化）の過程を示してくれている。外科医にとっては手術機器の進歩はなによりの福音であるが，その神秘に気づかず，感激もなく剥離操作が不十分なまま手術を遂行してしまう可能性がある。たとえば，超音波凝固切開装置などは非常に有用な手術機器であるが，詳細な解剖を知らないまま操作してしまい手術を完結してしまう危険性がある。

　手術手技の基本をわかりやすく理論的に詳細に解説したのが，本書である。イラストと会話形式で展開される本書は，退屈することなく手術手技を論理的に理解させる。これまで感じていた疑問を，明確に解決し，納得しつつ手術手技を厳粛に楽しく勉強することができる。本書は手術手技が総論であって各論でもあることを改めて考えさせてくれる，研修医には必読の手術書であろう。これからの本邦の外科の歴史を築く若い外科医を育てる一石になることを信じてやまない。

　本書を著すにあたっては大阪大学消化器外科，土岐祐一郎教授をはじめ手術手技研究会事務局を中心にした執筆者諸先生方のご尽力を忘れることはできません。また，これまでの本邦における外科の歴史を築き，支えてこられた本研究会歴代会長並びに先輩諸先生方の教えが結集された賜物であると思います。最後に，金原出版「手術」編集室には多大なご尽力を賜りました。ここに関係諸氏に深甚なる感謝を申し上げます。

イラストでよくわかる！　秘伝の手術手技83

目　次

序文 …………………………………………………………… 003
本書の使い方 ………………………………………………… 006

切開・切離

- 秘伝01　電気メスをちゃんと使い分けて！ ……………… 012
- 秘伝02　電気メス，腹で切らずに先で切れ ……………… 014
- 秘伝03　爆発回避！　電気メスの禁忌 …………………… 016
- 秘伝04　電気メスの使いこなしは切開速度にアリ ……… 018
- 秘伝05　これぞキホンのカウンタートラクション ……… 020
- 秘伝06　面のカウンタートラクションはみやすい！ …… 022
- 秘伝07　垂直カットで目指せ正確無比！ ………………… 024
- 秘伝08　円刃刀では，腹は大胆に！　先端は繊細に！ … 026
- 秘伝09　安全第一！　下から上への切り上げ戦法 ……… 028
- 秘伝10　短距離の結紮切離はメスで鋭利にスパッ！ …… 030
- 秘伝11　すだれ糸は正確に，効率的に，そして美しく！ … 032
- 秘伝12　神経は走向を確認してから枝カット！ ………… 034
- 秘伝13　電気メス，すくって切るか？　見ながら切るか？ … 036
- 秘伝14　震える電気メスには，やさしい支点を ………… 038
- 秘伝15　粘膜は伸びる，筋層は縮む ……………………… 040

止　血

- 秘伝16　血管焼くのは鑷子でつまんでから ……………… 044
- 秘伝17　バジングこわい？ ………………………………… 046
- 秘伝18　炭化したら電気メスは使えないよ ……………… 048
- 秘伝19　血管やくにはピンポイント ……………………… 050
- 秘伝20　大事な血管，あわてて焼くな …………………… 052
- 秘伝21　圧迫で止まるもの，止まらないもの …………… 054
- 秘伝22　出血は2カ所，惑わされるな …………………… 056
- 秘伝23　さばくのは魚じゃなくて，ガーゼのほう ……… 058
- 秘伝24　鉗子は組織に尻をむけろ ………………………… 060

結　紮

- 秘伝25　切離してから結紮か，結紮してから切離か …… 064
- 秘伝26　組織をちぎらない結紮 …………………………… 066
- 秘伝27　先を固定し引手で締める，突っ込まない ……… 068
- 秘伝28　結紮点は手前に …………………………………… 070
- 秘伝29　第一結紮は両手法で ……………………………… 072
- 秘伝30　第二結紮で糸を切るのは愚か者 ………………… 074
- 秘伝31　ゆるまない皮膚結紮 ……………………………… 076
- 秘伝32　結紮のかけ声「じわー」 ………………………… 078
- 秘伝33　縫合糸が多いときに糸をからませない納め方 … 080
- 秘伝34　動脈は上流から結紮する ………………………… 082
- 秘伝35　引き糸で組織を裂かない ………………………… 084
- 秘伝36　血管内膜を裂かない結紮 ………………………… 086
- 秘伝37　ゆるまない結紮 slip knot を使いこなす ……… 088
- 秘伝38　静脈が先？　動脈が先？ ………………………… 090
- 秘伝39　結紮は何回？ ……………………………………… 092

縫　合

- 秘伝40　針は押して仕事をさせよう ……………………… 096
- 秘伝41　針は抜くまで円弧をイメージ …………………… 098
- 秘伝42　縫合線と体の向きを合わせよう ………………… 100
- 秘伝43　糸のリリースは助手の仕事 ……………………… 102
- 秘伝44　ドッグイヤーを作らない ………………………… 104
- 秘伝45　針の持ち替えは，左手の鑷子を使う …………… 106
- 秘伝46　マットレス縫合を使いこなす …………………… 108
- 秘伝47　ところどころでインターロック！ ……………… 110
- 秘伝48　糸の牽引は細やかかつ適切に！ ………………… 112
- 秘伝49　内翻は内から，外翻は外から …………………… 114
- 秘伝50　鑷子で糸を持つなんて，言語道断 ……………… 116
- 秘伝51　出口を探してさまよう針先はダメ ……………… 118
- 秘伝52　深部の縫合は，ナナメに針をつけてみて ……… 120

把　持

- 秘伝53　鉗子は先端でつかみとれ ………………………… 124
- 秘伝54　糸の端を持ってくださる？ ……………………… 126

剥 離

秘伝55	鉗子の剥離は，抵抗を感じ取れ	130
秘伝56	鉗子は閉じて進んで止まって開く	132
秘伝57	鉗子の開きすぎと調子の乗りすぎに注意	134
秘伝58	血管の剥離は直角がキホン	136
秘伝59	血管剥離のコツは中枢から末梢！	138
秘伝60	血管は動かさないよう出口を剥離	140
秘伝61	神経はつまむな，押すな，引っ張るな	142
秘伝62	癒着剥離は裏から裏から…	144

術野展開

秘伝63	展開した場は保存が命！	148
秘伝64	「違う」と思ったらまず癒着をはずせ	150
秘伝65	自分ではなく「術者目線」の視野展開	152
秘伝66	吸引は，すばやく，すばやく！	154
秘伝67	ガーゼでこするな！	156
秘伝68	腸ベラの先をしっかり効かせる	158
秘伝69	すばらしきガーゼの摩擦力	160
秘伝70	切離ラインの見極めは4次元的思考!?	162

吻 合

秘伝71	裂かない漿膜筋層縫合・結紮の極意	166
秘伝72	ぬかるな！　断端の端の埋没	168
秘伝73	辺縁動脈処理では正確無比に直動脈を残せ！	170
秘伝74	便利だが一発勝負！　吻合にねじれは禁物	172
秘伝75	どうしても太目がお好きな貴方へ	174
秘伝76	本当に対側粘膜の挟み込みしていない？	176
秘伝77	リニアステープラーの「じわー」	178
秘伝78	リニアステープラーは無理しない	180
秘伝79	巾着縫合では滑りを確認	182
秘伝80	口径差を合わせるプロのトリミング	184
秘伝81	大きすぎるドーナツ，小さすぎるドーナツ	186
秘伝82	漿膜筋層縫合がだんだん大きくなる	188
秘伝83	腸管切開の出血でめげないために……	190

おまけ

こんなに違う！　手術機器の呼び方分布図 …………………… 196

あとがき …………………………………………………………… 200

手術手技研究会について ………………………………………… 201

「各章の間のマンガで，ボクの活躍もみてください！」

大村くんマンガ1	「希望に満ちたプロローグ？」	008
大村くんマンガ2	「しゃがまないと高くは跳べない」	042
大村くんマンガ3	「パワーの源は…食事！」	062
大村くんマンガ4	「なんてカワイイ子！」	094
大村くんマンガ5	「大村，アウト…」	122
大村くんマンガ6	「今日はホメられ記念日」	128
大村くんマンガ7	「医局旅行でのめざめ」	146
大村くんマンガ8	「チームワークが引き寄せた御方！」	164
大村くんマンガ9	「みなさんのおかげです，なエピローグ」	192

本書の使い方

本書はどこからよんでもOK！
あなたの手技をレベルアップさせてくれるコツが満載です。
まずは「①秘伝」に注目。
パラパラと本をめくって，興味を引くページを探してみよう！

① 秘伝

知りたいコツが見つかったら，ボクと先生・先輩の「②会話文」と「③イラスト」で，楽しく理解してください。
ボクは知らない技術ばかりなので，最初から全部よまなきゃ。とほほ。

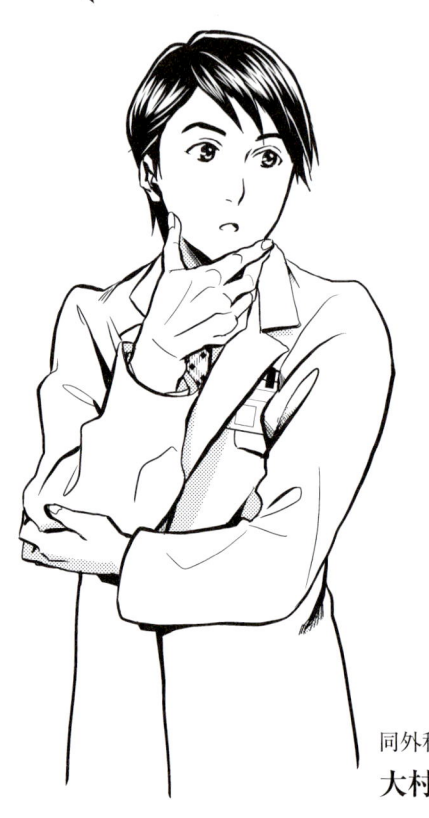

同外科
大村 和也

秘伝 03　切開・切離
爆発回避！　電気メスの禁忌

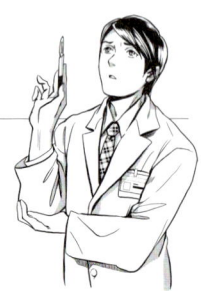

電気メスは，とても便利なものだ。しかし，何でもかんでも電気メスを使えばいいというものではなく，禁忌があることを忘れてはいけない。例えば気管切開時の高濃度酸素や腸管内に溜まったガスに電気メスが組み合わさると燃えてしまうことがある。そのようなときは，電気メスではなく，メスやハサミを使用するべきである。

●月×日　術後肺炎の気管切開であわや爆発……っ！？

 今日は術後肺炎の患者さんの気管切開だ。かなりガスデータが悪いので注意するようにな。いろいろなアプローチがあるが，長期化しそうだから甲状腺の尾側で横切りの皮切で行こう。じゃあ，きみ。まず，どこに注意する？

 横切りにすると前頸静脈と当たるので出血させないように注意して，電気メスで慎重に止血しながら進めます！

 すばらしい。さて，ようやく気管前面が見えてきた。準備はいいか？

 気管カニューレと吸引を用意したし……，カフのチェックもOKです！

 よーし。はじめよう。

 はい！ではまず気管軟骨を切除しますね。では，電気メスください！

 えっ，ちょっと待て！おまえ，ここで電気メスを使うつもりか！？

 え，はい。気管軟骨って結構出血しますし……。それに，前に先輩が気管支軟骨の切除で電気メスを使っていましたよ？

 うーん，今回とは状況が違うんだろうな。今は通常の麻酔とは違っているってことを念頭に置いて，……何か忘れていることに気づかないか？

 えー……。なにか違いましたっけ。あの日は先生の機嫌がこの上なく悪くて……。

 俺の機嫌なんかどうでもいい！今日のことで気づくことはないのか？

 ええと，今日はガスデータが悪いので酸素濃度を……あ，そうか！引火！

 ようやく気づいたか。今みたいに酸素マスクをつけて高濃度の酸素を保っている状態で電気メスを使用すれば引火する可能性があるんだ（図1）。それも報告だと「引火」とかいう生やさしいもんじゃなくて，気道全体が爆発的に熱傷を起こすようなんだ。だから高濃度酸素を流している今みたいな状況で電気メスなんか使ったら，爆発起こして一瞬で気道熱傷だぞ。

 爆発的な熱傷！ひえー。こわい……！

 同じく腸管切開時も気をつけろ。腸閉塞のようなうっ滞を生じている腸管内でメタンガスがたまっているケースがあって，電気メスで引火して爆発する可能性があるんだ（図2）。患者さんに大きなけがを負わせかねないし，医療過誤として訴追される可能性だってあるんだから，十分注意するようにな。

② 会話文

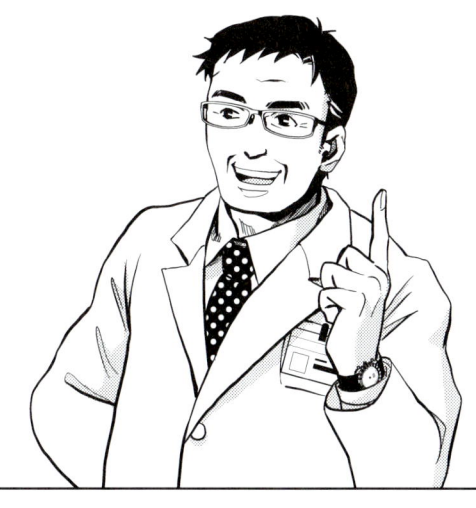

浪早大学消化器外科教授
小宮山 慶彦

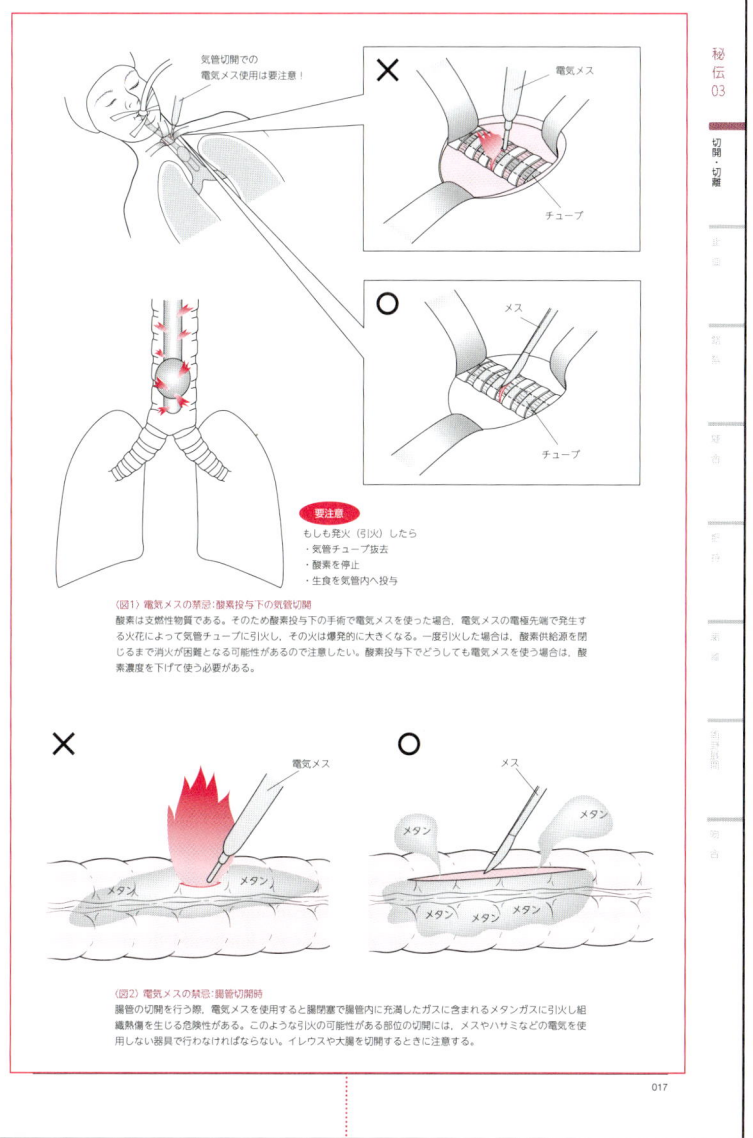

③ イラスト

手術中にパニックになって手技やなにをすればよいかを, 忘れてしまうこと, あるわよね。
そんなときは落ち着いて, この本の該当ページを思い出してみて。
「②会話文」もおもしろくて記憶しやすいし,「③イラスト」もシンプルでわかりやすいから, 頭に浮かんでくるはず。
そうすれば冷静に, 自信をもって対処できるわよ。

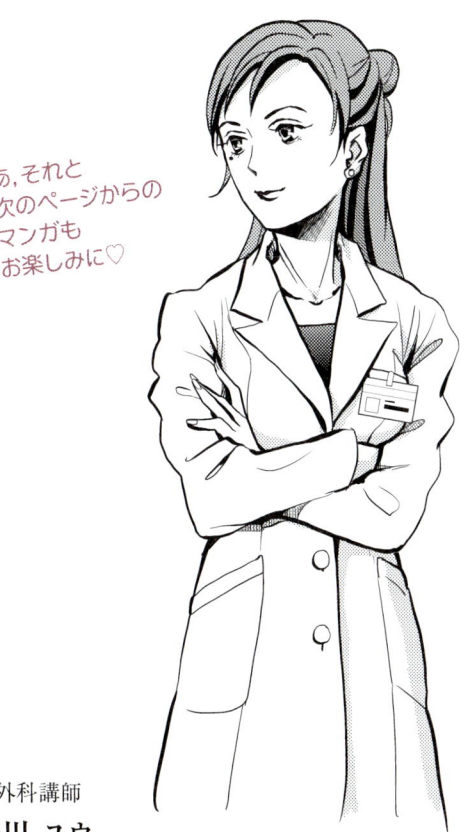

あ, それと
次のページからの
マンガも
お楽しみに♡

同外科講師
唐川 ユウ

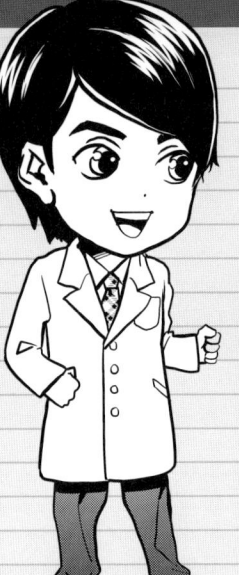

大村くんマンガ①
「希望」に満ちたプロローグ？

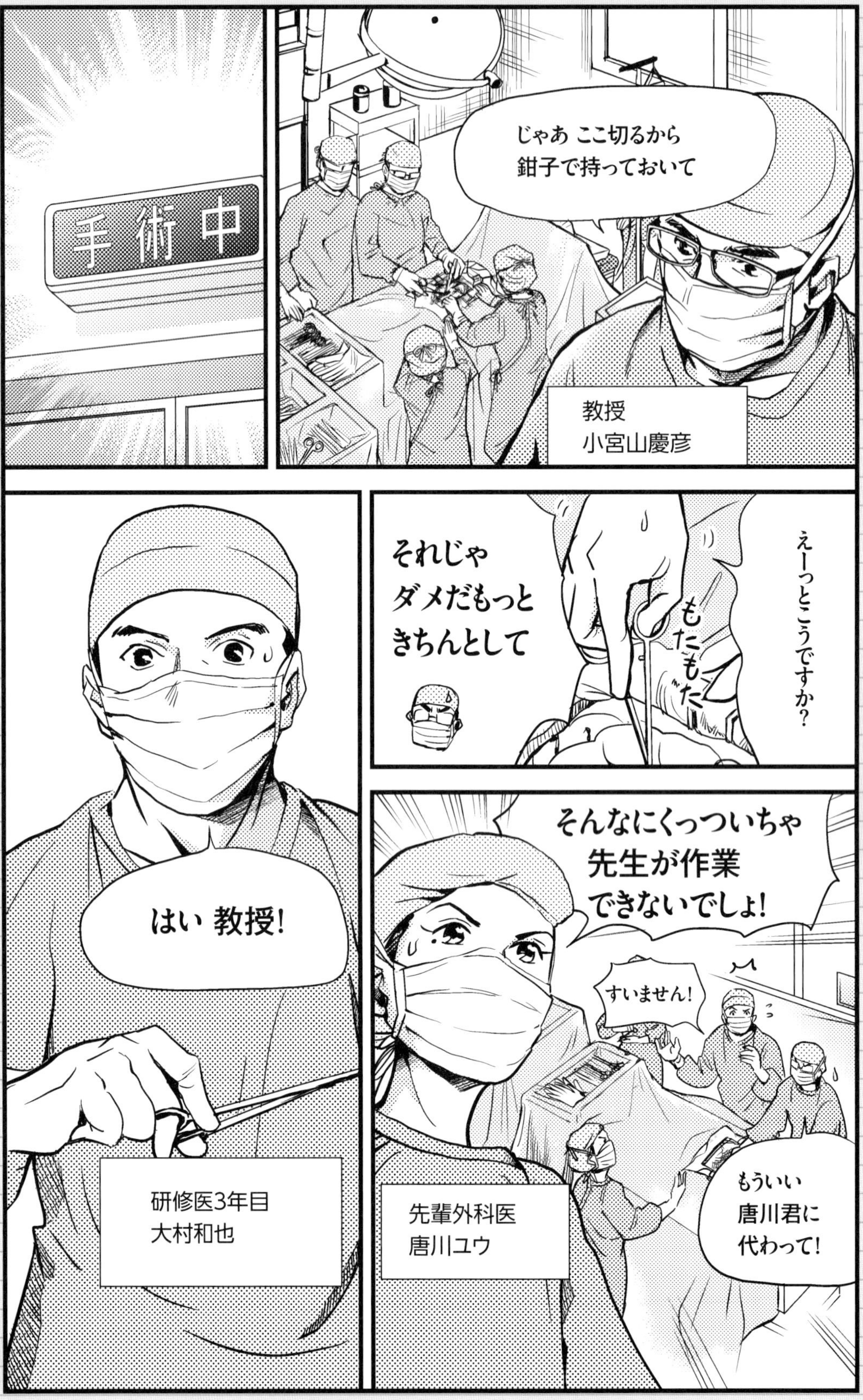

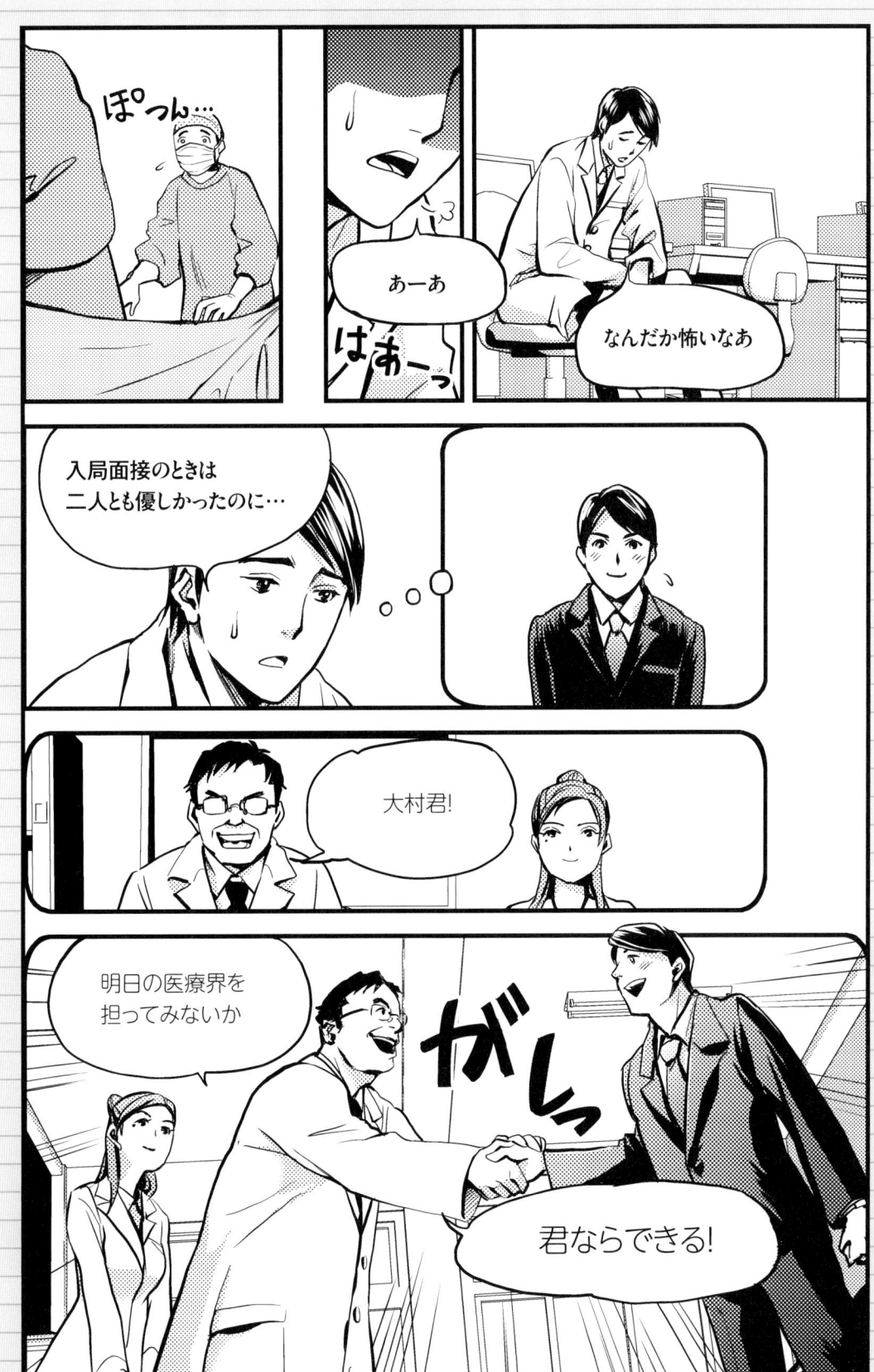

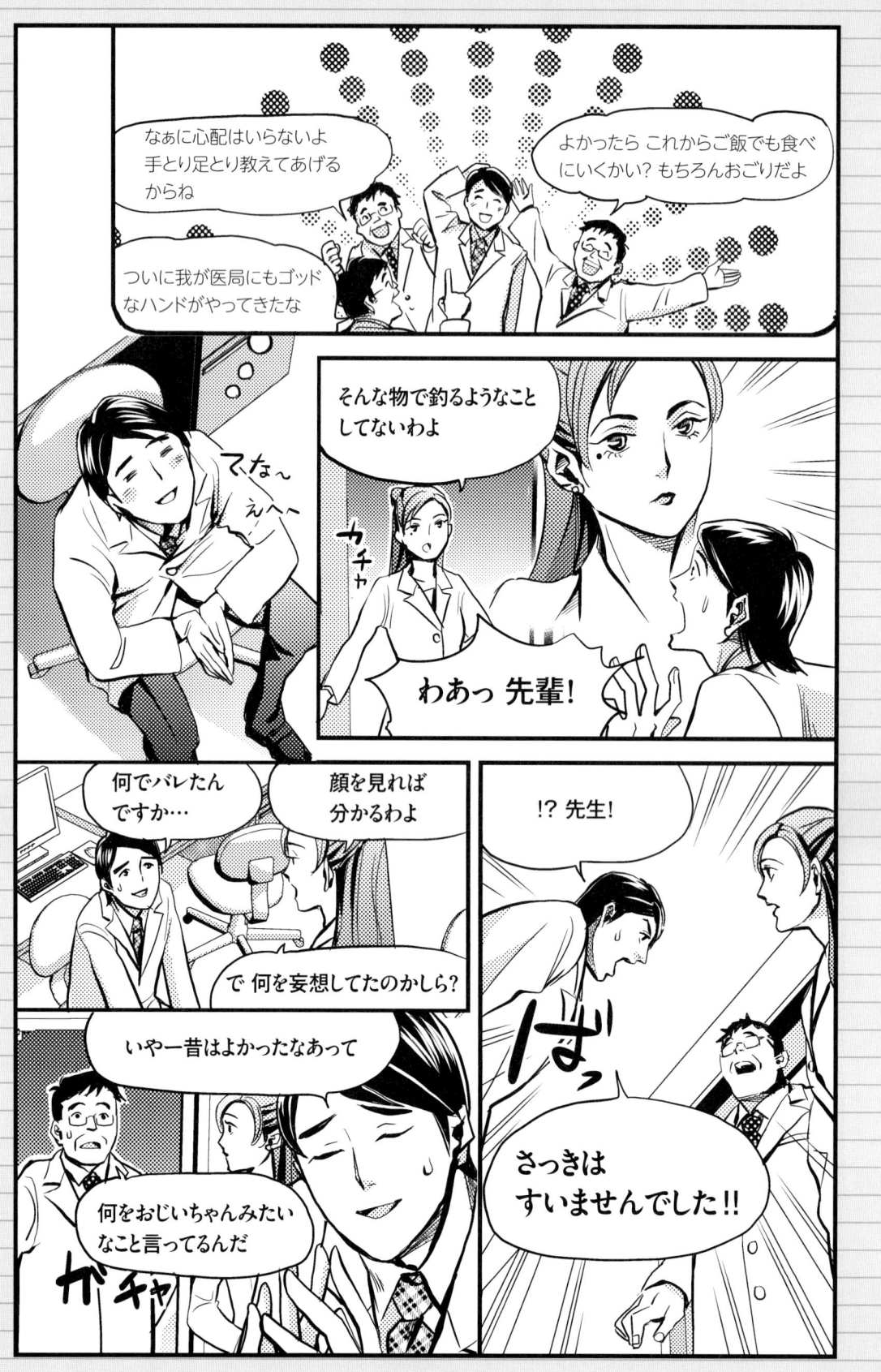

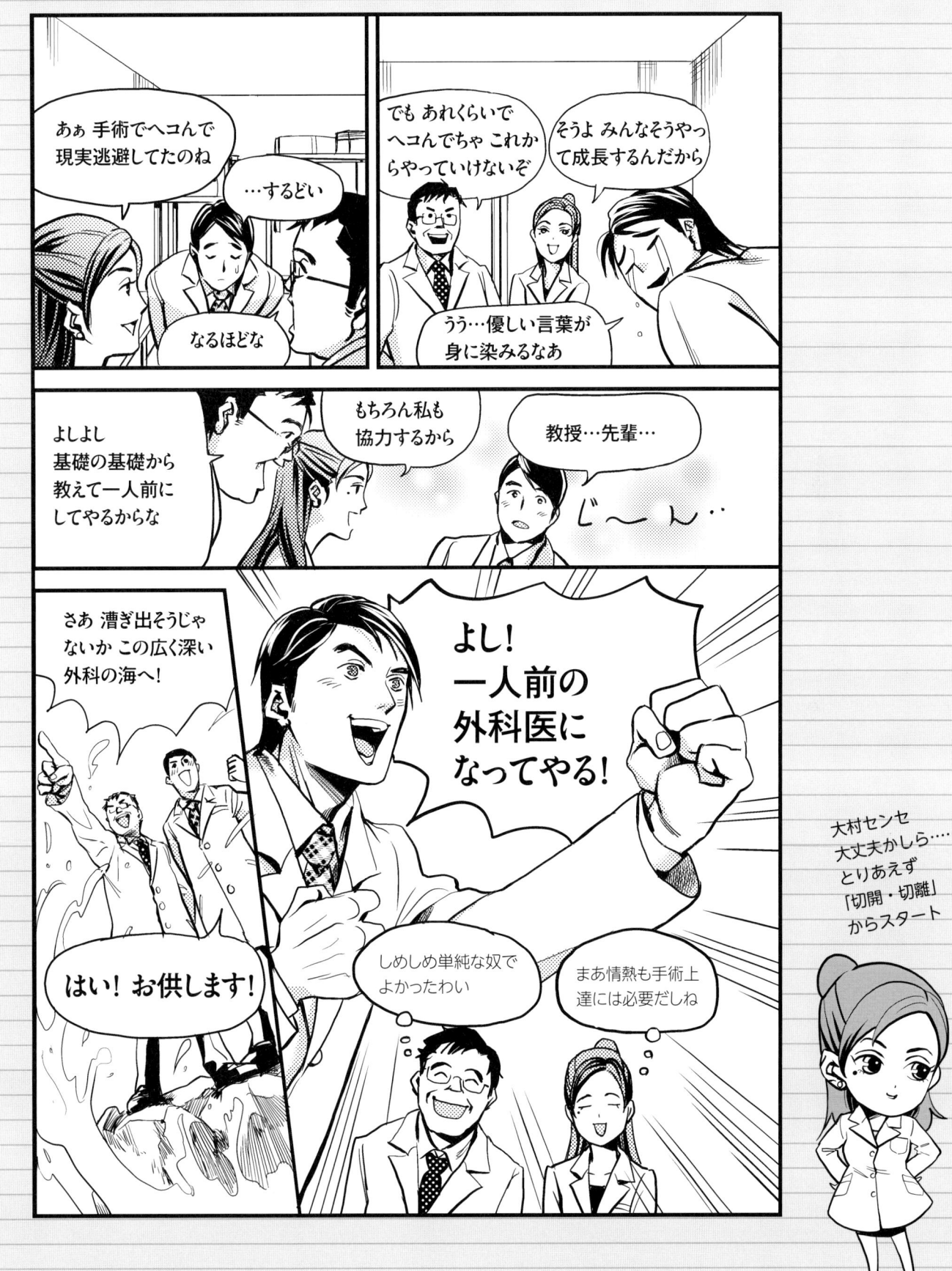

秘伝 01 切開・切離
電気メスをちゃんと使い分けて！

教科書などでは，電気メスの切開と凝固モードは温度の違いであり，「蒸散」と「炭化」で用途を変えると書いてあるが，どうにもわかりにくい。よくわからないのに「出血を抑えられるし，とりあえず凝固モード使っておけばいいよね。切れないときには，ぐいっと押し当ててぶった切る！」……ってのは，まずいんじゃない？

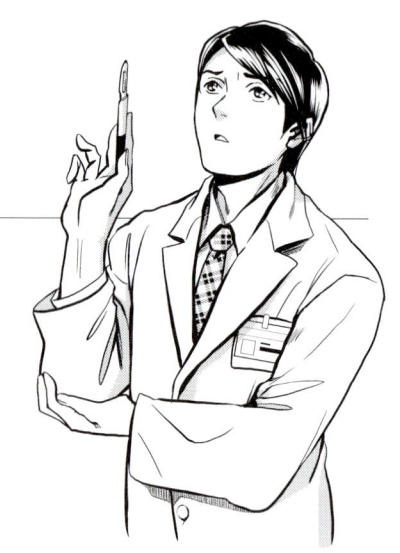

●月×日　電子レンジを使っていたら先生がおもむろに……

電気メスは本体の中で高周波の強力な電圧を発生させて，先端から人体に電流を流す仕組みになっているんだ。その結果，ジュール熱と高周波熱の両方の作用で，組織が一瞬で数百℃に達する。
つまり電気メスが熱くなるのではなくて，組織の電気抵抗で熱を発生させることで水分が爆発して切れるってことだね（図1）。
では質問。超音波凝固切開と電気メスではどちらの組織が熱くなるか知っているかい。

電気メスでは？ 組織が真っ黒けになることがよくあるし。ホットプレートの焼肉を考えると200℃ぐらいかな〜（図2）？

冴えてるね。では身を持って経験してみよう。まずこの超音波切開装置の先を触って。

そうすか？　あっちー！何させるんですか？　むちゃくちゃ熱いじゃないですか？

ごめん，ごめん。100℃近いらしいよ。よく覆布が溶けて穴が開いたりするだろう。君の好きなロウソクをたらすより熱いよ。

そんな変な遊びしません！

おもしろくないから試さないが，電気メスの先端は熱くならない。小学生のとき習った電球回路の問題と一緒だ。電気抵抗のあるところだけが熱くなるのであって，電線そのものは熱くならない。つまり熱を発生するのは組織だけということだ。さらにいうと厳密には電気メスの先端と組織の間にはわずかな隙間があって電気はその隙間で放電しているんだ。

だから凝固のときに火花が見えるのか（図3）。

重要な電気メスの調整機能についても話そう。「凝固」とか「切開」とか，モード（図4）があるよね。物理的に言うと，「切開モード」はさっき説明した高周波電圧を連続して発生させるモードだ。「凝固モード」はそれより高い電圧を断続的に発生させるモードだな。
切開モードでは組織を一瞬で数百℃まで熱するから，触れた部分の水分が一気に蒸発してその爆発によって切れるように見える。一方凝固モードだと，組織を100℃程度に加熱しタンパクを変性させているんだ。だから熱変性する範囲が広いから止血力は高いが，変性だけでは組織は切れないんだ（図5）。

つまりは蒸散と変性ですか……。仕組みはわかったけど，だからっていちいち使い分けるのは，しょーじき，面倒臭いですよね。

だから結局，切開しながら凝固もしていく「ブレンドモード」がよく使われているんだよな。止血については。Woozingのようなびまん性の出血にはソフト凝固がいいぞ。電圧が低いので切開はできんが，タンパクの凝固変性を広い範囲でもたらすのでよく血が止まるんだ。

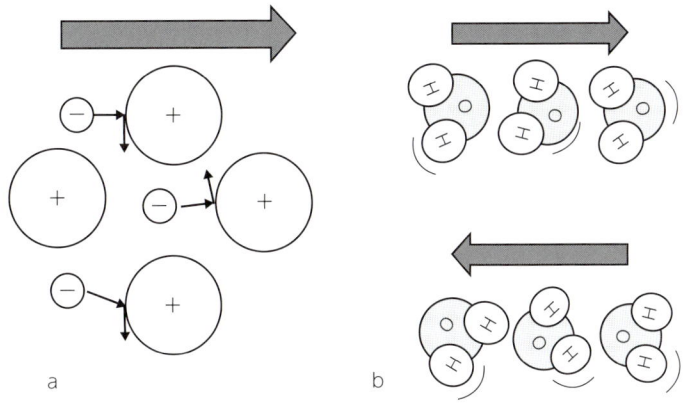

〈図1〉ジュール熱と高周波熱
a) ジュール熱：加電圧によりイオンや自由電子が移動し衝突するとき熱を発生する。
b) 高周波熱：電圧の方向が変るたびに分子（主に水分子）の向きが変わる。

摩擦熱が組織と同様に生じる。

熱が生じるのは電気抵抗のある組織のみ。

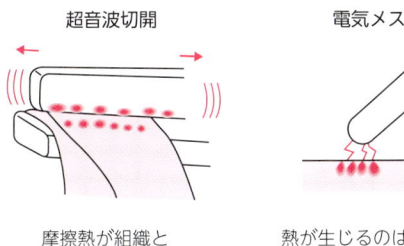

〈図2〉超音波切開と電気メス

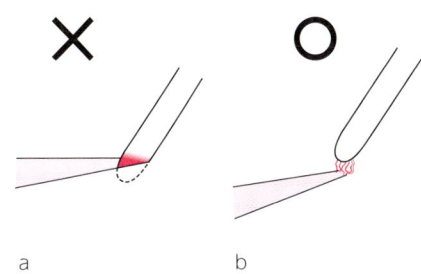

〈図3〉電気メスによる切開
エネルギーデバイスなどの超音波切開とは違い，電気メスの場合電気メスの先端が熱くなって組織を切るのではなく（a），放電して組織で熱を発生する（b）。組織に触れるか触れないかの圧力で切開する。

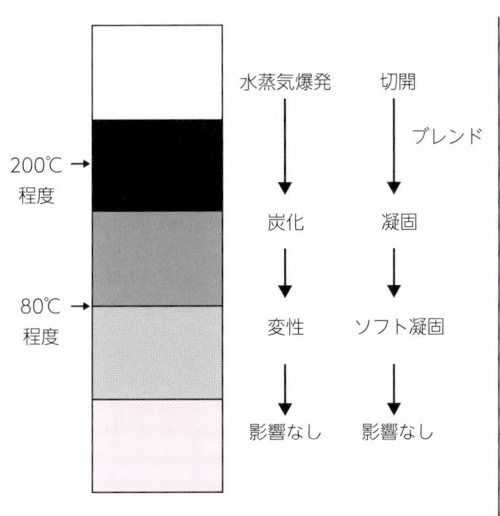

〈図4〉電気メスのモードの使い分け

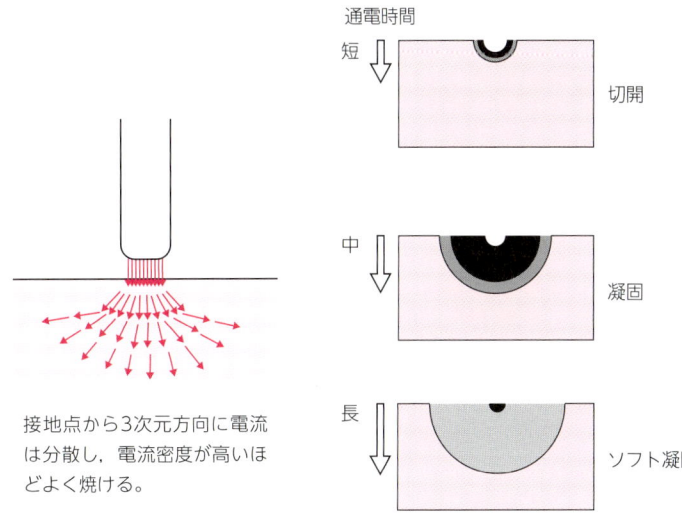

〈図5〉各電気メスのモードと組織の焼け方

秘伝 02 切開・切離
電気メス，腹で切らずに先で切れ

電気メスを刀のように使うようでは素人だ。たしかに金属部分は全体的に電流が通っているので，どこでも同じように切離できる。しかし，先端は見づらいし，力をかけて突き破ったら大惨事にもなりかねない。こんなバカ……もとい，素人のためなのか電気メスにカバーをつける人も少なくない。どうしてなのか考えてみよう。

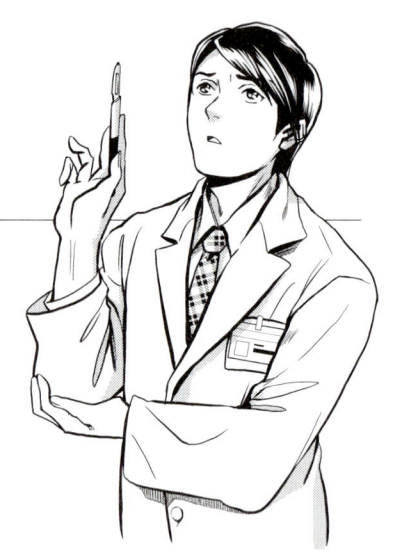

●月×日　今日は手術中に先生から怒られてしまいましたが……

 はい，腹直筋を鉗子で大きくすくっておくから，ここを凝固で切ってくれ。

 ガッテンです！　ここをジーっと。はい，いっちょあがりです！

 ……んー。君さ，電気メスの腹をぐいぐい押し付けてるんだよな。

 はい。電気メスの腹を押し付けたほうが，組織に力が加わって確実に切れませんか？　いかにも切るってかんじですし。

 はぁー。これだから。電気メスと包丁は違うんだよ。先端を使え。先端を。

 でも，先端の金属部分なら電気量は同じですし，どこで切っても同じでは……（図1）。

 電気メスは組織に押し付けちゃだめなんだよ。力で切ったら突き破ったり，他の組織に触れてしまう危険があるだろ。常に先端で触れるか触れないかぎりぎりで切るんだ。じゃあ次は，この癒着している腸間膜を鉗子で薄くすくうからここ切ってくれ。

 はーい。

 もー，また，電気メスの腹を使っている……。あっ　危ない！

 腸間膜から出血させてしまいました……。

 先っぽが腸間膜の血管に触ったんだよ。電気メスの腹を使っているから，先端が見えていないんだ（図2）。まったく君はいつもガミガミグダグダ……

 （先生，お説教長いんだよな……。お説教中なのに手技は的確なのはさすが……）

 グダグダガミガミ……あ，この血管は細いから，つまんで焼いてしまおう。私がケリー鉗子で噛んでおくから，この鉗子に電気メスをあてて焼いてくれ。

 はい。……あれ，電気メスを鉗子に通電させているんですけれど，焼けませんね。おかしいな……。あっ，先生！　鉗子が皮膚に触っています！（図3）

 おっ，これはいかんっ。

 ……皮膚，ちょっと焼けちゃいましたね。

 ……ごほん。だ，だから，言ったんだ！　で，電気メスは全体にいつも注意を払いなさい！　みんなも十分気をつけるように！

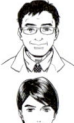 ……はーい。気をつけまーす（棒読み）。そこの研修医，笑わないようにー。先生様をたてろー。それが大人だぞー

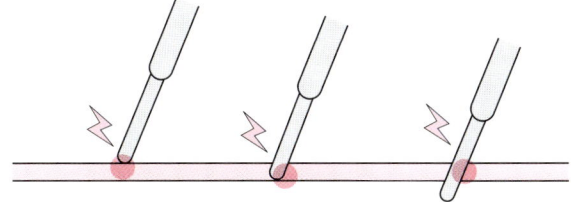

〈図1〉電気メスの切離できる部分
電気メスの金属部分は、すべて電気が流れているので、どの部分を使っても凝固・切離は可能である。

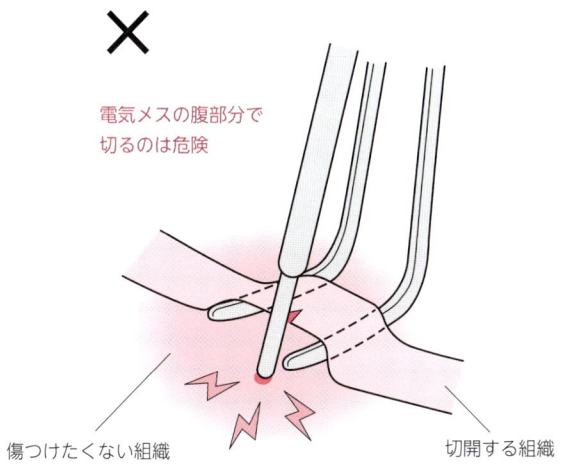

電気メスの腹部分で切るのは危険

傷つけたくない組織　切開する組織

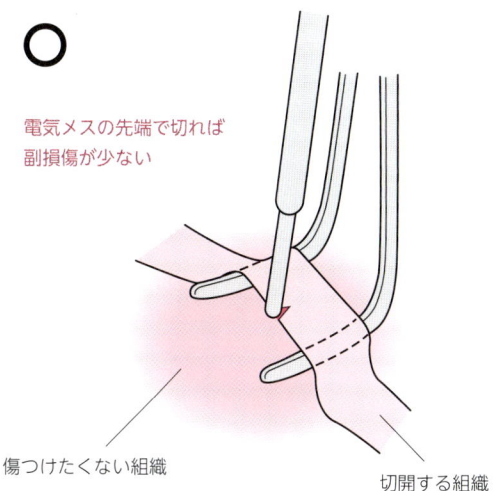

電気メスの先端で切れば副損傷が少ない

傷つけたくない組織　切開する組織

〈図2〉先端で切るほうが安全性が高い
剥離した組織を切開するときに、電気メスの腹部分を使うと、見えてないメスの先端部分で、思わぬ副損傷が生じてしまう可能性がある。先端で切離を行えば、電気メス全体を視認しやすくなる。

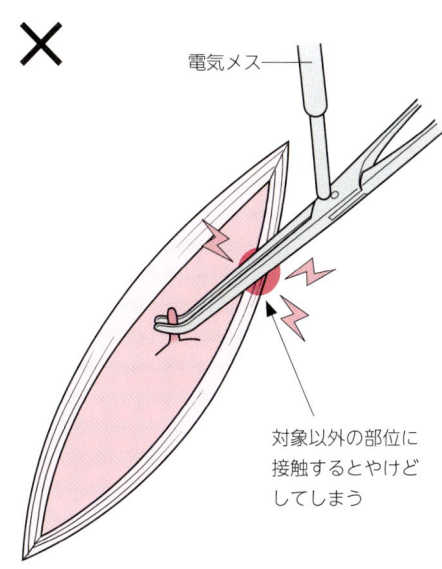

電気メス

対象以外の部位に接触するとやけどしてしまう

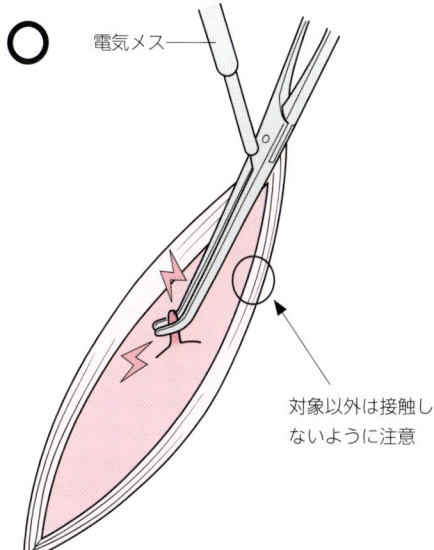

電気メス

対象以外は接触しないように注意

〈図3〉鉗子の接触部位には十分注意
血管・組織を鉗子で把持して止血する場合、鉗子自体にも電流は流れ、鉗子そのものが電気メスと化してしまう。図のように鉗子が患者の組織に接触していると、思わぬ大やけどを負わせてしまう危険がある。

秘伝02

切開・切離

止血

結紮

縫合

把持

剥離

術野展開

吻合

おまけ

015

秘伝 03 切開・切離
爆発回避！ 電気メスの禁忌

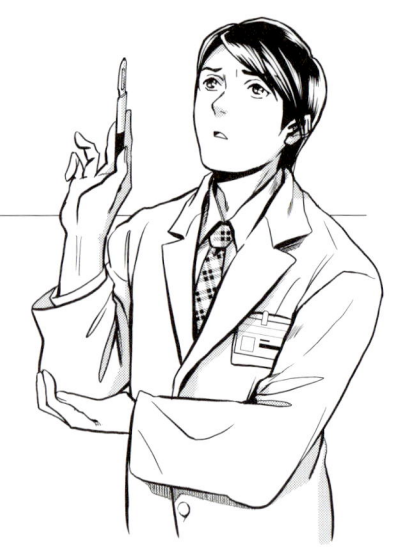

電気メスは，とても便利なものだ。しかし，何でもかんでも電気メスを使えばいいというものではなく，禁忌があることを忘れてはいけない。例えば気管切開時の高濃度酸素や腸管内に溜まったガスに電気メスが組み合わさると燃えてしまうことがある。そのようなときは，電気メスではなく，メスやハサミを使用するべきである。

●月×日　術後肺炎の気管切開であわや爆発……っ！？

今日は術後肺炎の患者さんの気管切開だ。かなりガスデータが悪いので注意するようにな。いろいろなアプローチがあるが，長期化しそうだから甲状腺の尾側で横切りの皮切で行こう。じゃあ，きみ。まず，どこに注意する？

横切りにすると前頸静脈と当たるので出血させないように注意して，電気メスで慎重に止血しながら進めます！

すばらしい。さて，ようやく気管前面が見えてきた。準備はいいか？

気管カニューレと吸引を用意したし……，カフのチェックもOKです！

よーし。はじめよう。

はい！　ではまず気管軟骨を切除しますね。では，電気メスくださーい！

えっ，ちょっと待て！　おまえ，ここで電気メスを使うつもりか！？

え，はい。気管軟骨って結構出血しますし……。それに，前に先輩が気管支軟骨の切除で電気メスを使っていましたよ？

うーん，今回とは状況が違うんだろうな。今は通常の麻酔とは違っているってことを念頭に置いて，……何か忘れていることに気づかないか？

えー……。なにか違いましたっけ。あの日は先生の機嫌がこの上なく悪くて……。

俺の機嫌なんかどうでもいい！　今日のことで気づくことはないのか？

ええと，今日はガスデータが悪いので酸素濃度を……あ，そうか！　引火！

ようやく気づいたか。今みたいに高濃度の酸素を保っている状態で電気メスを使用すれば引火する可能性があるんだ（図1）。それも報告だと「引火」とかいう生やさしいもんじゃなくって，気道全体が爆発的に熱傷を起こすようなんだ。だから高濃度酸素を流している今みたいな状況で電気メスなんか使ったら，爆発起こして一瞬で気道熱傷だぞ。

爆発的な熱傷！　ひえー。こわい……！

同じく腸管切開時も気をつけろ。腸閉塞のようなうっ滞を生じている腸管内でメタンガスがたまっているケースがあって，電気メスで引火して爆発する可能性があるんだ（図2）。患者さんに大きなけがを負わせかねないし，医療過誤として訴追される可能性だってあるんだから，十分注意するようにな。

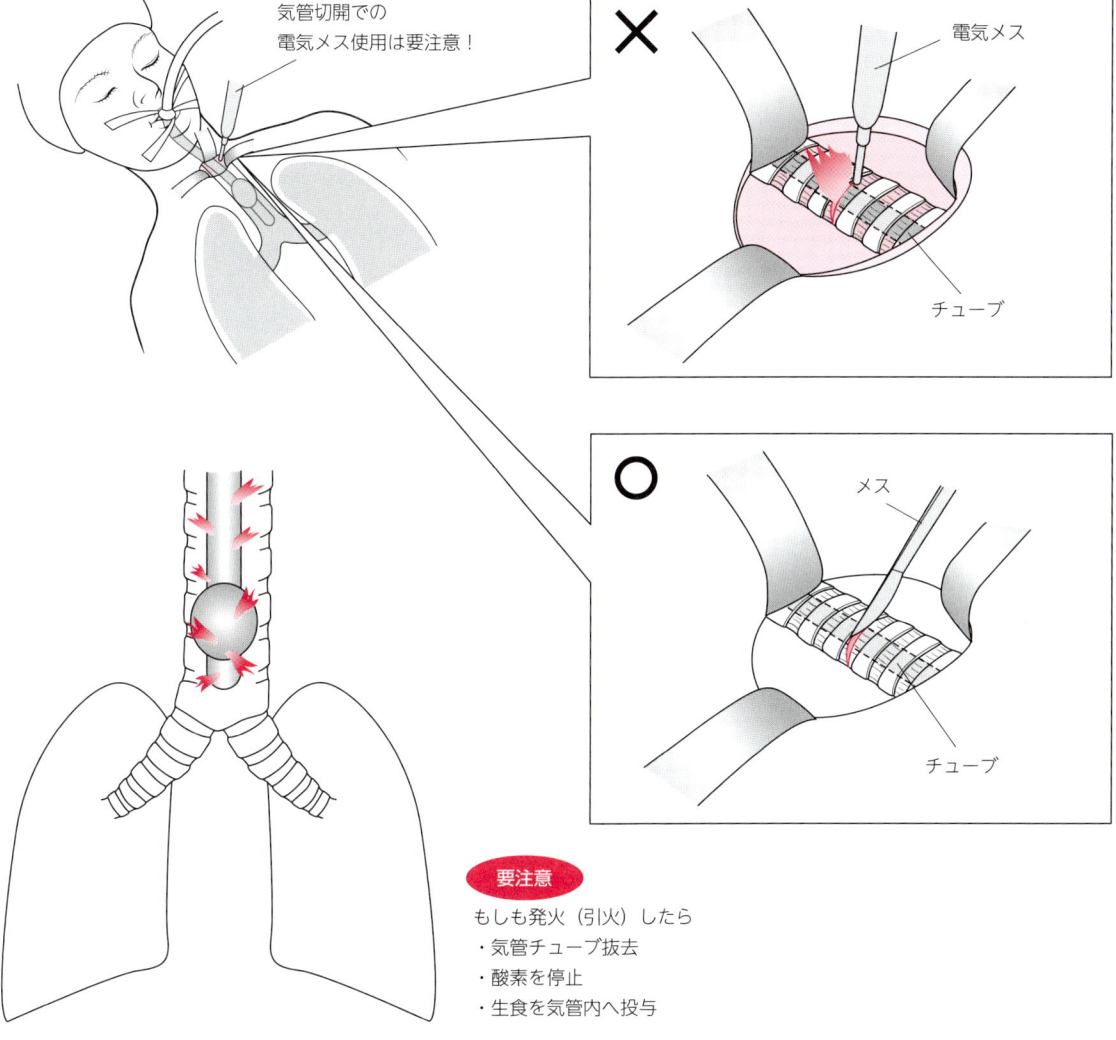

要注意
もしも発火（引火）したら
・気管チューブ抜去
・酸素を停止
・生食を気管内へ投与

〈図1〉電気メスの禁忌：酸素投与下の気管切開
酸素は支燃性物質である。そのため酸素投与下の手術で電気メスを使った場合，電気メスの電極先端で発生する火花によって気管チューブに引火し，その火は爆発的に大きくなる。一度引火した場合は，酸素供給源を閉じるまで消火が困難となる可能性があるので注意したい。酸素投与下でどうしても電気メスを使う場合は，酸素濃度を下げて使う必要がある。

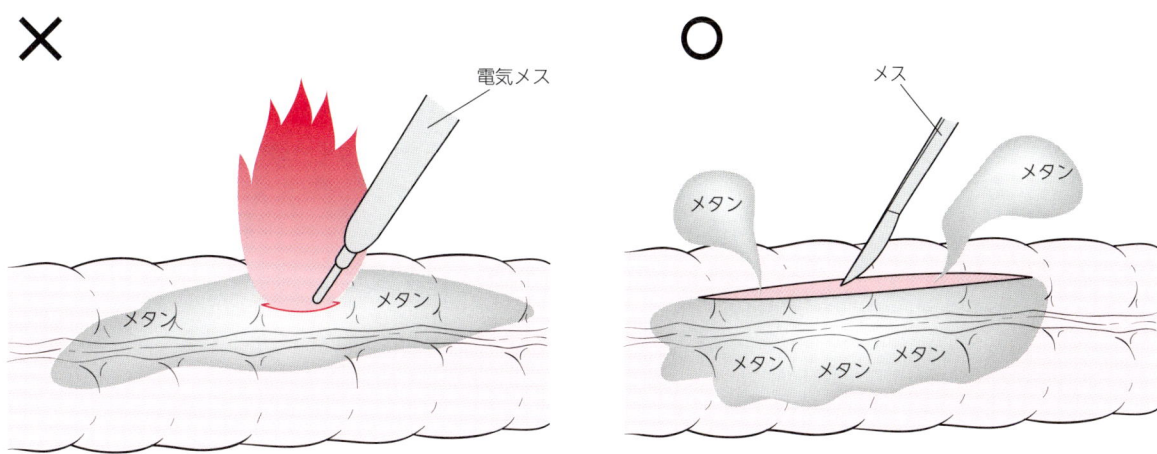

〈図2〉電気メスの禁忌：腸管切開時
腸管の切開を行う際，電気メスを使用すると腸閉塞で腸管内に充満したガスに含まれるメタンガスに引火し組織熱傷を生じる危険性がある。このような引火の可能性がある部位の切開には，メスやハサミなどの電気を使用しない器具で行わなければならない。イレウスや大腸を切開するときに注意する。

秘伝 04 切開・切離
電気メスの使いこなしは切開速度にアリ

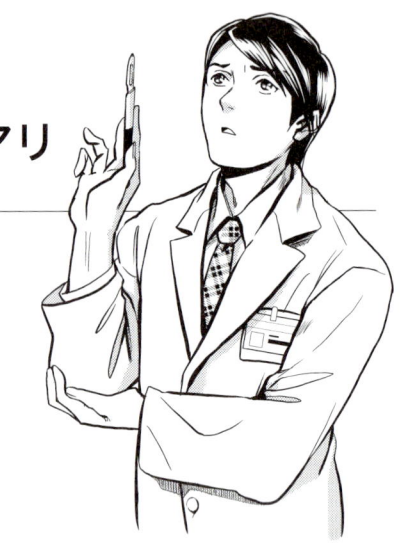

電気メスの作用は組織の発熱である．組織に与えるエネルギーは，電圧×電流×時間で決まる．電圧や電流は変動するが，確実なのは接触時間が長ければそれだけ熱は多く発生するということだ．時間をかければそれだけ熱変性の範囲が広がるので，しっかりと止血したいときは電気メスをゆっくり動かすようにしたい．

●月×日　電気メス・マスターへの道のりに，近道はないの？

電気メスでの筋層の切離……，苦手なんです．よく出血させてしまうんですよね．

お手本を見せてやろう．電気メスをススーイスイと……，こんなかんじかな．

……うーん，やっぱり先生の動きはゆったりしていて動きに余裕があるんですよね．なにより，ほとんど血が出ていない．なんか裏技とか隠しているんですか？　コツ的な！

裏技はないが，コツはあるぞ．コツは電気メスをゆっくりと動かすってことだ．

ゆっくりですか．でも，手術時間が気になってつい早く動かしちゃうんですよね．

気持ちはわからんでもないが，出血させるようでは元も子もない．急がば回れだよ．

はい．でも，なぜゆっくり動かすと血が出ないんでしょう？

ああそれは，電気メスの原理は，組織が電気抵抗で熱を発生することだ．エネルギーは電圧×電流×時間で決まる．つまり接触時間に比例して，熱が発生していくんだ．与える熱量が大きいほど熱変性する部分が大きく，即ち止血力が高くなるってことだ（図1，2）．

仕組みは理解できました．ただ……結局のところ，ゆっくり焼こうとしても切開モードだとすぐ切れて出血してしまうし，凝固モードでゆっくり焼こうとすると焦げるだけで組織は切れないし．電気メスを動かす速さをあんまり変えられないんですけど……．

そこで大事になるのが「緊張」だ．

緊張ですか．安心してください！　僕はあがり症じゃないんで大丈夫です！　……の「緊張」では，もちろんないですよね？

……あたりまえだ．カウンタートラクションの意味での「緊張」だ！　つまり，組織への緊張が強すぎるとじっくり焼こうとしてもすぐに組織が離開してしまう．緊張が足りないと焦げるばかりで組織が切れない．外科医は組織の緊張と電気メスを動かす速さ，即ち接触時間を上手に使い分けて止血と切離を同時に効率的にしているんだ（図3）．

緊張の具合を調整しながら適度な速さで電気メスを動かして出血を抑えて……．これは一朝一夕では習得できなそうですね．

もちろん体が覚えるまで訓練しないとうまくいかないだろうな．でも原理を知っていれば訓練もスムーズになるってもんだよ．

体にたたき込むしかありませんね．あーあ．楽できるコツなんてやっぱりないかー．

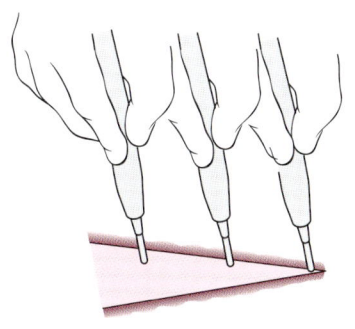
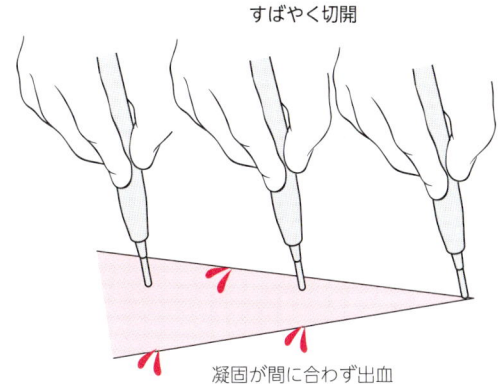

〈図1〉電気メスはゆっくり動かす
電気メスを使用する際には，ゆっくり止血しながら切ることが大切。スピードが速すぎると電気メスの凝固が間に合わず，出血してしまう可能性もある。また，速すぎる動きでは，余計な部分まで切離してしまう可能性があるので，ゆっくりと落ち着いて切離するようにしたい。

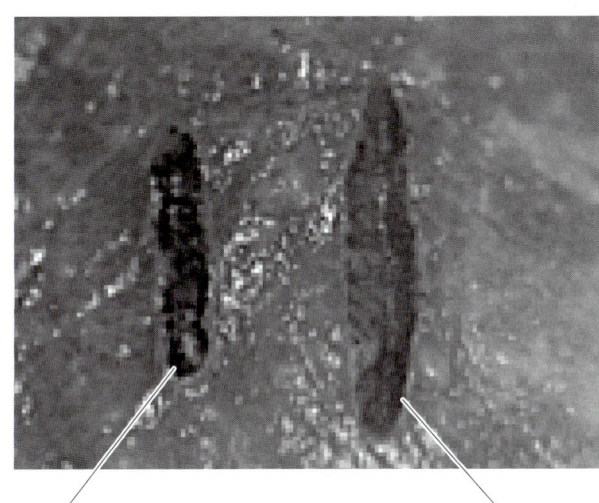

〈図2〉切離のスピードを変えた電気メスによる創
同じ電気メスの条件で左側の創は，ゆっくり切開凝固したもの。右側の創は，急いで切開したものである。左側はしっかりと凝固されているが，右側は焦げがなく，凝固があまり行われていない。このように組織の熱変性が異なっていることがわかる。

組織切開の要素

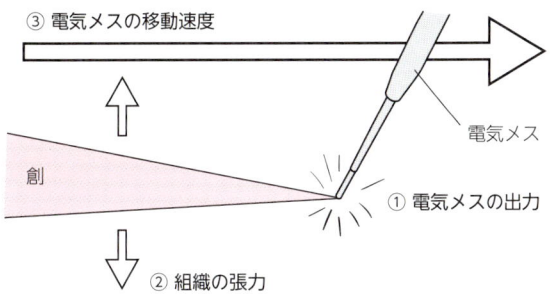

〈図3〉組織を切開するうえでのポイント
組織を切開する要素には，①電気メスの出力，②組織の張力，③電気メスの移動速度の3点がある。これらの要素を使い分けることで，止血と切離をバランスよく行う必要がある。

秘伝 05 切開・切離
これぞキホンのカウンタートラクション

組織を切開する方向に対し，垂直にかかる張力を「カウンタートラクション」という．カウンタートラクションがなければ，切開しても視野は展開されず，電気メスで切ろうとしても焦げるばかり．皮下組織の切開や皮弁形成で必要になるので，左右に均等な張力が求められる高度なカウンタートラクションもマスターしておきたい．

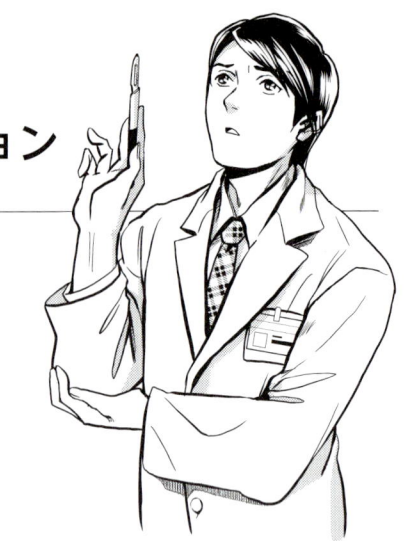

●月×日　緊張するのも，緊張させるのも適度でお願いします

今日は疲れたな～．

そういえば先生，今日は新人研修医のはじめてのDistal手術の助手をされたそうですね．いかがでしたか？

がんばってはいたよ．ただ，患者さんが太っていたこともあって「腹壁が厚い」だの，「Linea Alba（白線）が狭い」だの言い出してな．腹壁をまっすぐ進んで切開できていないだけなんだが．

あー．僕もよく経験しました．自分ではちゃんとまっすぐ進んでいるつもりなんですよね．

そうなんだよ．だから「まっすぐ切開できていない理由がわかるか？」って聞いたらその研修医，なんて答えたと思う？

なんでしょう？

「体形が原因ですか」って．

あらら．人のせいにしちゃいましたか．ただ，自分のカウンタートラクションがうまくできていないだけなんでしょうけどね．

お．さすがだね．よく原因がわかっているじゃないか．

僕も昔，さんざん叱られましたから．

その研修医は，組織の牽引の力が左右均等になっていなかったってことですよね．

そうなんだ．大体研修医は力が入っているから助手よりも強く組織を引っ張ってしまう．すると，引っ張っている時には均等に見えても，ゆるめると自分側の組織が少ない，つまり実際は自分よりに切開線がずれている（図1）ということが起きるんだよ．

カウンタートラクションは電気メスによる切開の基本ですからね．

そうそう．電気メスの凝固モードは焼き続けても組織は縮むだけで組織を切離する力はない．組織に張力を加えることで初めて切離されるんだ．だからこそ，その張力が均等であることが必要なんだよ（図2，3）．

特に正中切開は，均等なカウンタートラクションがとても重要ですからね．

そうなんだよ！　基本であり重要な部分だからね．今後のためにも，キッチリ，シッカリ，ビッチリと教え込んできたよ！

あー．先生のキッチリ，シッカリ，ビッチリとした指導，ですか．
……ちょっと僕，研修医のフォローいってきますね．今ごろ凹んでいるでしょうから．

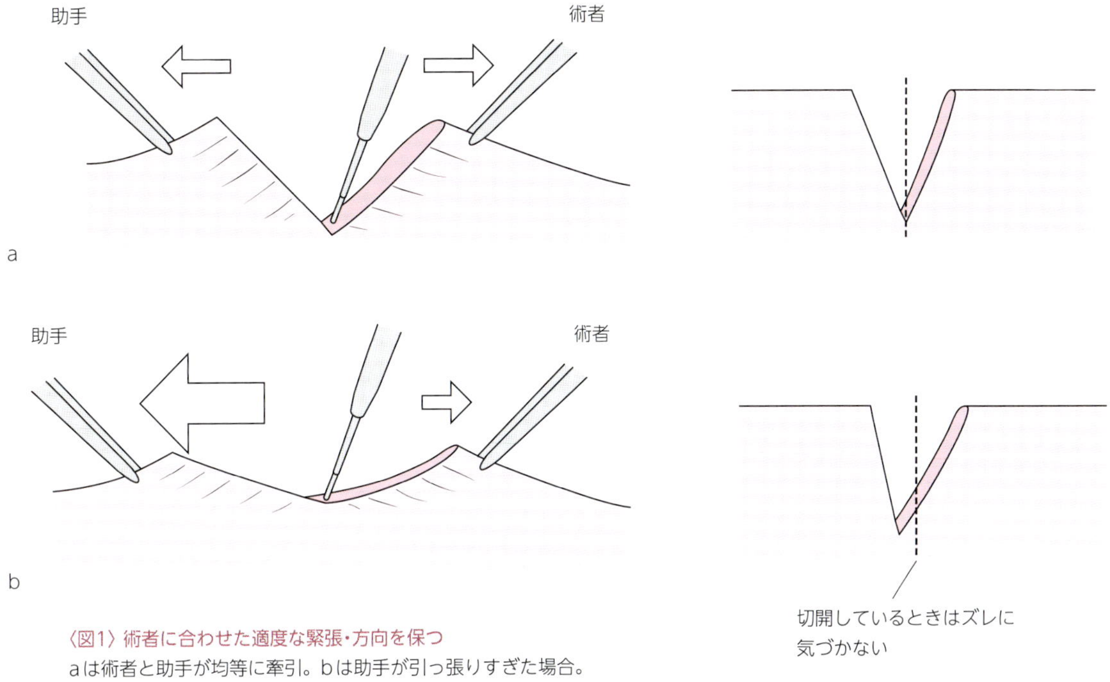

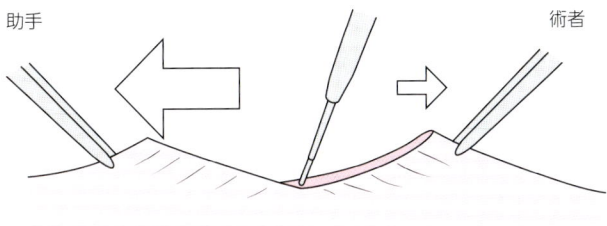

切開しているときはズレに気づかない

〈図1〉術者に合わせた適度な緊張・方向を保つ
aは術者と助手が均等に牽引。bは助手が引っ張りすぎた場合。
組織へは均等に力を加えて緊張をかけることが大切である。不均等な力で引っ張っていても，牽引時にはズレには気づきづらいので注意が必要だ。また，力をかける方向は，必ず反対方向にかける必要がある。

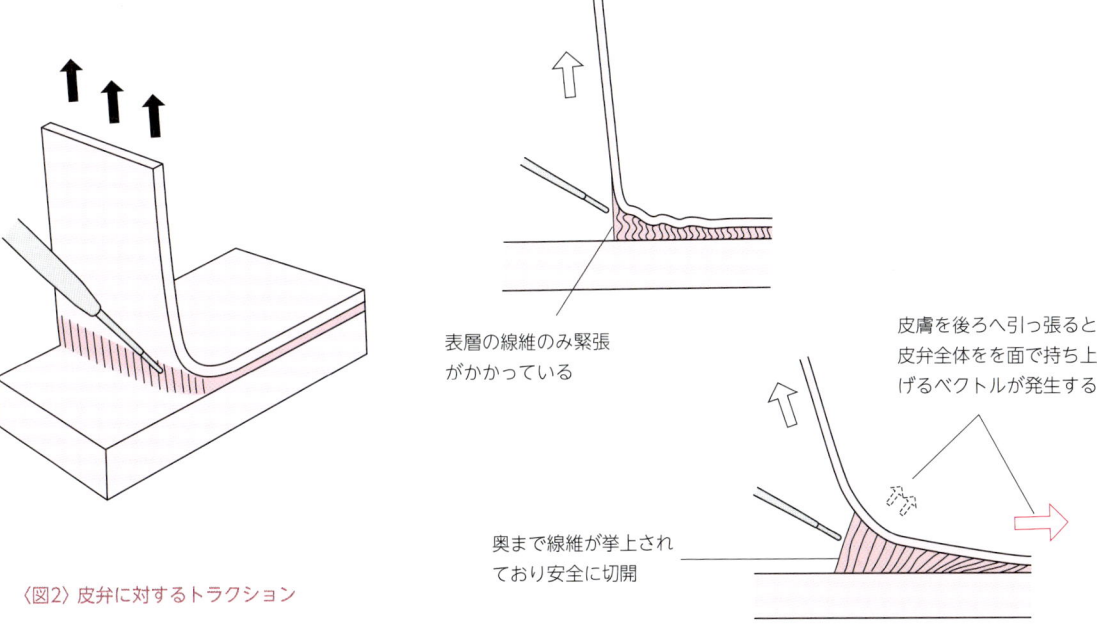

表層の線維のみ緊張がかかっている

皮膚を後ろへ引っ張ると皮弁全体をを面で持ち上げるベクトルが発生する

奥まで線維が挙上されており安全に切開

〈図2〉皮弁に対するトラクション

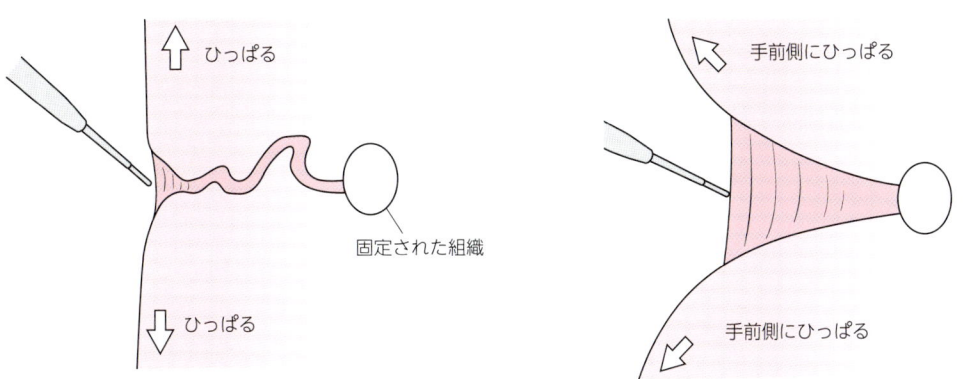

ひっぱる

固定された組織

ひっぱる

手前側にひっぱる

手前側にひっぱる

〈図3〉奥の目標を見えやすくするトラクション

秘伝05 切開・切離 / 止血 / 結紮 / 縫合 / 把持 / 剥離 / 術野展開 / 吻合 / おまけ

021

秘伝 06 切開・切離
面のカウンタートラクションは見やすい！

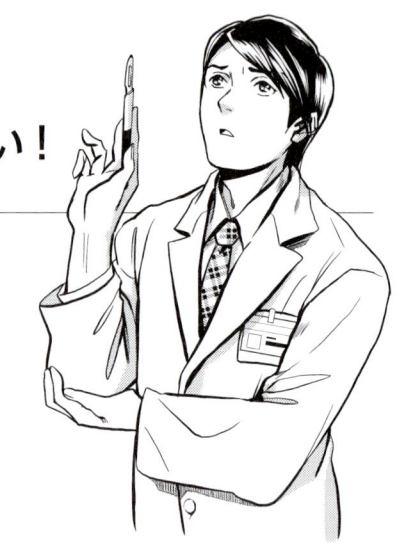

昔の手術は手で触る触覚を重視する手術であったが，現代の手術は目で行う視覚を重視する手術である。これは内視鏡手術など，カメラや機械をつかった手術が増えてきたためでもある。そのため，奥行きを掴みにくい2方向に展開するカウンタートラクションではなく，3方向に展開して面をつくる支持法が基本となっている。

●月×日　漿膜の切開で新たなカウンタートラクションを覚えたぞ！

漿膜を切開するぞ。私が鉗子でこっちを持つから，君はここを把持してくれ。

はい，右と左を引っ張って……カウンタートラクションですね（図1）。

うんうん。大分成長したな。助かるよ。

いやー。自慢じゃないですが，覚えはいいほうなんですよ！

……すぐ調子にのるからな。それより，まだちょっと切りにくいな。もう少し面をきれいに出してもらえないか？

面をきれいに……ですか。ええと，組織の水分とか血とかをきれいにってことでしょうか。吸引しますか？

ああ，すまんすまん。表現が曖昧だったな。そっちの空いている左手でもう1点把持して，向こう側に引っ張ってくれ。

わかりました。右と左だけじゃなくて，上にも引っ張るんですね。

そうだ。3点を保持することで面で展開することが大事なんだ。

面，ですか？

そう。2点保持では線にしかならないが，3点を保持することで面ができるから，深さも含めてどの層を切開していくかを認識しやすくできるんだよ（図2）。

たしかに，2点だけで保持していたときより，断然よく見えますね。

だろう？　腹腔鏡の手術のように立体視が難しいときこそ，この3点保持の考え方が大切になるんだ。マタドール法という勇ましい名前の支持法もあるぞ（図3）。

内視鏡だと遠近感がわかりにくいんですよね。これなら間違いが少なそうです。

私が駆け出しの頃とは随分手術も変わったからな。昔は組織抵抗が大事だと言われていたから，見えないところにだってガンガンと鉗子を突っ込んでいったんだよ。でも，今の手術は内視鏡手術の普及もあって視覚がより重要になってきている。触覚よりも視覚に頼る手術になってきたからね。

見えないところに突っ込んでいくって……，怖いですね。

触覚を重要視していた時代だからな。よーし。切離線をイメージしやすくなったし，これで腹膜を切って血管を探すぞ！

はーい！

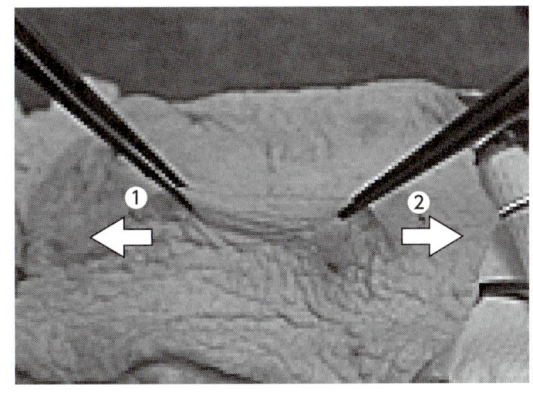
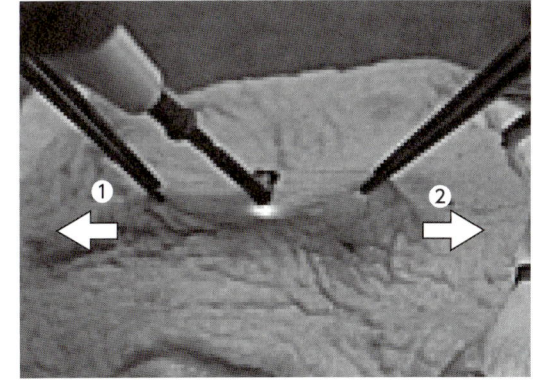

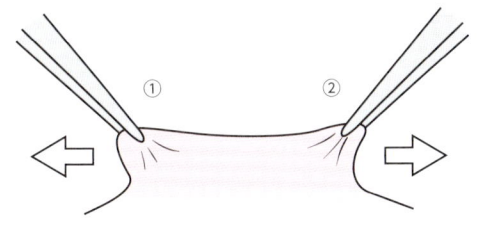
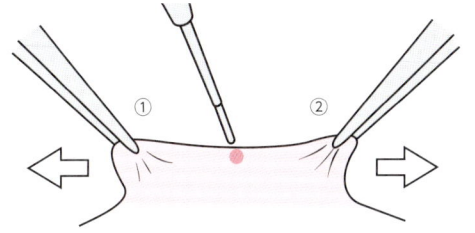

〈図1〉2点支持の特徴
2点を引っ張り合うことで場を展開，固定，組織に張力を与える。①，②が線になるため点でしか処理できない。漿膜のような膜を浅く広く切ることはできない。

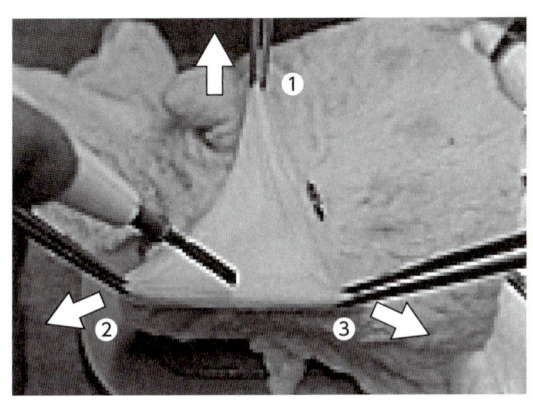
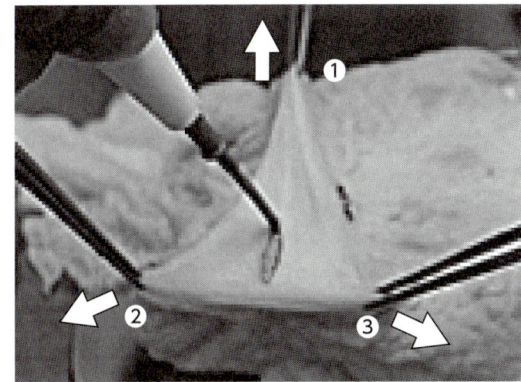

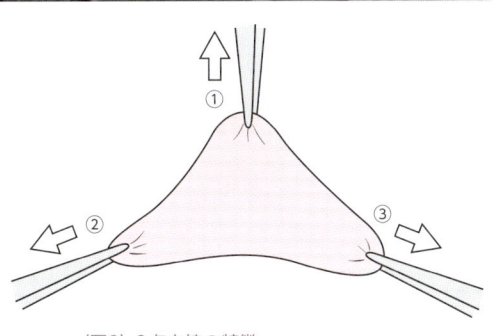
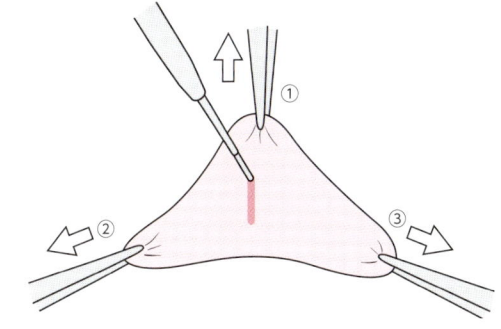

〈図2〉3点支持の特徴
3点でひっぱりあうことで場を展開，固定，組織に張力を与える。①，②，③で面が作れるため，電気メスで線状に，方向性を決めて処理することも可能。

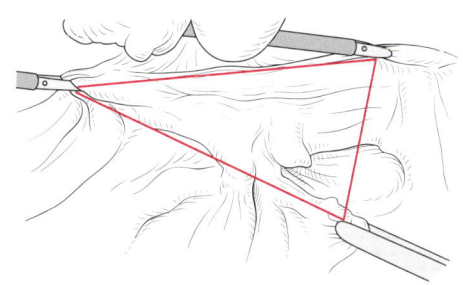

〈図3〉マタドール法
基本の3点支持だが，多くの場合2本の鉗子が組織を吊り上げ，三角の頂点となる下方に向かって組織を張る。この膜があたかもスペインのマタドール（闘牛士）がマントを牛の真正面にむかってピンを張って広げるようにみえることからつけられた。

秘伝 07 切開・切離
垂直カットで目指せ正確無比！

ハサミでもメスでも，切離の際に組織は必ず滑ったり，逃げたりしている。しかし外科医には，そんな「滑り」や「逃げ」までを考慮した，究極の正確性が常に求められている。直角に刃物を当てて，「滑り」や「逃げ」の程度を最小限にとどめる努力をしておこう。

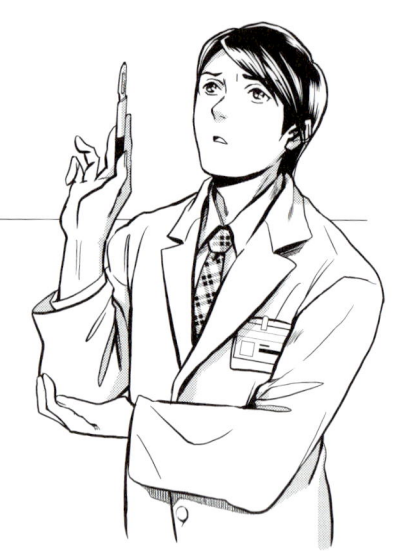

●月×日　ご機嫌ナナメな先生に「まっすぐしろ」と怒られる

　今日は気をつけたほうがいいよ。大先生ったらかなり機嫌が悪いから。

　まじすか〜。先生，機嫌が悪いときって細かいことまでうるさいんですよねー。

　こら，そこ！　なにこそこそ喋ってる！　ほら，この血管結紮切離をしなさい！

　（ひゃー，本当に機嫌が悪い！）はい！　まずは中枢側を2重結紮します。それで，メッツェンバウムで断端を5ミリ残して血管を切ってから……，クーパーに持ち替えて。糸を5ミリ残して，ここで切りますね。

　……まて。

　え，なぜです？　完璧な流れですよね？

　ハサミが斜めだ。

　はい？

　ハサミは対象に対して斜めではなくて直角に入れるのが基本だろ！　組織にせよ糸にせよ，自分が残したい距離があるはずなんだ。それを厳密に再現すれば，切り口は直角になるはずだ（図1）。それに，ハサミにはメスよりも圧挫の要素が入る。つまり組織がずれる可能性があるんだ。ただ圧力を受けても直角にハサミを入れていれば切離線がずれることはない（図2）。しかし，斜めにするとイメージしている切離線からずれる可能性があるだろうが（図1〜3）。

　えー。先生ってば顔に似合わず細かいですね。でも，誤差はちょっとですし，現実的にはほとんど影響ありませんよね。

　ばっかもんっ！！　そんな姿勢では手術は絶対にうまくならんぞ！！　どこまでこだわるか，どこまで正確にするかで手術は決まる。0.1ミリなら許されるが1ミリはだめとかそんな問題じゃないんだ！　ハサミであれば，挿入角度はもちろん何度開くか，根元を使うか先を使うか，開閉の速度はどうするか，何センチのハサミを使うかなど，すべて計算され尽くされていなければならん。鑷子だってそうだぞ。溝の形態，重さ，それをいかに……ガミガミグダグダ

　（先輩〜，先生のお説教スイッチが入っちゃいましたよ。どうしましょう）コソコソ

　（君がスイッチ入れたんでしょ！　責任とりなさいよ）コソコソ

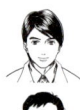　（そんな〜！）コソコソ

　聞いているのか！？

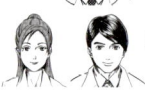　はいっ！　すみませんっ！！

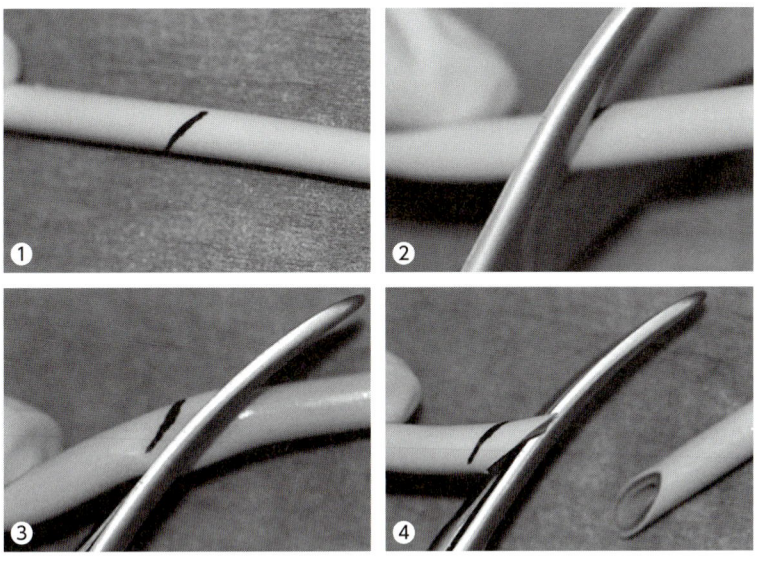

〈図1〉組織に対して斜めにハサミを入れた場合
ハサミを閉じるときに挟んだ組織を前方へ押し出す圧力が発生し，組織が前方へと滑って逃げる。その結果，イメージしていた場所からずれた部分で切れ目が入ってしまう。

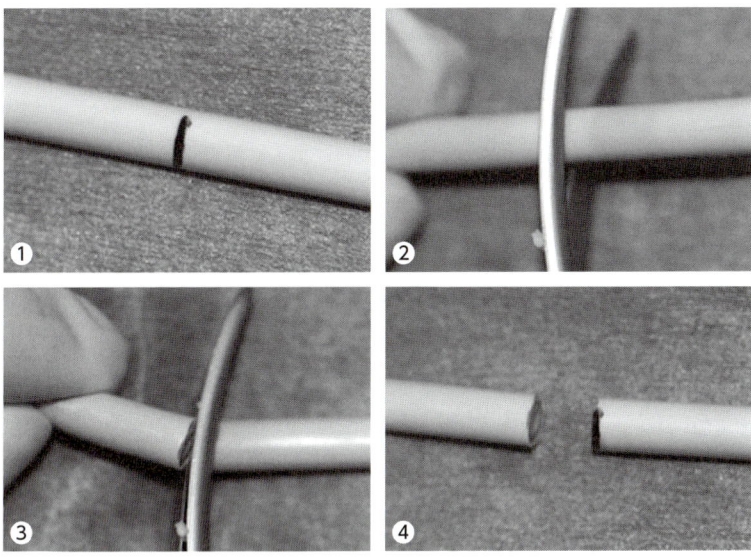

〈図2〉組織に対して垂直にハサミを入れた場合
ハサミの圧迫によって押す力が生じ，組織が前方へと滑って逃げる。多少逃げてもハサミは垂直に入れているため，切れ目はまっすぐなまま。

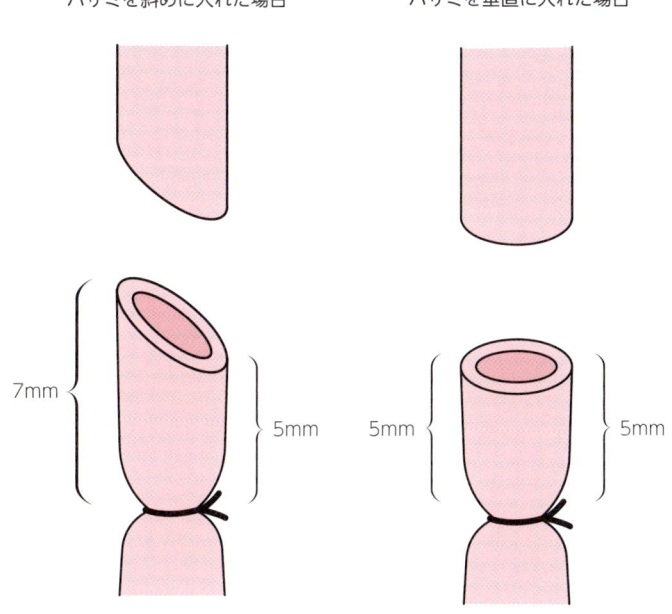

〈図3〉残したいのは5mm，7mm？
斜めに切れば当然，断面は斜めになる。2mm長く残した部分のために，感染を起こしたり癌が再発したりする可能性は，限りなくゼロに近いがゼロではない。

秘伝 08 切開・切離
円刃刀では，腹は大胆に！先端は繊細に！

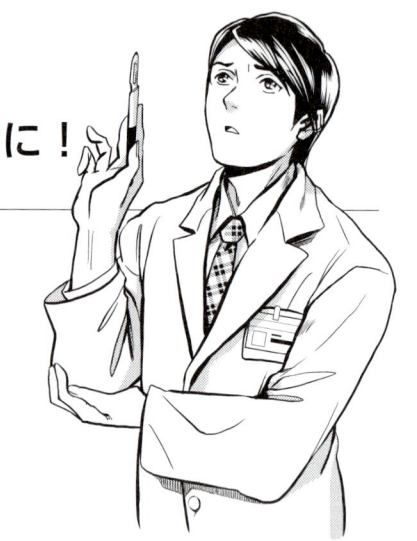

現在は電気メス全盛の時代。だけど，皮膚の切開では，やっぱり金属メスでシャープに切って，術後の肌をきれいに治したいものだ。金属メスには目的に応じていろいろな大きさや形がある。きれいに治すためにも，各メスの特徴と特性を知っておくことが大切だ。でも，達人は一本のメスでも先端と中央で使い分けできるらしいぞ。

●月×日　緊張するのも，緊張させるのも適度でお願いします

 メスによる切開は，手術の基本中の基本となる手技だが，メスの種類や持ち方，特性は理解しているかな？

 もちろんですよ。まかせてください。
メスには円刃刀と尖刀があります（図1）。開腹など直線に大きく切るときには円刃刀を食卓用ナイフのように持って，腹の部分を使って切開します。逆に小さな切開や血管，腸管の切開などでは，尖刀を使っていますね。尖刀はその名の通り，先端部分がとがっていて細かな動きがしやすいので，円刃刀と違ってペンと同じように持って，メスの先端で切開します（図2）。

 その通りだ。やればできるじゃないか〜！　成長がうれしいよ。

 まー，ちょろいもんですよ！

 すぐこれだ。じゃあ円刃刀について質問するぞ。

 まー，質問くらい僕に任せてくださいよ。ちょろいもんですよ！

 円刃刀は直線を切るときに使うと言っていたが……，では正中切開でヘソを回って切開するときはどう切ればいいかわかるか？

 ええー，正中切開でヘソ……。まっすぐ切ってはいけないんですか？　僕，実はヘソの切開が苦手なんですよ……。

 まったく。君は調子に乗りやすいうえ，すぐ見栄をはる。ちなみに，ヘソはよけて切ることが一般的なんだ。よし，君にヘソを切るときのコツを教えてあげよう。

 お願いします！

 腹の部分で切開すると皮膚と刃部分の接着点が長くなるので，安定感がでて直線の切開には向くことになる。しかし，曲線を切開しようとすると大きな直線の集合になっていびつな曲線になってしまうんだ。そんなときは円刃刀を立てて先端部分で切開すれば，皮膚と刃部分の接着点が短くなるので曲線を切開しやすくなるぞ（図3）。

 接着点の幅を変えろってことですね。

 スキーの板を考えてごらん。短い板のほうがターンや急カーブなどの回転はしやすい。一方長い板は直線が得意で，スピードが出やすいだろ。

 そうか！　そういわれるとよくわかります。でも先生古いな〜，今はボードですよ。

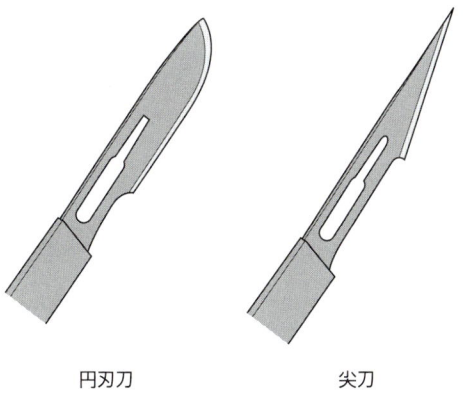

〈図1〉円刃刀と尖刀
円刃刀は腹部分が丸みを帯びた形状をしており，安定感があるため開腹などといった直線上に大きく切開する際によく使われる。一方，尖刀はその名の通り，先端部分がとがっていて細かな動きがしやすい。用途に合わせて使い分けよう。

円刃刀　　　尖刀

食卓ナイフ型　　　ペンホルダー型

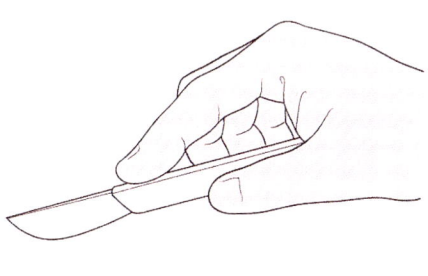
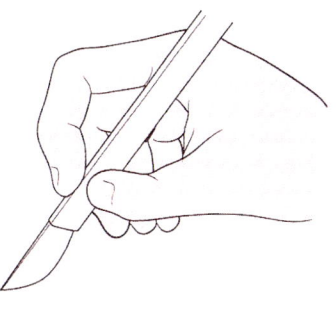

〈図2〉持ち方
食卓ナイフ型では，皮膚とメスを平行に近づけて，メスの腹で切開を行う。直線を安定して描くことができる。ペンホルダー型では，皮膚に対してメスを立てることで，メスの先で切開を行う。これにより，繊細な動きが可能となる。

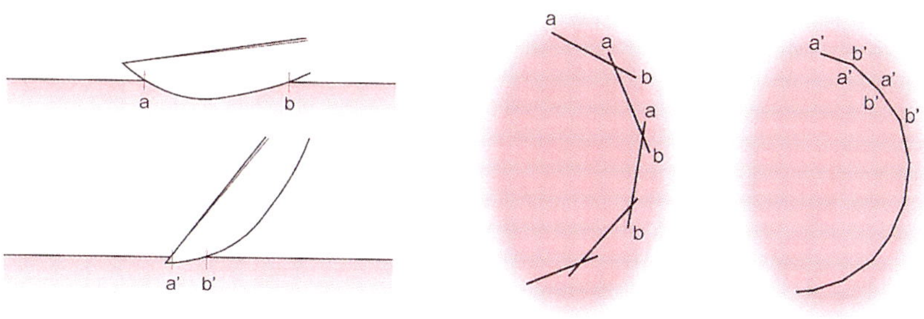

皮膚と刃の接着点　　　切開のライン

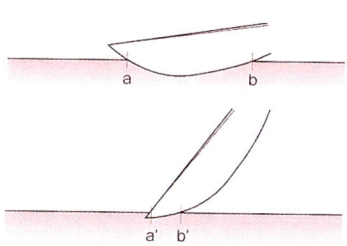
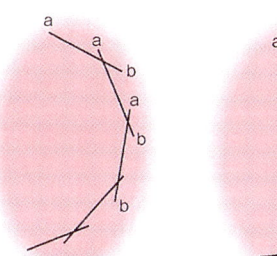

〈図3〉接着点と，描けるライン
メスの腹で切開することで，切開部 (a-b) が長くなり，安定した直線を描くことが可能となる。そのため，切開のラインは大きな直線となり，なめらかな曲線を描きやすい。先端での切開では，切開部 (a'-b') が短くなるので，切開に当たっての微調整が加えやすい。そのため，切開のラインは小さな線の集合となって，なめらかな曲線を描くことが可能となる。

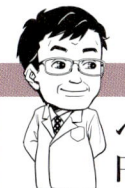

A professor's advice

ヘソ周り以外にも使える円刃刀での小さな切開法

正中切開でヘソ周り以外にも，円刃刀の先端を使った小さな切開法を使うケースはたくさんある。例えば，乳腺を切除する場合，乳輪を温存するため，図のようにメスを使い半円状に切る。いかに繊細に切れるかが術後の整容性にかかわってくるので重要な手技といえる。

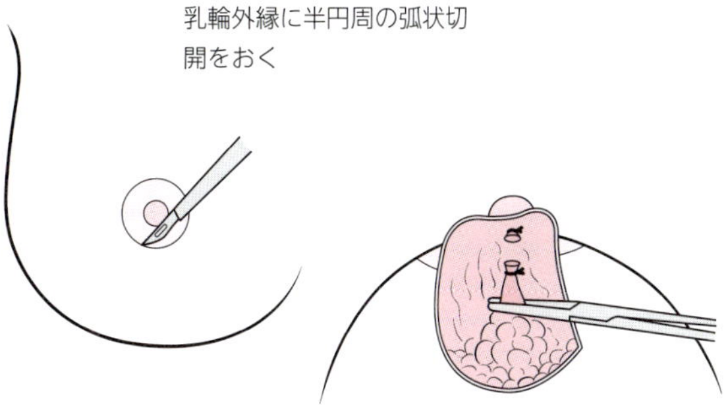

皮膚切開
乳輪外縁に半円周の弧状切開をおく

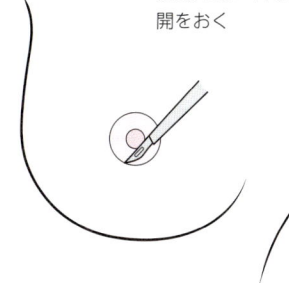
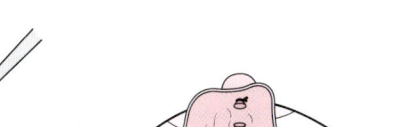

中心乳管の乳頭側での結紮・切離

秘伝 09 切開・切離
安全第一！ 下から上への切り上げ戦法

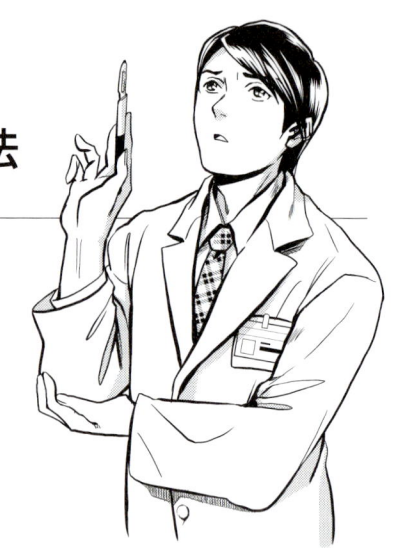

尖刀（スピッツメス）は先端の形状がとがっているために，繊細な作業に向いているメスだ。ただ，とがっているだけに一歩間違えると副損傷を起こす凶器にもなってしまう。安全に，そして精密にスピッツメスを使いこなすためには，周りの組織を傷つけないよう気を配るなど，創意工夫が大切となってくる。

●月×日　遊離空腸の血管根部処理で，今日も今日とて叱られる

いいか？　この血管はsuperchargeに使う非常に大事な血管だ。形成外科の先生がそのままマイクロサージェリーの吻合に使えるように挫滅のない，シャープな血管断端の切離をしないといけない。さて，何を使って切離すればいいと思う？

シャープにですと，メスですか？

もう少し！　どんなメスだ？

うーん。細かい作業で円刃刀は向かないから……，尖刀ですか。

正解！　じゃ，気をつけて切ってくれ。

はい。ではいざゆかん。きれいに切れるよう，メスを垂直に押し当てて……。

危ないな，メスの向きが逆だぞ。

え？　そうですかね……。なら，今度は左側からメスをいれます。

違う！　下から上へ切り上げるんだよ！

下から上ですか？

そう。いいか，円刃刀はメスの腹を滑らせて切るんだ（図1）。一方，尖刀は先端の刃を押し当ててあまり滑らせないで一気に切離する（図2）。そのとき組織には圧力がかかっていて，切離された瞬間に組織にかかっていた圧力が開放されて，メスが標的を失い，はねるんだ。つまり，上から下へ切るとそのはねた瞬間に下にある組織を損傷する可能性があるってことだ。理解できたか？

はい。下から上に，シャープに，ですね。よーし，……えいっ。　あ，本当です。刃が抜ける瞬間，少しメスがはねました。

尖刀は一気にシャープに切るメスだから，はねたときの危険をよく考えて使う必要があるな。最近はあんまりしなくなったが，カットダウンのときの血管の切開には必ず11番のメス，つまり尖刀を使い，上に切り上げたものだよ（図3）。

次から気をつけます。ところで，11番って尖刀のことなんですか。

ああ，メスには番号がついているんだ。正中切開のバウフメスは20番，尖刀は11番だ。個人的には小さな皮切には10番を，カーブが多いときは15番を使うことが多いな（図4）。

へー。番号呼びって通っぽくていいですね。看護師さん，11番お願いします！

おいおい。11番の尖刀ならいま手に持っているだろ。いいから進めるぞ！

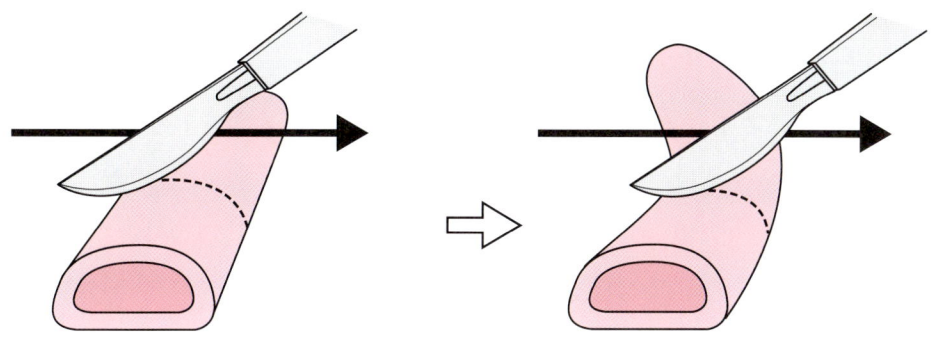

〈図1〉組織へかかる圧力：円刃刀の場合
円刃刀は引くことで切離を行うため，組織も引く方向へと一瞬引っ張られるので注意。

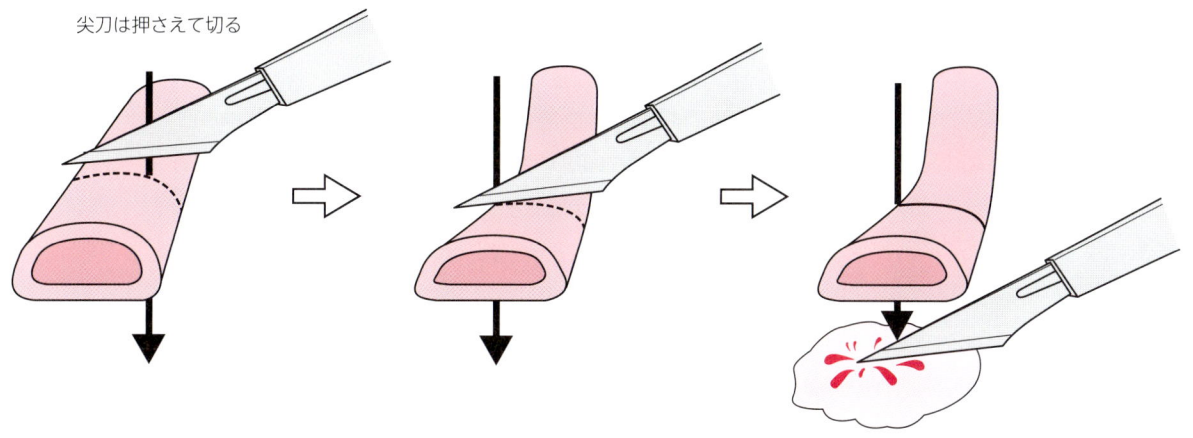

〈図2〉組織へかかる圧力：尖刀の場合
尖刀は押す力によって切離を行うため，組織がずれることは少ないが，組織を切り終える瞬間，メスがはねる。

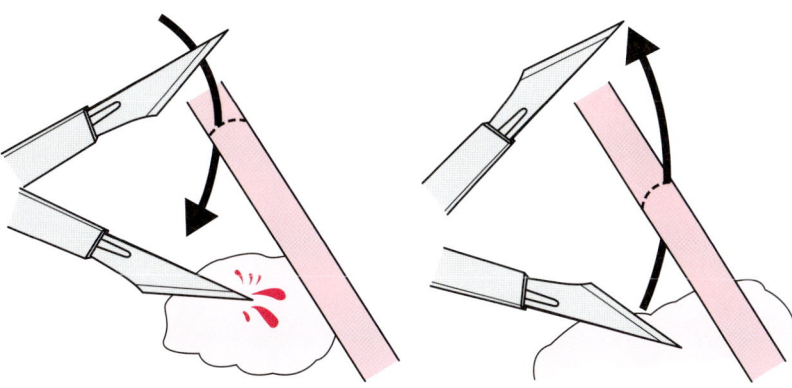

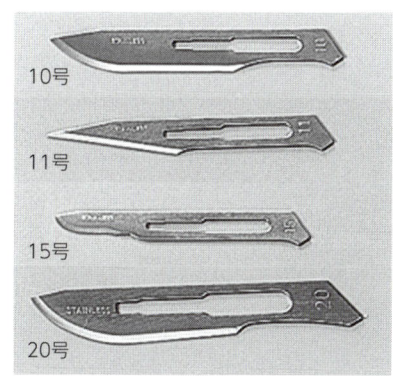

〈図4〉メスの種類

〈図3〉周囲を傷つけない切離
尖刀で上から下へ切ると，それまでかかっていた組織の反発する力からメスが開放され，その反動でメスに勢いが付いてしまい，別の組織へと当たって，傷つけてしまう可能性がある。尖刀で切離する場合には，反動がついてもどこかへ当たらないように，上から下ではなく，下から上へと切ることが大切だ。

秘伝 10 切開・切離
短距離の結紮切離はメスで鋭利にスパッ！

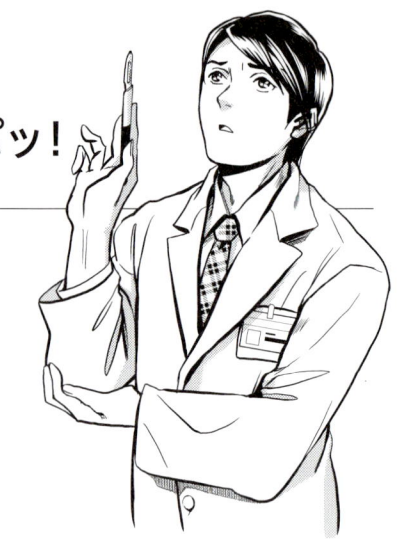

大事な血管をぎりぎりのところで切離したい。そんなとき，太い糸でしっかり結紮して血管を3mm残してハサミで切ったとたん，糸がすっぽ抜けて……，すべてが台無し！ こんな事態は，細い糸をしっかり組織に食い込ませる，組織が変形しないようにハサミではなくメスで切るなど，簡単気配りで回避しよう。

●月×日　メスもハサミも使いよう！

さーて，今から下腸間膜動脈（IMA）根部を切離してもらうが，きみは動脈を結紮切離するとき，どれぐらい残して切離してる？

ええと，大体5mmぐらいですかね。それより短いと糸がすっぽ抜けそうな気がします。逆に5mmよりも長いと不要な壊死組織を体内に残すことになるので，それも好ましくないと思います！

うん，いい答えだ。……だが，君が結紮したこの微妙な長さのIMAをどうするつもりかな。

あっ！ すみません。切除側は断端が短くなっても仕方ないので，残る側を長めにします。ということで，ここで切りますね。クーパーで……ちょきん，と。ああっ！ 切除側の結紮糸が抜けてしまった！ うわあ，出血が……。ペアンと吸引をください……。

あらら。やっちまったか。

はい……，やっちまいました……。

まあ，被害は少ないかな。

ああ，だめだ。ミスばっかりだ。もうだめだ。僕には才能がないんだ……。あああ。

おいおい，落ち着けよ。きみの考えは悪くないんだって。いいか，結紮糸が一番抜けやすいのはハサミで切る瞬間なんだ。ハサミは圧挫で組織を切るから，その圧挫で組織が変形するんだ。その変形した瞬間に糸が滑って移動しやすくなるんだ（図1）。

でも，ハサミで変形してしまうだなんて，もう，どうしたらいいか……。

そういうときはメスを使うんだよ。メスはハサミよりも遙かに鋭利だから，切離の瞬間に起こる組織の変形が少ないんだ（図2）。それに，ハサミの刃には幅があるから切離ラインに1ミリ程度の誤差が生じてしまう。しかし，メスは狙ったところを0.1ミリの精度で切離できる。だから，結紮距離が短いときにはメスが適しているんだ。

そんな簡単な解決策が！ これなら両側を残す切離もうまくできそうです！（図3）

その通りだな。あと，糸については細いほうが滑りにくいから，外れるのが嫌な場合は細い糸のほうがいいだろうね。ただし，細い糸は耐久力が弱いとか，組織をちぎってしまう危険もあるから注意が必要だがな。

わかりました！ よーし，今度こそ！

簡単に復活したな。まあ，人間はこれくらい単純なくらいのほうがいいか。

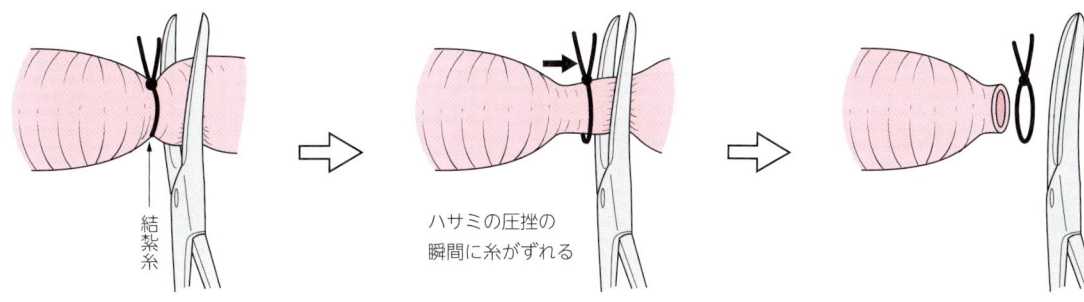

〈図1〉ハサミでの結紮切離
ハサミは，上下の刃が一定の圧力で接触することで切断が行われる。そのため，ハサミを用いて組織を切るときは，組織に圧力がかかり，必ずひずみが生じてしまう。そのひずみによって，結紮糸がズレて，場合によっては抜けてしまう可能性がある。

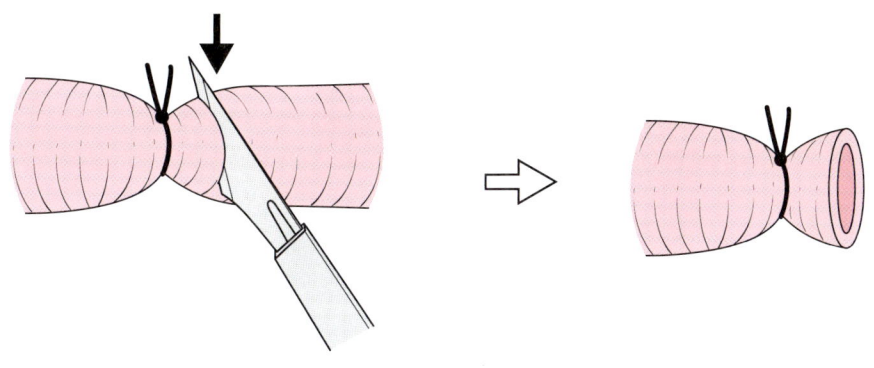

〈図2〉メスでの結紮切離
メスは，刃部分がハサミよりも鋭利にできており，切断時の変形がハサミよりも少なくてすむため，結紮部分がズレにくい。

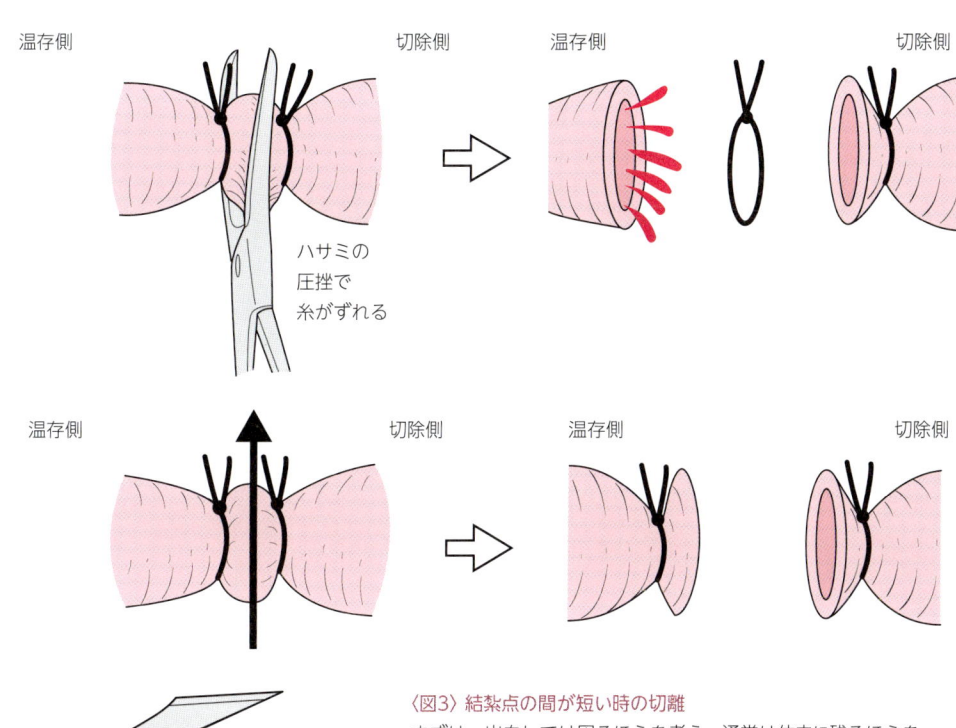

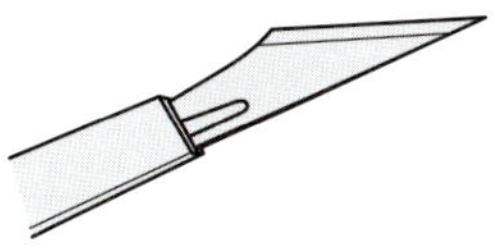

〈図3〉結紮点の間が短い時の切離
まずは，出血しては困るほうを考え，通常は体内に残るほうをやや長めにする。そして，糸が抜けにくいように，同時に0.1ミリ単位の正確さで切るためにメスで切離する。

秘伝 11 切開・切離
すだれ糸は正確に，効率的に，そして美しく！

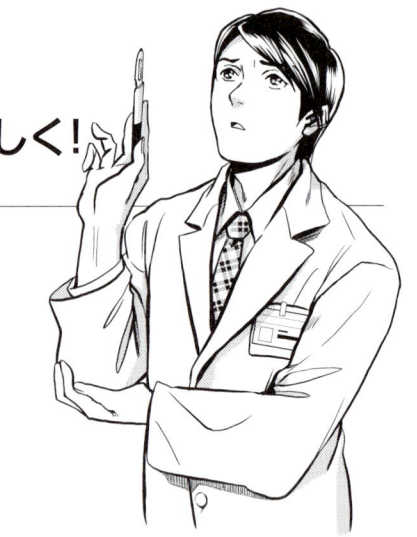

皮膚縫合や腸管吻合などですだれ状に並んだ結節縫合の糸。一気に効率よく切ることができれば，相当にカッコイイ。ただし，結節から残す糸の長さを適切に一定に保つこと，糸に対して90°にハサミを入れること，これらを術者に見せるようにすることなど，様々な要求がある。それらに応えつつスピーディーに切ってみよう。

●月×日　鏡よ，鏡，美しさってむずかしい

　はい，これで皮膚縫合，終了－！　お疲れさーん。糸を切ってくれ。

　はーい！　ちょっきん。ちょっきん。ちょっきん……。

　ええええっ，ちょっと待て！　なんだその切り方は！　一本ずつ糸をもって切っているようでは日が暮れるぞ（図1）。

　え，でもちゃんと丁寧に切ってますよ？

　丁寧にって……，丁寧ならいいってもんじゃないだろ。まったく。ちゃんと先輩がやるのを見てるのか？

　糸を切るときのポイントは「ハサミを直角に入れる」「残す糸の長さを適切かつ一定にする」……，って聞きましたし，言われた通りに気を使っているつもりですが……。

　だからといって，もう少しスマートな方法があるだろ。

　しかし，まとめて切ったら長さがバラバラになってしまいます（図2）。そんなの丁寧じゃないですし，美しくもありません。

　だれも1カ所でまとめて切れとはいってないよ。私がきみにやってもらいたいことは，だ。まず「ハサミで糸を直角に切る」，「断端の長さを一定にする」，「1回のハサミの開閉で数本切る」，なおかつ，「それらの様子が術者から見えるようにする（図3）」。この4つ。たったそれだけのことだぞ。

　それだけって……。

　これらを同時に完成しなければならないんだ。手術は，正確に，効率的に，そして美しくあれ，だ！

　いやいや，どこぞのシザーハンズじゃあるまいし，そんな超人的な技なんか，僕には無理ですよ。

　はぁ……。仕方ないな，手本を見せてやる。一度しかやらないからな。よく見ておけ。まず，一番端っこの糸が皮膚に対して垂直になるようにしつつ，他の糸もまとめて持つ。その状態で，まず垂直になっている糸をハサミで切り，切れたら糸をもっている手をずらして次の糸を垂直にして，ハサミで切る。このハサミで切る部分を1回の開閉で複数本切りながら糸を持つ手を移動させていくんだ（図4）。こうやって……ざくっ，ざくっと。

　う，美しい！　同じ長さなのに短時間で切れています！　なるほど……。この方法は確かに効率的ですね。

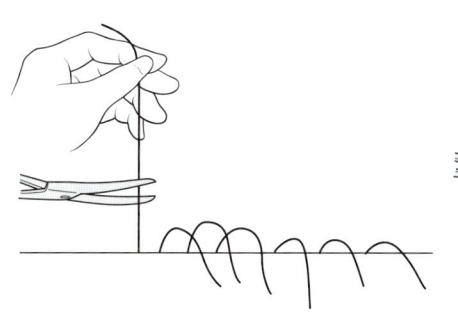
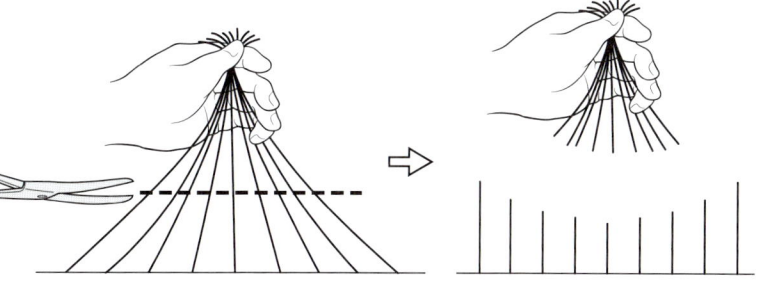

〈図1〉一本一本糸を切っては時間がかかりすぎる
糸は一定の長さに切りたいが，一本一本切ろうとすると時間がかかりすぎてしまう。

〈図2〉糸をまとめて切ると，長さがバラバラに
結節縫合の糸を真ん中でまとめて切ると，ハサミが斜めに入ることになり，糸の長さが一定せず，バラバラになってしまう。

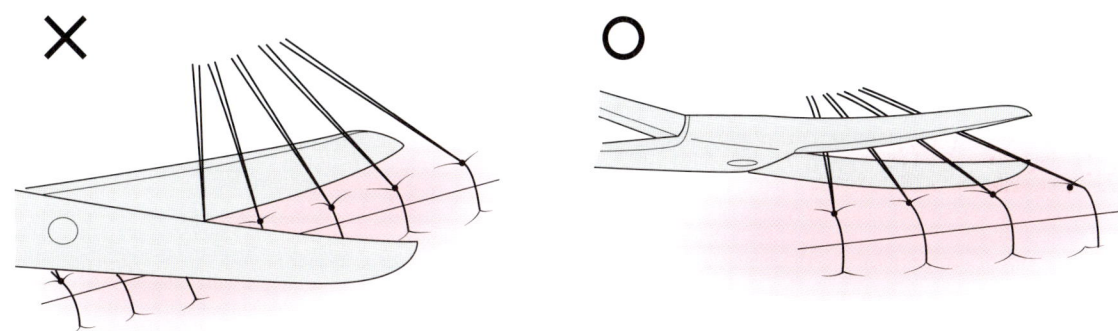

〈図3〉糸は見えるように切る
残る糸の長さが見えないような切り方はダメ。糸を倒してハサミを起こして結紮点と残る糸の長さが見えるようにして切る。

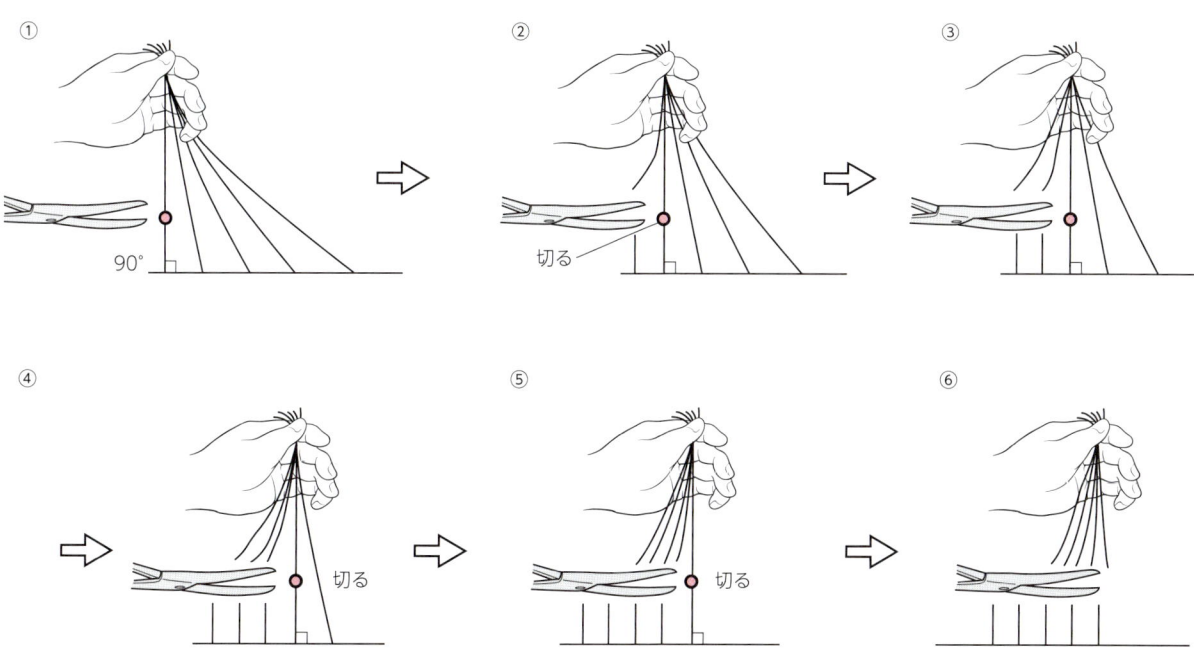

〈図4〉一定の長さに，素早く切る方法
すだれ状に並んだ結節縫合の糸を一気に効率よく切るには，一番端の糸を皮膚に対して垂直にし，他の糸もまとめて持つ。そのまま，まず垂直になっている糸をハサミで切り，切れたら糸をもっている手を少しずらして次の糸を垂直にし，ハサミで切る。さらに，糸を持っている手をずらして次の糸を垂直にし，ハサミで切る。このハサミで切る部分を1回の開閉で複数本切りながら糸を持つ手を移動させていくことで，スピーディーながらも，糸の長さを一定に切ることができる。

秘伝 12 切開・切離
神経は走行を確認してから枝カット！

反回神経，横隔神経，交感神経，迷走神経など，神経は太さだけでは，「どれが本幹でどれが枝か」「どれが温存すべきでどれが切っていいのか」が，わかりにくいことがある。目的の神経を同定するのに大事なのは，その「走行」である。走行を確認することで正確に目標を同定できる。うっかり「切ってしまった」は許されない。

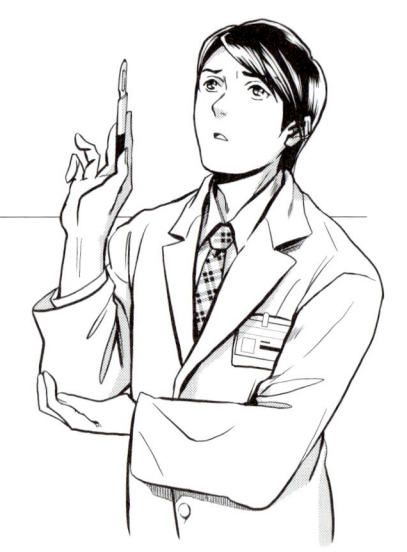

●月×日　左反回神経周囲リンパ節郭清中，意外な雷が……

 これから左反回神経周囲リンパ節を郭清する。食道癌手術でも一番むずかしいところなので，しっかり見ておくように。

 はい！

 お，今日はやる気にあふれているね〜。ではまず，左反回神経とリンパ節を一塊にして，気管から切離授動してこの中から神経を探すんだ（図1）。どれが神経かわかるか？

 はい！　神経は……，ええと，この白い索状物です！　……多分。

 多分だと？　ダメだダメだ！！　99％の自信があっても，100％の自信がなければ処置してはだめだ。「100回に1回も間違えたら大問題」なんだぞ！

 す，すみませんっ！

 いいか，左反回神経の場合，迷走神経心臓枝が併走していて，初心者には間違えやすい。ほら，このスジだ（図2）。

 これなんですね。でも，神経と動脈の鑑別ってどうすればいいんですか。

 神経と動脈は慣れれば見ただけで大体区別がつくよ。動脈壁は独特の光沢，平滑感，弾性があって，あまり間違うことはないな。むしろ，炎症による線維化は視覚的には神経に似ている場合があるから気をつけろ。

 そうなんですね……，気をつけます。でも，100％確定だと言いきるのって簡単じゃないと思うんですが。

 神経同定の場合は「走行」を確認するんだよ。左反回神経は，頭側では頸部食道の前面に張り付いていて，尾側では大動脈弓部を回って迷走神経に合流する。だからリンパ節郭清を始める前にこの反回神経らしい索状物の走行を確認することが大切だ。

 本当だ。上では食道に近づいているし，下では大動脈をくぐっています。

 他には横隔神経は前斜角筋前面から腕頭静脈背面にまわる等もある。一般的に神経は血管に比べると奇形はずっと少ないね。

 あああ，絶対に失敗はできませんし，……なんか怖くなってきました。

 いやいや，本当に怖いのは高度進行癌や化学放射線療法後の手術のときだよ。瘢痕，線維化，癒着で思わぬところから神経が出てくることや，それを切離しなければならないことがある。だからこそ，解剖の詳細を三次元で頭に入れておいて神経かどうか判断することが必要なんだ。

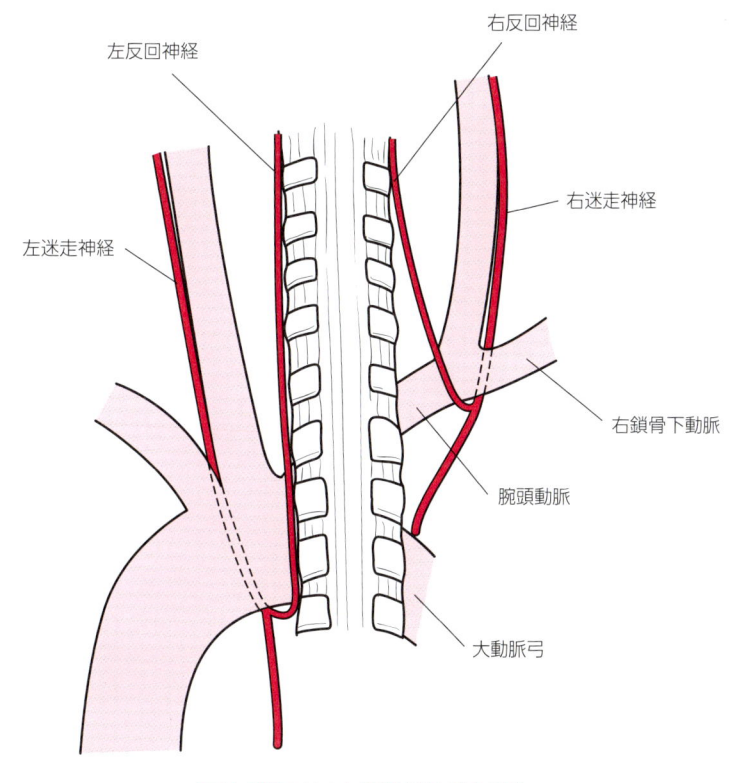

〈図1〉背面よりみた反回神経と迷走神経

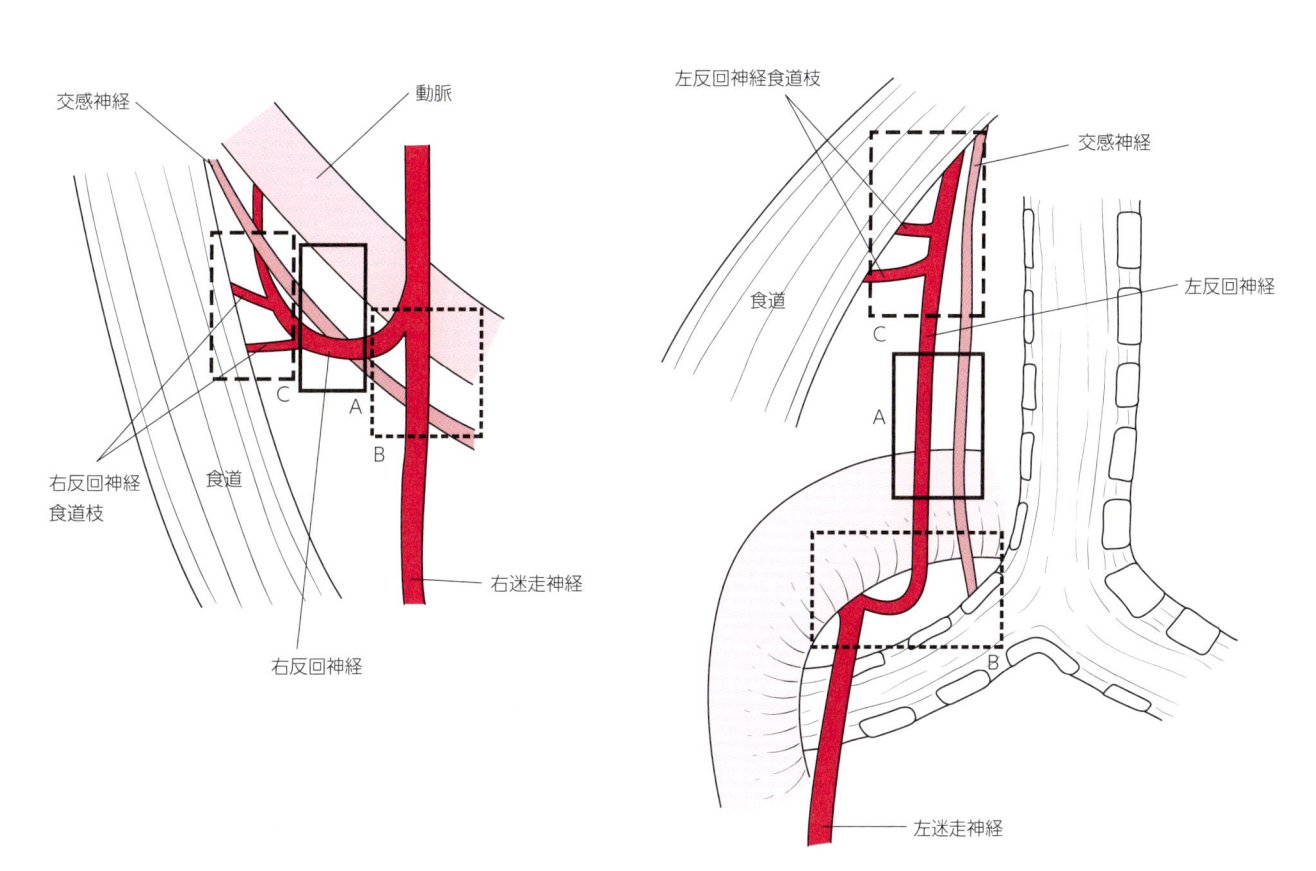

〈図2〉反回神経と交感神経心臓枝の鑑別方法
左右とも反回神経と交感神経心臓枝は並走しており，鑑別がむずかしいことがある。A：併走する場所での鑑別はむずかしい。B：反回せずに前方（心臓側）に続くのが交感神経。C：一方反回神経は食道枝を出すが交感神経には食道枝は存在しない。ここまで確認してから神経周囲の郭清に入る。

035

秘伝 13 切開・切離
電気メス，すくって切るか？ 見ながら切るか？

昔の電気メスは切開範囲のコントロールが難しく，いきなり組織を切ることは危険だったため，鉗子で組織をすくってから切ることが多かった．現在は面を広げて視認しながらいきなり切る方法が流行りである．しかし血管の近くなど慎重さが必要とされるときには，すくって切るほうが安全な場合もあるので注意したい．

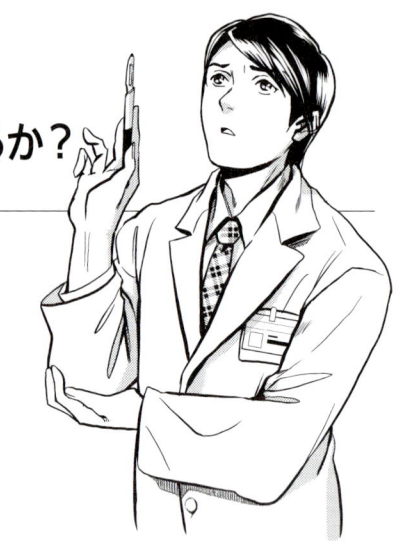

●月×日　空腸間膜の切開で出血しちゃって大慌て！

- 漿膜を切開して血管を処理しよう．じゃあまず，この漿膜を切ってくれ．

- はい！　では電気メスで切っていきます．

- 下に血管が見えているから，膜1枚だけを切るようにするんだぞ．気をつけろ．

- はい．ええと，カウンタートラクションをかけて膜の面を作って……，メスの先は触るか触らないかの軽いタッチで……．

- うん．だいぶ上手になったな．

- 任せてください！　ざっとこんなもんで……ぎゃっ！！　言っているそばから出血させちゃった！　どうしよう！

- おいおい．慌てないでまずは圧迫だろ．大した出血じゃない．

- すみません……．少し深く入ってしまったみたいです．加減が微妙で，本当にむずかしいですね……．

- そういう場合は，剥離鉗子（ケリー鉗子）を補助として使うといいよ．

- なるほど．まず，先に剥離して持ち上げてから切開を……．確かに剥離の作業がより安定しますね．

- 昔の電気メスは出力のコントロールがむずかしくて，膜を1枚だけ切るといった芸当はできなかったんだ．だから，鉗子を通してから切っていたんだよ（図1）．今でも，下の組織の副損傷が怖いときには先に剥離して鉗子を通したほうが安全なんだ．ただ見た目には古くさい手術になってしまうがね．

- でも，僕のレベルではこの方が安心です．あっ，また，出血……っ！

- おっと，こっちのほうが被害が大きいかもしれんな．見た目の欠点以外に，鉗子による剥離は鉗子を通す操作が安全ではない，かえって危ないという意見もある．
だからこそ，鉗子を通すときには触覚のすべてを先端に集中して，ほんのわずかな組織抵抗もすべて感じとることが大事だ．

- そうですね．たしかに古くさいのかもしれませんが，僕にはまだ必要なケースが多そうです．どちらの方法をとるかは，自分の技量と切る場所によって，ケースバイケースに変えるようにします．

- うんうん．鉗子の種類と特徴（図2）はさまざまだ．それらを把握しておくことも重要だが，それに加えて自分の技量を正しく知っておくことも重要だからな．

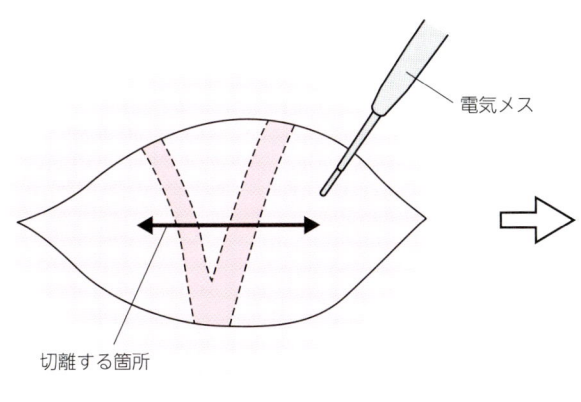

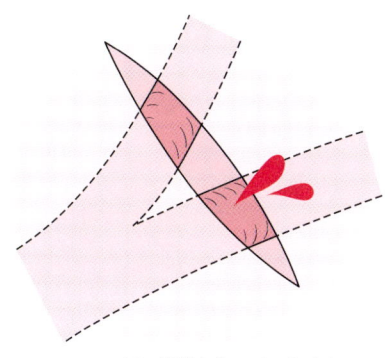

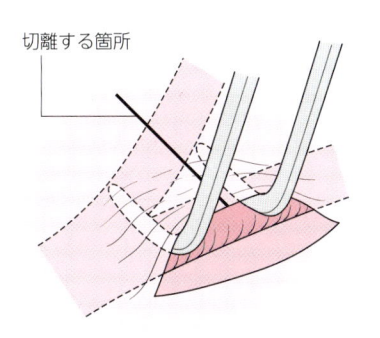

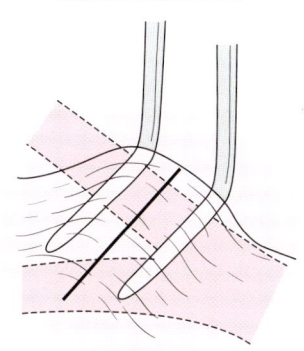

〈図1〉加減の難しい切離
膜のすぐ下に血管がある場合など，繊細な箇所を電気メスで切離するには，絶妙な加減が求められる。少し加減を間違えてしまうと，下の組織を傷つけてしまう可能性も。安定して切離を行いたい場合には，切離したい膜などの部分を剥離鉗子（ケリー鉗子など）で持ち上げたのち，切離をする。それにより，他部位を傷つける可能性を低めることができる。

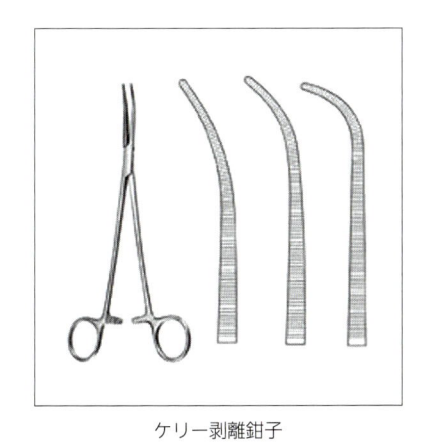

ケリー剥離鉗子
剥離面の角度によって彎曲の角度を選べる。

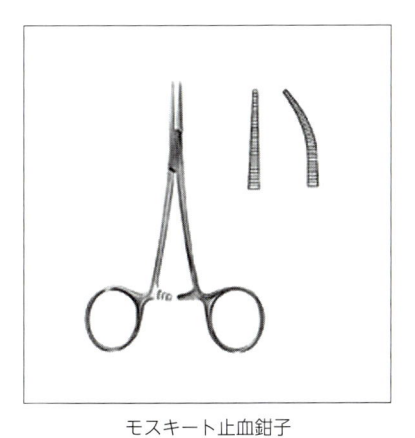

モスキート止血鉗子
先端が細く繊細な剥離が有効

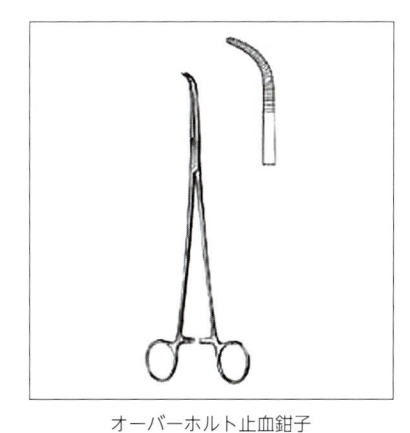

オーバーホルト止血鉗子
先端が丸いため，先端での損傷を起こしにくい。

〈図2〉主な鉗子の種類と特徴
さまざま先端の大きさ，角度，形状の鉗子がある。

秘伝 14 切開・切離
震える電気メスには，やさしい支点を

「静止」は，筋肉の作業の中でもっとも難しいことである。ゴルフでも，疲れなどの影響を一番うけやすいのは，静止が重要なパットだという。だからといって，静止が必要となる長い電気メスの作業で，先端が震えるのは仕方がないことだと諦めてしまうのは早計だ。腹腔鏡手術だと手が震えないのはどうしてかを考えてみよう。

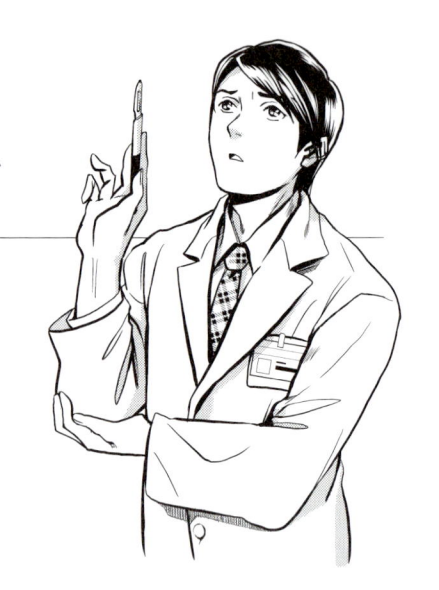

●月×日　食道癌の開胸操作で電メスの極意を学ぶ

－ いまのところ順調だね。じゃあ，ここを切ってみてくれ。

－ ずいぶんと深いですね。長い電気メスでもギリギリです。

－ ちなみに，先端を確実に見るために電気メスが長いときにはカバーをつけずにやるんだ。接線方向で深くなると，電気メスのカバーも視野の邪魔だからな。カバーがないし，反回神経も近い。十分注意してくれ。

－ そうなんですか。では，行きます。

－ ……おいおい，手が震えてるじゃないか。どうしたんだ，緊張しているのか？

－ 今日の手術，太ってやりにくい人だったので，鈎引きが大変だったんです。食道の鈎引きは特に握力がいるので，手が疲れてパキパキに……。

－ まあ，時間がかかっているから仕方ない。私も疲れると手が震えるときがあるんだが，そういうときはどうするかわかるか？

－ 気合いを入れるとかですか？

－ そんな精神論じゃないよ。ただ，左手を添えるんだ（図1）。ほら，左手の人差し指を伸ばしてその上にメスをおいてごらん。

－ はい。……本当だ，震えが消えました。

－ 2点で支えると線は安定する。小学生でもわかる基本だ。ちなみに，長い鉗子は本来震えやすいが，支点で固定すると震えが小さくなる。たとえば，腹腔鏡手術の場合，トロッカーが支点になって長い鉗子を震えずに使えるようになるんだよ（図2）。

－ 確かに支点が動くと10ミリのトロッカーに5ミリの鉗子でもぶれる感じがします。

－ ちなみに筋肉の静止は加齢の影響を受けやすい。手術時の細かい静止作業は若いほうが有利だな。あとはやっぱり目だ。歳を取ると細かいところが見えにくくなる。そのあたりが自分で年をとったと思うところかな。

－ じゃあ，腹腔鏡は拡大視できるから目に優しい，支点があるから手にも優しい，高齢術者に優しい手術ということですね。

－ そうそう高齢術者にな。でも，高齢術者は長時間手術も苦手なんだ。おいしいところだけやってあとは若手に任せるのが理想だね。

－ そんなこと言わずにまだまだ頑張ってください。うちは人手が足りないんですから。

－ はいはい。

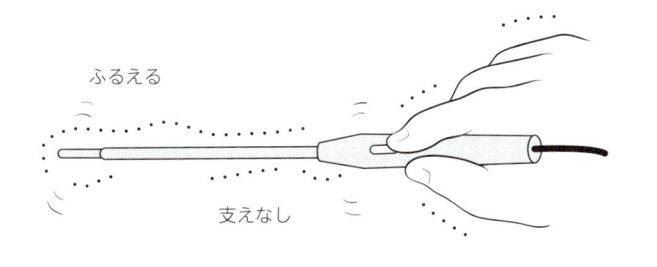

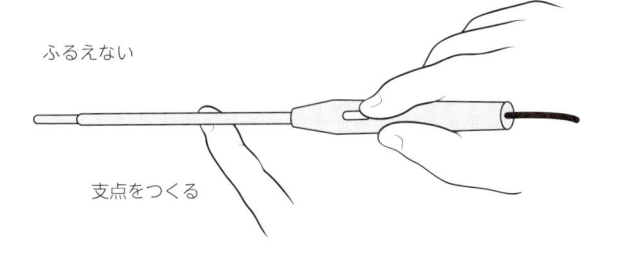

〈図1〉電気メスは支点をつくれば震えない

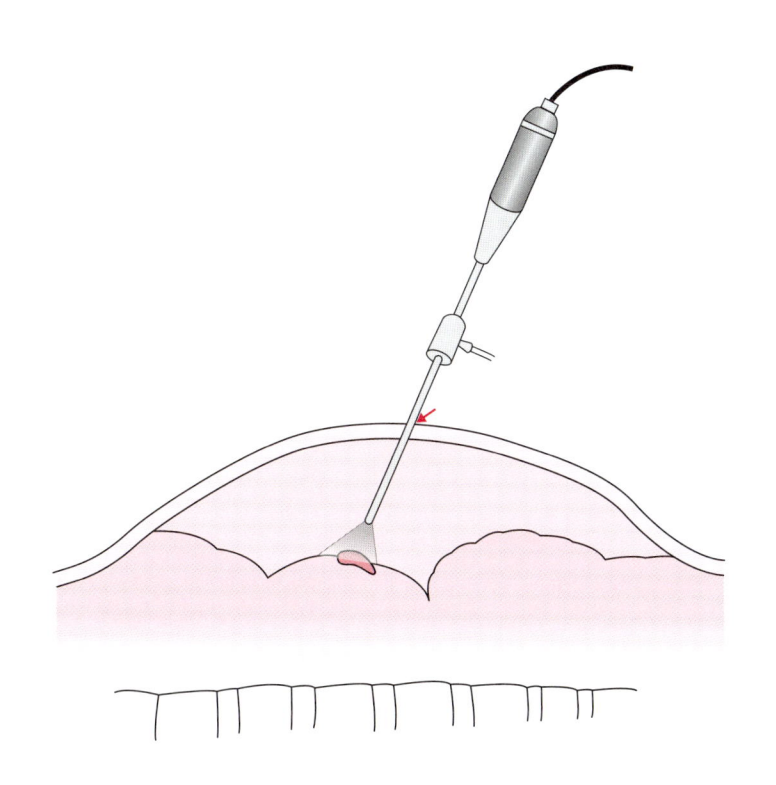

〈図2〉腹腔鏡手術では,トロッカーが支点となるため,震えにくい

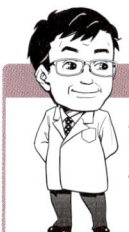

A professor's advice
電気メスの支点にも技術がある!

支点の位置にも工夫がある。
先端の近くに支点をおくと電気メスの操作が安定する。
根元に支点をおくと操作性が増し広範囲の剥離に有用。

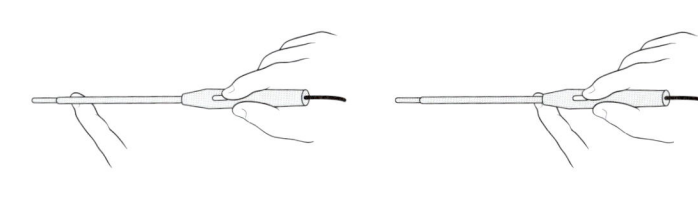

秘伝14 切開・切離 止血 結紮 縫合 把持 剥離 術野展開 吻合 おまけ

秘伝 15 切開・切離
粘膜は伸びる，筋層は縮む

腸管を切開するとき，筋層は収縮して粘膜は伸びることを意識しておこう。そうしないと，吻合時に縮んだ筋層を拾うことや，はみ出した粘膜を何とか管腔内に押し込めないかと苦労する。まず筋層まで切離し，そこで粘膜下層で粘膜を伸ばしてやや短めに粘膜を切る。こうすれば，筋層と粘膜の断端を揃えることができる。

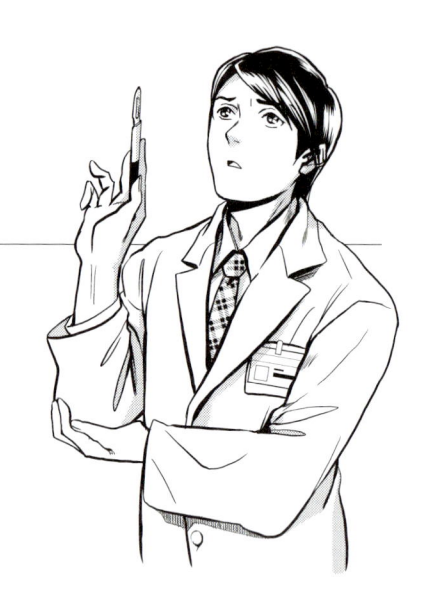

●月×日　そして今日も，小腸切除，吻合で調子に乗りすぎる

- 腸管を切離します。柄付きガーゼを敷いて汚染に備えつつ，中身が出ないよう軽く腸鉗子でかんで，では電気メスで切りますね。

- 焼き方が難しいね。焼きすぎるとくっつきにくいし，出血させるのも嫌だしね。

- よくみていたので，多分大丈夫だと思います。では……，切除しました。よかった。出血はほとんどありません。

- お。調子いいな。この調子で，吻合もするか？ Albert-Lembert吻合だよ。

- やります！　ありがとうございます！　では早速，まず両端の漿膜筋層を縫合結紮して……，これを指示糸にして，両側に持ってください。次に全層の連続縫合に行きます。3-0バイクリル両端針をくださーい。

- 連続吻合の注意点はわかるか？

- 確実に全層を拾うこと，あまり細かいと血流不全になるので適度な幅で縫うこと，粘膜はできるだけ内翻すること，連続なのでゆるまないようにすること，……ですか？

- OK。ではやってみろ。

- はい。……一発目はこれでOKっと。こちら側の針糸は持っておいてください。こちらで運針します。……あれ，縫いにくいな。

- ほら，筋肉にかかっていないよ。

- すみません，粘膜が飛び出して筋層がよく見えなくて……。次はかかったかな（図1）。

- おいおい，これでは全層かかっても，とても粘膜を内翻できないよ。

- 今度は，粘膜が邪魔してきまして……。出血に気をつけて粘膜だけ少し切り足します。それにしても，粘膜が出やすい人ですね。若いしな。いや，浮腫のせいかな。

- 人のせいにするんじゃないよ！　もー。どうしてこうなったかわかんないのか？

- すみません……，わからないです。

- 腸管の筋肉は縮みやすいから，粘膜が余りやすい。最初から縮みを計算して，腸管を切離する必要があるんだよ。だからまず，粘膜下層まで切開するんだ。この段階で，筋肉が縮んで粘膜が伸びた状態で繋がっていることになる。ここで，残る側の粘膜を短く，切除側の粘膜が長くなるよう切離すると，筋層と粘膜の揃った縫いやすい腸管になるんだ（図2，3）。

- 粘膜は伸びる，筋肉は縮む，ですね。患者さんのせいにしちゃいました……。

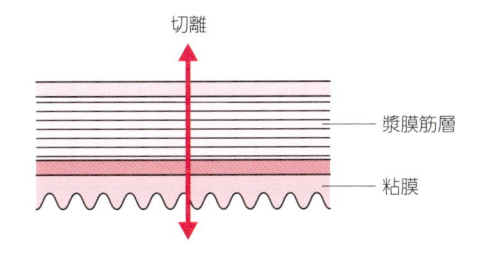

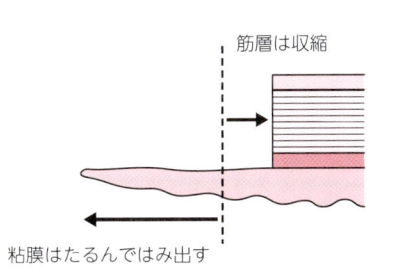

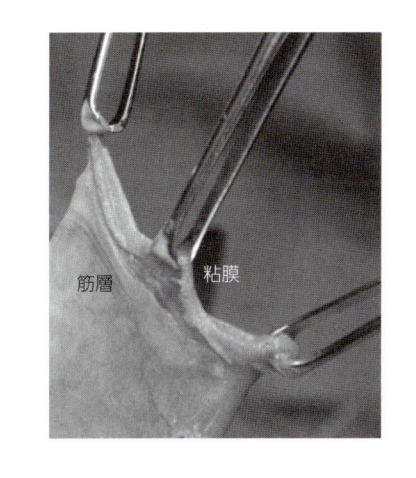

切離
漿膜筋層
粘膜

筋層は収縮
粘膜はたるんではみ出す

筋層　粘膜

〈図1〉粘膜ははみ出る
たるんでいる粘膜ははみ出し，筋層はやや収縮する。

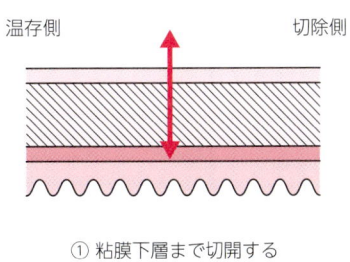

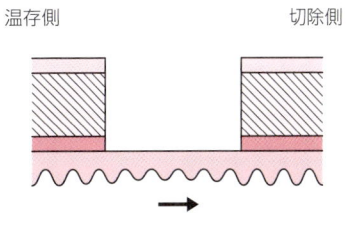

温存側　切除側
① 粘膜下層まで切開する

温存側　切除側
② 軽く牽引して粘膜を引きのばす

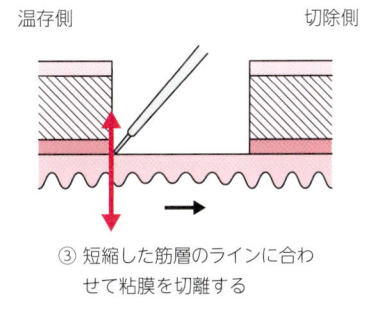

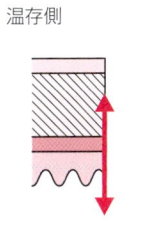

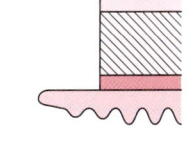

温存側　切除側
③ 短縮した筋層のラインに合わせて粘膜を切離する

温存側　切除側
④ 切離後

〈図2〉腸管切離時のコツ

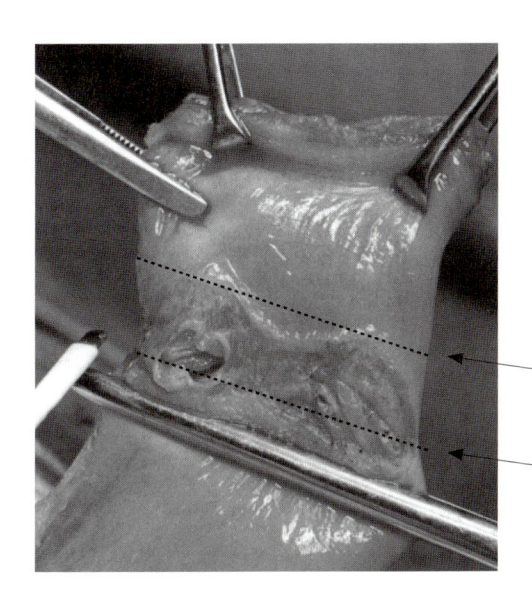

この高さで漿膜筋層を切開
この高さで粘膜を切開

〈図3〉腸管切離ラインの見極めポイント

秘伝 15

切開・切離

止血

結紮

縫合

把持

剥離

術野展開

吻合

おまけ

041

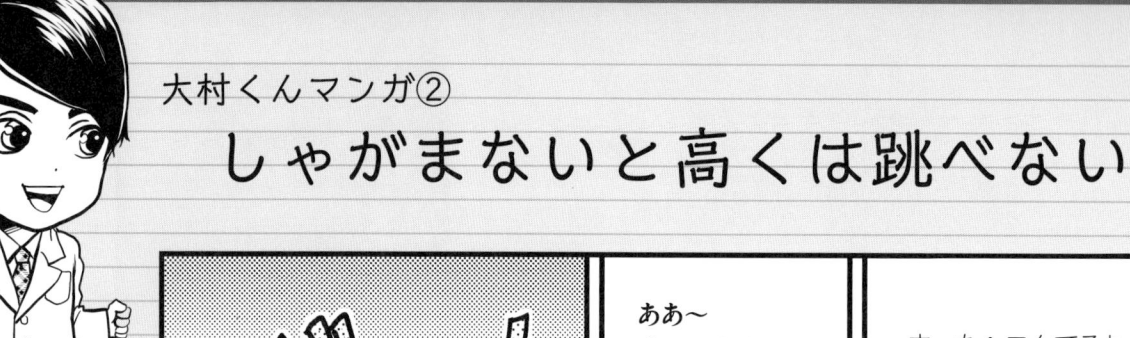

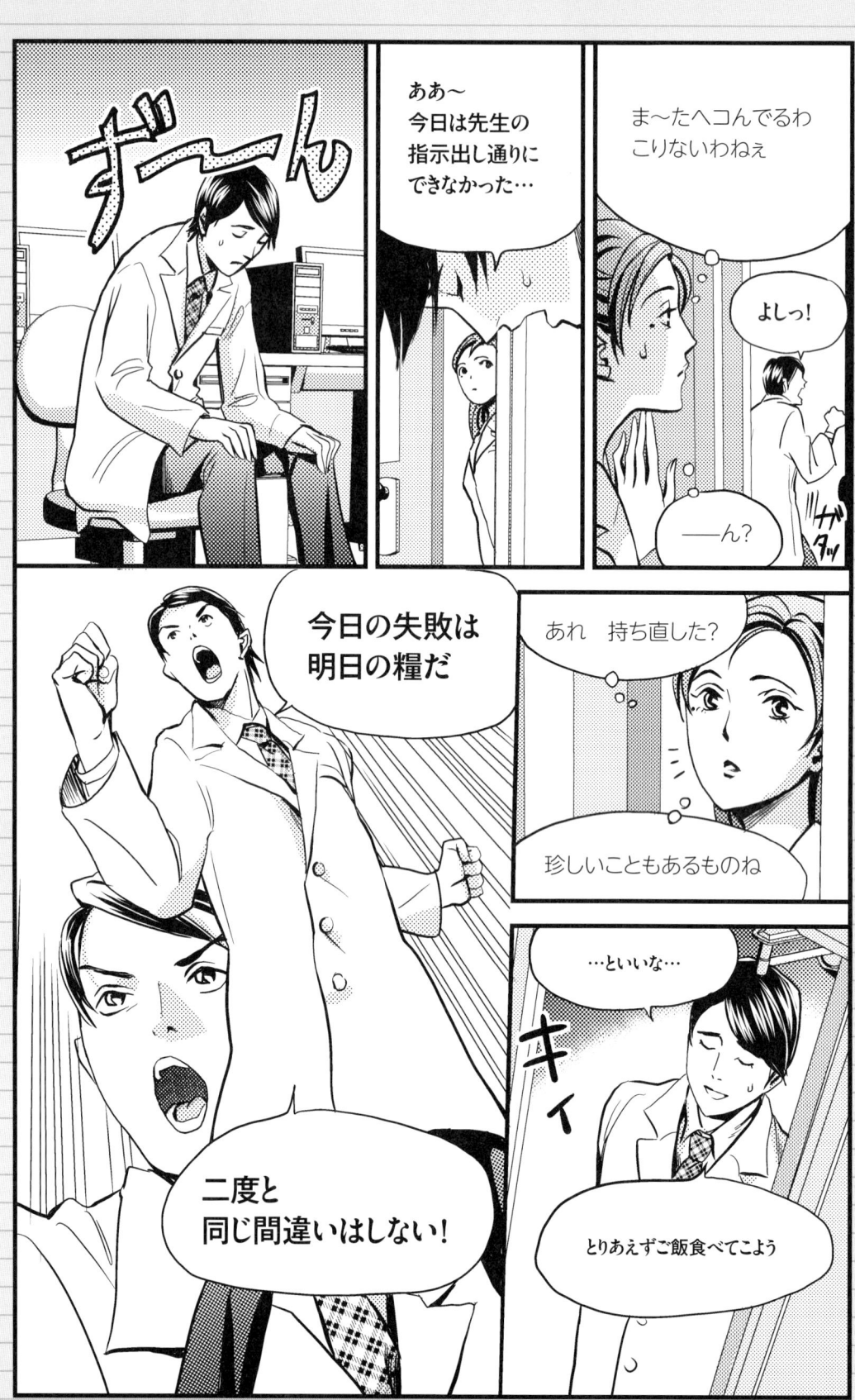

大村くんマンガ②
しゃがまないと高くは跳べない

ああ〜
今日は先生の
指示出し通りに
できなかった…

ま〜たヘコんでるわ
こりないわねぇ

よしっ！

——ん？

今日の失敗は
明日の糧だ

あれ　持ち直した？

珍しいこともあるものね

二度と
同じ間違いはしない！

…といいな…

とりあえずご飯食べてこよう

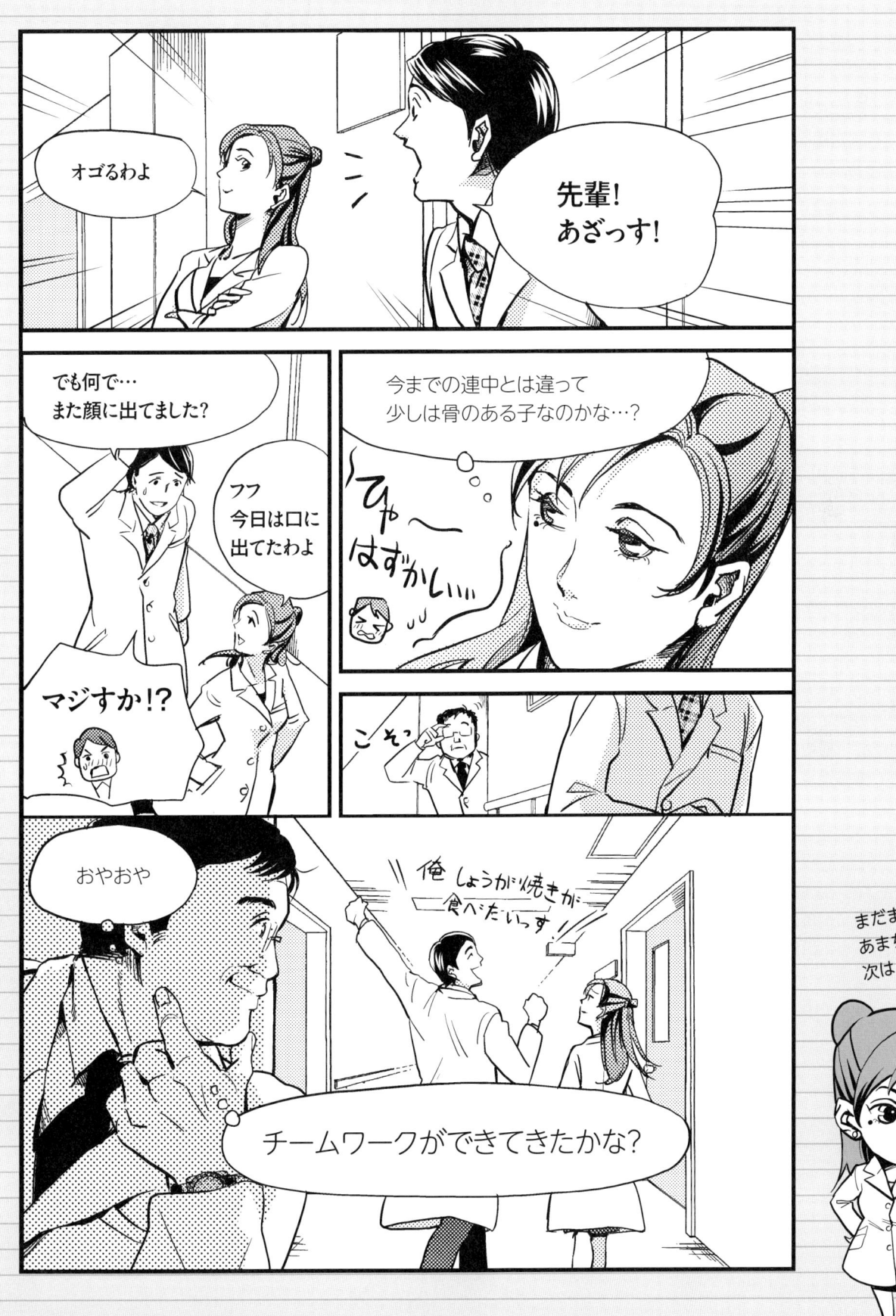

まだまだあまちゃんね。
次は「止血」!

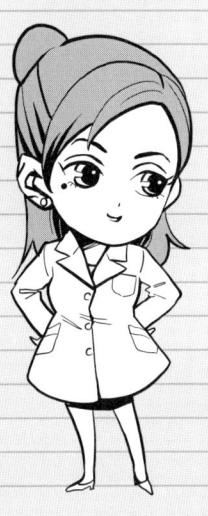

秘伝 16 止血
血管焼くのは鑷子でつまんでから

小学生の科学で習った通り，電気メスで発生する熱量は抵抗×電流の2乗。そして太い電線と細い電線では，細いほうが抵抗は大きい。これは組織を焼くときにもいえる。つまり組織をつかむことで血液・組織液を押し出すと，抵抗が大きくなって発生する熱量は大きくなる。ただ，完全に炭化すると電流が流れなくなるので注意しよう。

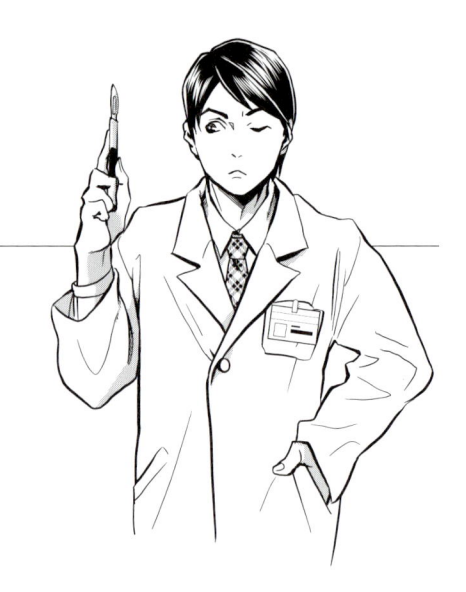

●月×日　皮下組織の電気メス切開でまさかの事実が……

― 細い静脈が見えてきたな。鑷子でつまんでくれるか？

― はい！　つまみました。

― じゃ，鑷子に電気メスで通電して……，はいOK（図1）。離していいよー。

― そういえば，なんで血管は電気メスで直接を焼かずに，鑷子でつまんでから焼くんですか？　前に「血液によって温度が上がりにくい」と聞きましたが，そうなんですか？

― その説は違うだろうな。いろいろな説はあるけど，正解は電流と抵抗の関係だろう。電気メスで発生するジュール熱は電力に比例し，電力は抵抗×電流の2乗という式になる。つまり，一定の電流が流れるという条件では，抵抗が大きいほうが発生する熱量は大きくなる。血液そのものは電解質に富んでおり体内では抵抗の低い組織になる。だから血管は，血液が流れている"太い"ときより，血管をつまんで血液などを押し出した"細い"状態のほうが，抵抗値が大きくなるんだ。焼く部分に与えるエネルギーを大きくするためには，つまんだほうが止血効果が大きくなるってことだな（図1）。

― 抵抗値……。つまり，電気が1点に集中する分，よく焼けるってことですね？

― 理解できたようだな。ま，小学生の理科で教わるくらいの知識だがな。

― じゃあ，鑷子でつまんだ近くに結紮点があったら……。

― 気づいたか。そうなんだ，結紮点のほうが焦げてしまうんだ（図2）。ちなみに，鑷子でつまんでから焼く理由は，ほかにも直接焼くと電気メスとの接点のみが焼けて出血しやすいが，つまんで焼けば血管全体を均一に焼くことができるっていうのもあるんだ。

― そうなんですね。あと伺いたいんですけど……，鑷子に通電するとき，鑷子の先端にメスを当てたほうが，尻部分に当てるよりよく焼けるって聞きましたが本当ですか？

― は？　なんだそれ？

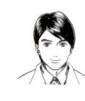

― え？　じゃあ，鑷子のお尻に電気メスを当てると手が熱くなるのはどうなんですか？　手袋に穴があるとき，電気メスは，鑷子の先端に当てれば熱くないって聞きましたが。

― ……それ，だれから聞いた。

― 先輩です！

― はぁ〜。そんなウソにだまされるなよ。もうお前は小学校の理科から学び直せ。

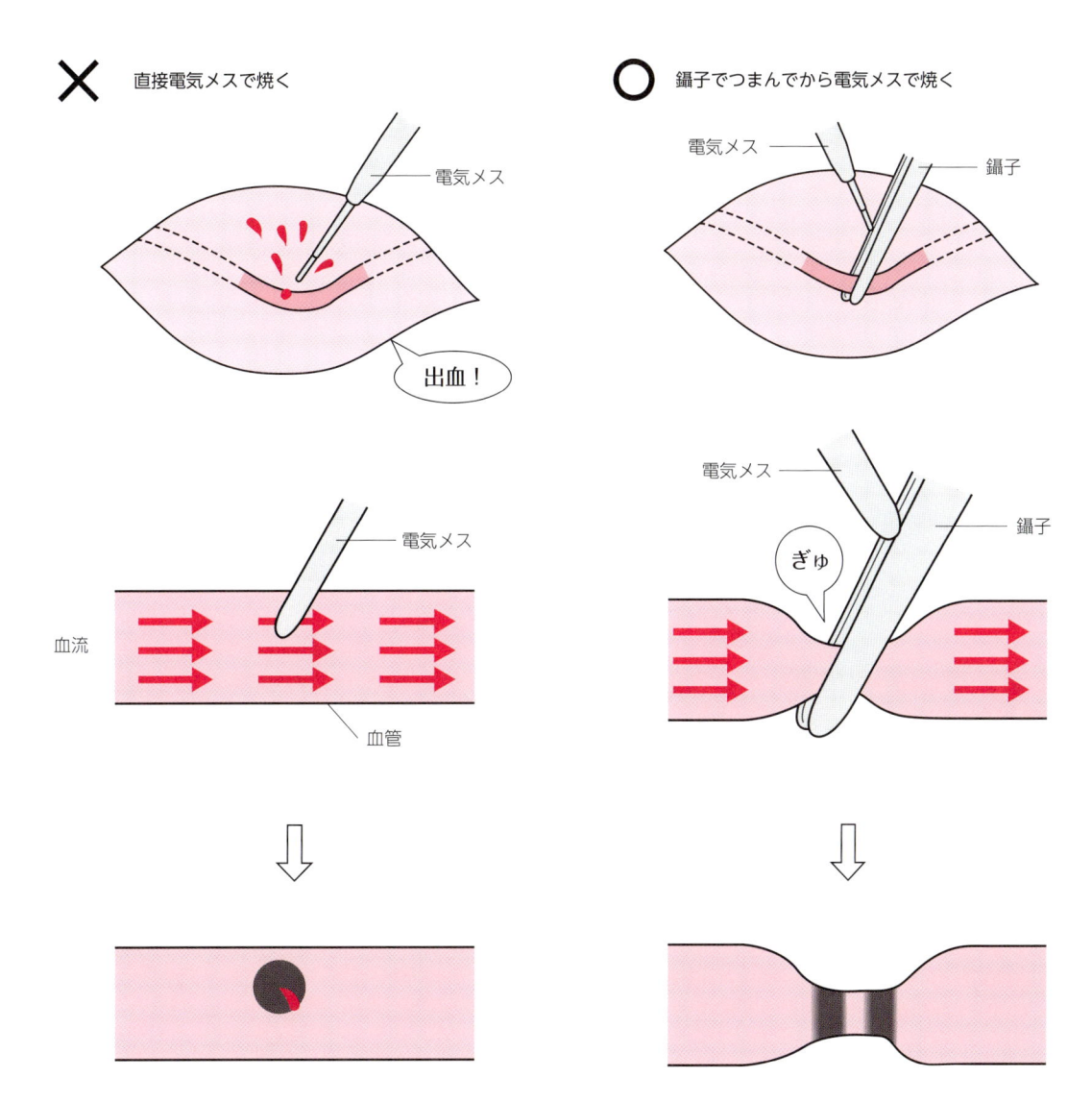

〈図1〉血管をつまむ
電気抵抗の低い血液が流れている血管を直接焼くと，電気メスで発生する熱量は小さくなり止血しにくい．一方，血管をつまんで血液を押し出せば，つまんだ部分の抵抗値は高くなり電気メスで発生する熱量は上昇し止血しやすくなる．

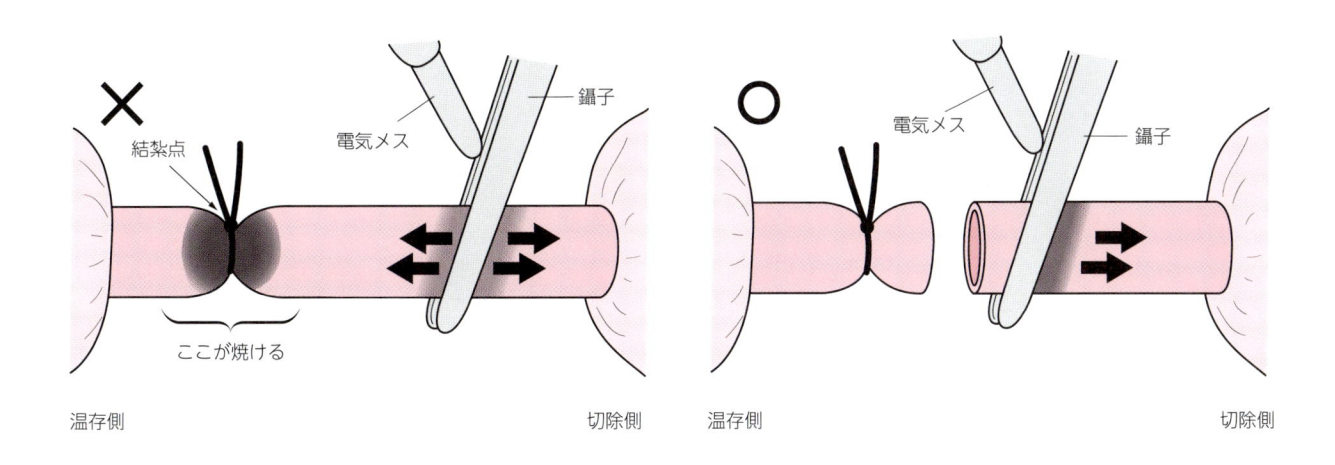

〈図2〉よくやるミス「結紮点が焦げる」
温存側で血管を結紮し，切除側は面倒だから電気メスで焼いてしまおうとする．電気は両側に流れて電流密度がもっとも高くなる結紮点が焦げてしまうことがある．こういうときは先に血管を切離してから焼けば，切除側のみ焼くことができる．

秘伝 17 止血

バジングこわい？

鉗子で出血部位をつまんで，電気メスを鉗子に当てて止血…。このように金属を媒介として電気メスで通電させることを「バジング」という。このバジングは，手術でよく見かける光景であるが，実は電気メスの取説には"推奨しない"手技と明記されていることを知っているだろうか？　この便利にみえるバジングの理屈をよーく考えてみよう。便利なものにも穴があることを注意したい。

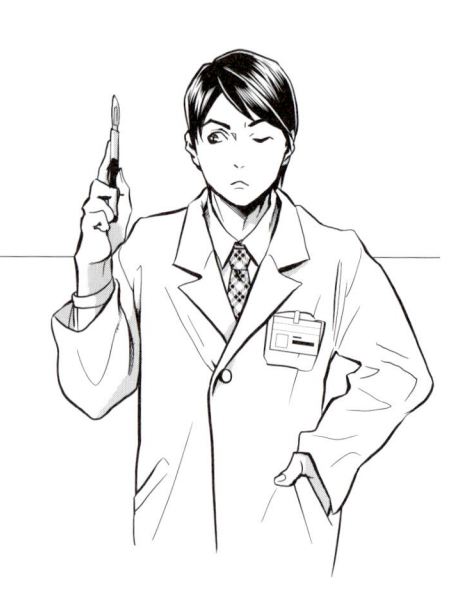

●月×日　医局で電気メスの勉強をしていたら，大変な事実が……

先生，大変です！　今，電気メスの取扱い説明書を何気なく読んでみてたんです。そしたら…，この一文を読んでみてください。

なになに。『外科医によっては，外科手術中に「止血鉗子をバジング」するが，これは推奨していない〔術者が手を熱傷する可能性があるため〕』というところだな（図1）。

そうなんです。今までは運が良かったから熱傷しなかったけど…。取説はちゃんと読んでおかなきゃ。

落ち着いて。推奨はしていないけど，絶対にしてはいけないとも書いてないだろう。たしかに手袋に穴が開いていたりすると，その穴を通して電流が流れてやけどすることがあるので注意しなければならない。さらに最近では，電気を通さないコーティングが施されている鑷子も登場しているんだ（図2）。

便利な世の中になりましたね。もうこれでやけどなんてせずにすみそうですね。鑷子でしっかりつまんで凝固でバチン！

ん？　今なんて言った？　凝固モードでバジングをするのか？

えっ!?　違うんですか？　だって，出血部位を凝固止血するんですよね。

うむ…　やはり短絡的な発想だな。電気メスの原理を考えると，バジングのときには凝固モードではなく，切開モードで焼くのが正しいんだよ。

それは，電圧の波形がポイントなんだ。切開モードは均等に出力される連続波なので，組織の凝固が均一に進んでいくんだ。しかも，電圧が低くなるので放電も少なく凝固層が広がり過ぎずに済むんだ。一方で凝固モードは断続波なので，放電する経路が一定せず不均一な凝固になってしまう。もちろん電圧は切開モードに比べて高いので凝固の広がりも大きくなるんだ。また，凝固した部分は抵抗値が上がってしまうので，さらに高い電圧が必要になり，結果として不均一で不安定な凝固になってしまうんだよ（図3）。

なるほど…　凝固したいときは凝固モードにすれば万能なのかと思ってました。ボク，ほんとまだまだ穴だらけでした。

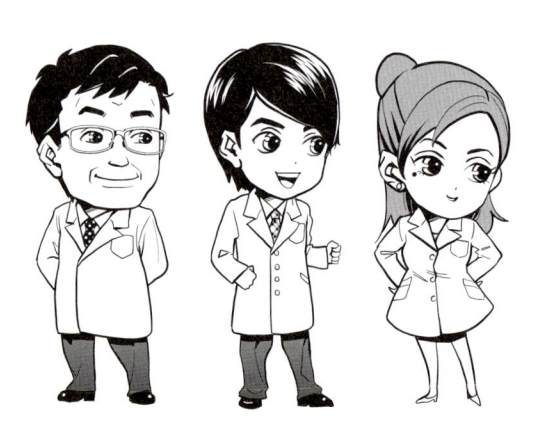

穴

電気メス

鑷子

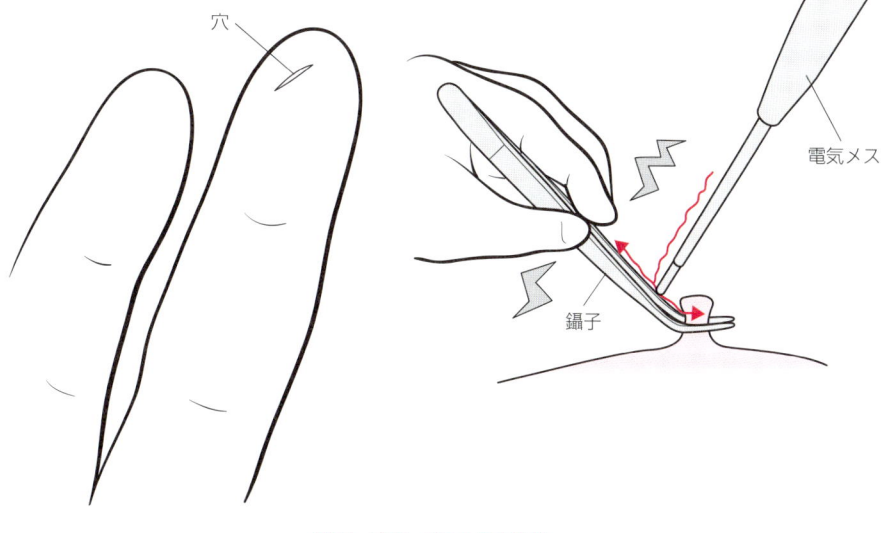

〈図1〉バジングによる危険性

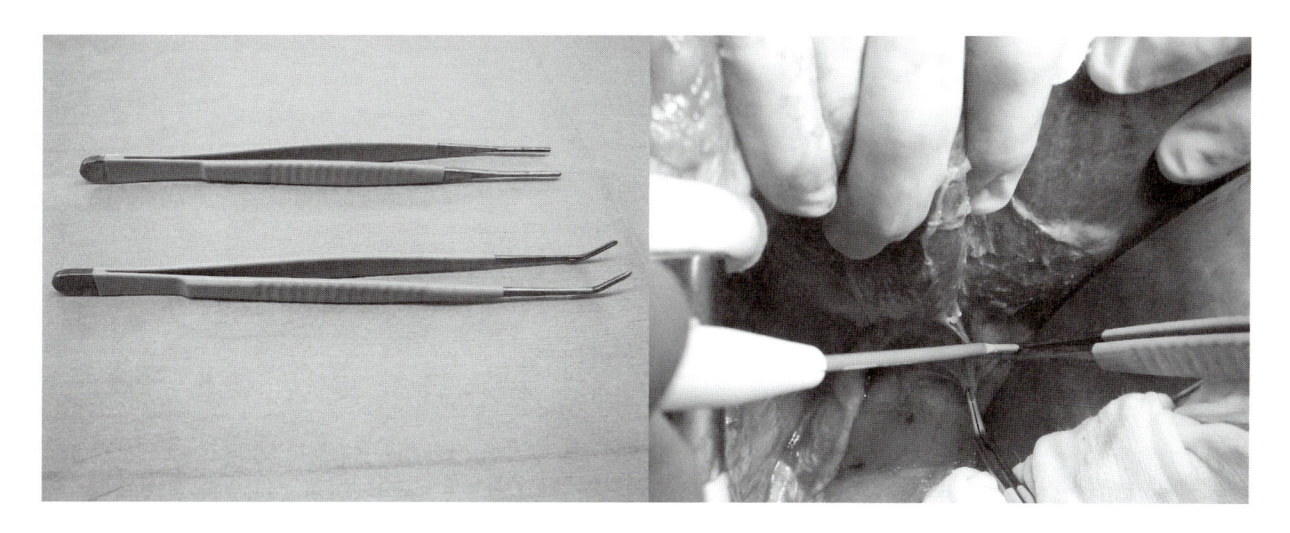

〈図2〉絶縁鑷子とPinch-burn-cut-method

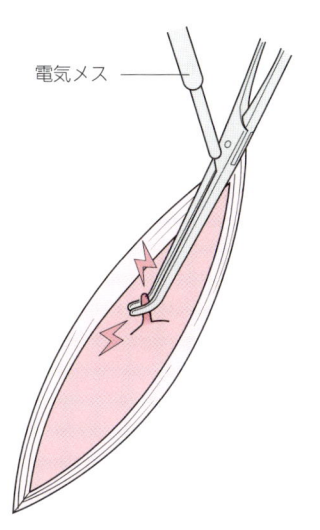

電気メス

鉗子や鑷子でつまんで焼くときは切開モードを使う。焼灼のエネルギーが凝固よりずっと大きい

〈図3〉基本は切開モードで焼く

秘伝17

切開・切離

止血

結紮

縫合

把持

剥離

術野展開

吻合

おまけ

047

秘伝 18 止血

炭化したら電気メスは使えないよ

電気メスの凝固設定で焼くと組織は炭化し，完全に炭化すれば，通電による効果はなくなる。より広い範囲を焼きたい場合は，温度上昇を蛋白の変性にとどめればよい。それには「ソフト凝固」設定にする方法と，生理食塩水の滴下で通電性と温度制御を調整する方法がある。これらは肝切除などでよく使われる方法だ。

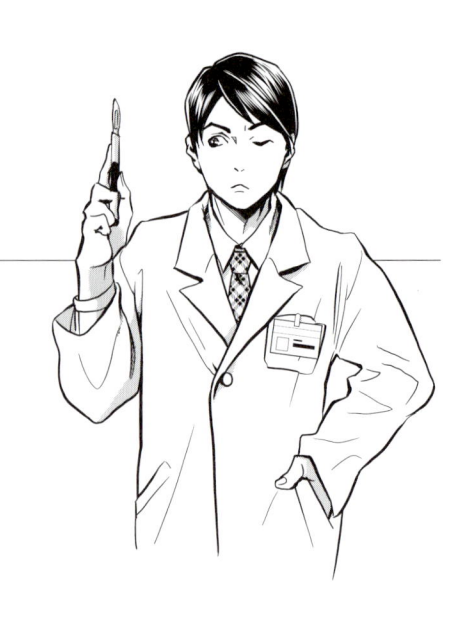

●月×日　電気メスのトラブルはさらにさらに続き……

先生大変です！　今度は出血が止まりません。止まったように見えても，組織の焦げが電気メスにこびりついて，一緒にはがれてしまうんです。……どうしましょう!?

落ち着け。まずは電気メスの先の掃除だ。通常，電流は組織が炭化すると流れなくなる。真っ黒になった組織をずっと焼いてても凝固できる範囲はそれ以上広がらないんだよ。これは電気メスの限界だな。

もう電気メスでは無理なんですね……。ただ結紮止血に切り替えるにしても，広い面からジワーっとわき出るような血なので，どこを結紮するのかわからなくて……。

炭化した組織の付着が問題なら，スパーク電流（放電）が有効だ。スパーク電流は非接触の電流だから，これならメスに組織は付着しない。

スプレーモードですね，ビビビビビ……，あっ，止まりました！　よかった！

うんうん。凝固モードでは，組織が炭化すると電流が流れず熱が発生しなくなる。炭化した部分のすぐ下の組織は熱変性を受けないから，出血は止まらないんだ。一方，スプレーモードは，電圧は高くても電流は低いので，表面だけを広く焼ける（図1）。今回のような圧の弱い毛細血管の出血には有効だけど，少し圧が高い場合だと止血力が不十分だろうね。

どのモードでも，炭化した組織はそれ以上焼けないなら，より強い止血力を得るにはどうしたらいいんですか？

1つは炭化しないように，電気メスの電圧を低めに設定することだ。これは「ソフト凝固」とよばれる方法で，電圧を弱くして止血力を高めるという……，逆転の発想だね。

それだと深くまで焼けるんですか？

いや，蛋白変性の範囲はさほど深くはない。ただ深い組織まで焼きたい場合，生理食塩水滴下型の電気メスがある。これは，電気メスの先端から生理食塩水が出てくる商品だ。生理食塩水を垂らすと通電性が上がり，少々炭化した部分でも電流が流れるようになるため，より深部まで焼けるといったものだ。水を使うので温度の上昇が抑えられて，低温で蛋白変性が起こって，より深く焼けるといった利点もある（図2，3）。

低い温度で長く焼く……，ああ，低温やけどと同じ仕組みですね。ホットカーペットで寝ちゃって大変，とかそういう。

間違えてはいないが妙な例えだな……。ちなみに既成品じゃなくて，ただ生理食塩水を垂らすだけでも同じ効果は得られるんだ。

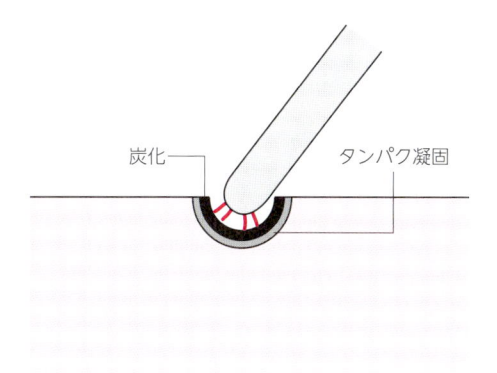

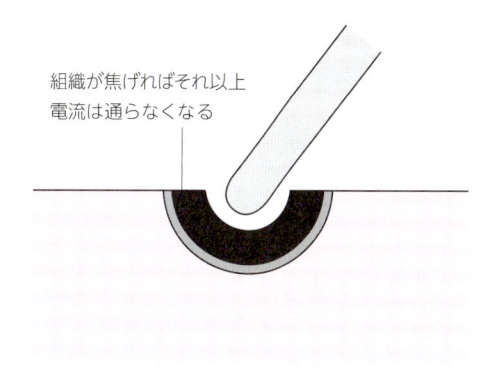

〈図1〉炭化すると通電しなくなる
炭化組織の抵抗値はきわめて高いため，電気メスからの電流が流れない。
つまりジュール熱は発生しない。

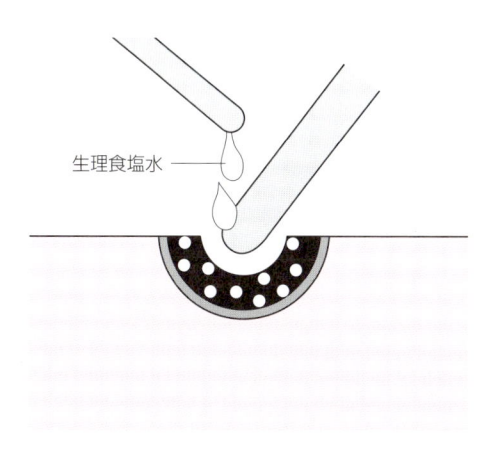

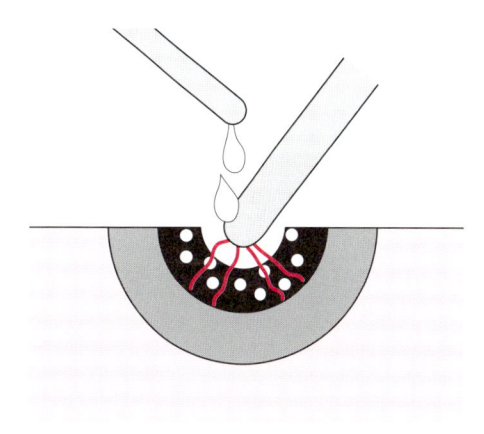

〈図2〉生理食塩水
生理食塩水は炭化部分の通電性を復活させると同時に温度上昇をしすぎて
炭化することを防ぐ。白焼き（タンパク凝固）の部分が増える。

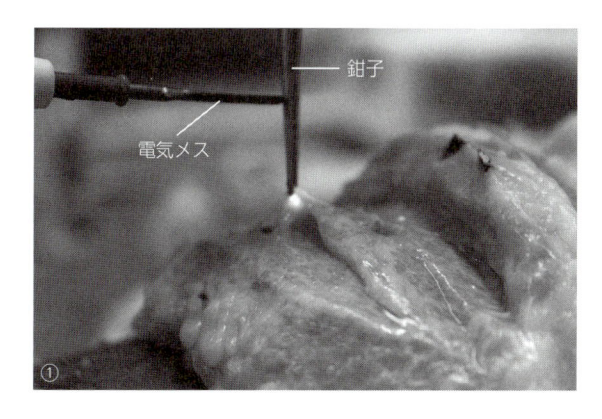

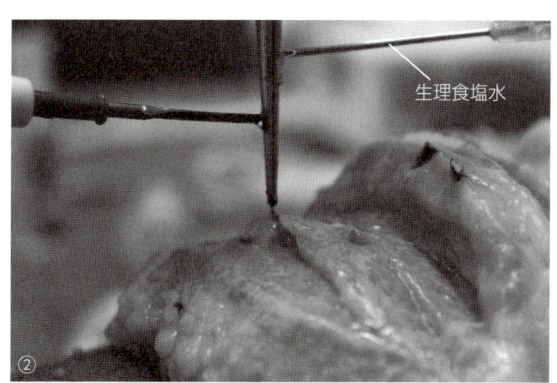

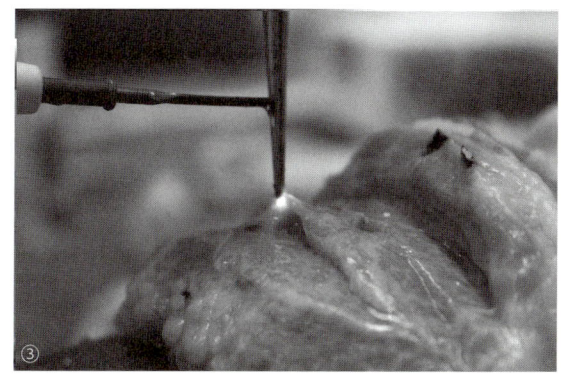

〈図3〉生理食塩水滴下型電気メスの原理
図のように鉗子で把持して焼くだけでは組織が炭化すると通電しなくなり深部まで凝固止血できない。しかし，生理食塩水を垂らすと通電性があがり，少々炭化した部分でも電流が流れるようになるので，より深部まで凝固できるようになる。

秘伝 19 止血
血管焼くにはピンポイント！

電流の問題を考えてみよう。平らな面に電気メスを押し当てた場合，電流は放射状に流れるので少し離れると弱くなり熱は発生しない（図1）。しかしつまんで持ち上げると高電流の範囲が少し広くなる。同じ理屈で血管などは，長軸に剥離してから焼くとさらに高電流の範囲が広がり，全体によく焼けるようになる。

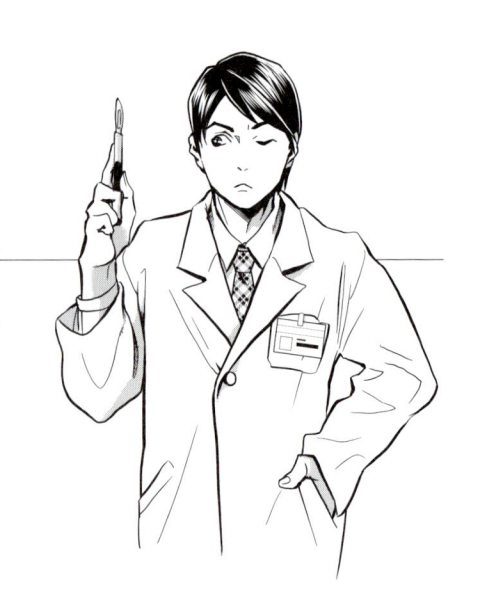

●月×日　今日の手術でも電気メス勉強はさらに続き……

細い静脈が見えてきたな。こういう場合，どうするかわかるか？

やったばかりですからね。任せてください！　鑷子でつまみましたので，こちらを電気メスで焼いてください。

こうか？

はい！　……って，あれ？　焼けない。おかしいな。……そうだ！　組織をつまみすぎたのかもしれない。よし。脂肪を外してなるべく血管だけにしてつまみ直してみます！

うん。すばらしい発想だ。

近所の子供と理科を勉強してきましたから！「次のうち一番明るい電球はどれでしょう」ってドリルに載ってました。組織を多くつまむのと電球がたくさんあるのは同じようなもので，明るくならない……，じゃなくて焼けないってことですよね。

ドリルってのは残念だが，その通りだ！　だがまだ焼けていないな。もう一押し！

え。でもこれ以上脂肪を外すのは難しそうですよ。どうしましょう……。

仕方ないな。よし，つまんだ組織をすこしだけ持ち上げてみろ。

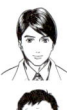

こうですか？

そうそう。では，焼くぞ。

あっ，今度は焼けました！

持ち上げたことで電流密度が高い，つまり抵抗が大きい領域ができたわけだ（図1，2）。電気メスは，通常，点を焼く道具として使う。逆にいえば面を焼くことはできないんだ。しかし，線を焼くことはできる。ではここでひとつ問題だ。線を焼くときに，電気メスの近くと遠くで差はあると思うか？

もうだまされませんよ。電線と考えるならば近くても遠くても一緒です。

その通り。現実には線ではなく円錐型になる場合が多い。この場合，先端付近がよく焼ける。フック型の電気メスは，持ち上げて焼くときと押しつけて焼くときでは焼け具合が全然違うだろう。持ち上げるとよく焼けるのは同じ理屈なんだ。そして血管を直接電気メスで焼くときは，少しだけ長軸に剥離して（図3），焼ける領域が長くなるようにすることで止血効果を高めているんだ。こんなことにも応用しているよ。

使う知識は小学生レベルでも，応用力でできることは広がるわけですね。

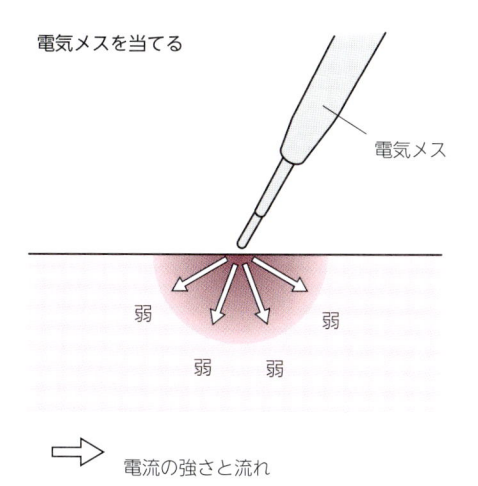

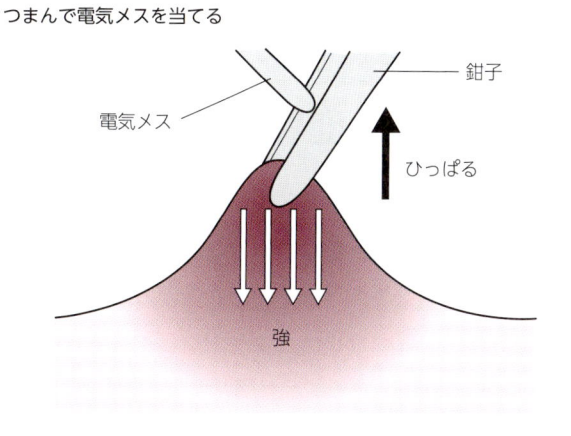

〈図1〉電気メスと電流
つまみ上げると電流密度の高い部分が大きくなり，広い範囲で焼ける。左図のような形では，電流密度は距離の3乗で急速に広がる。

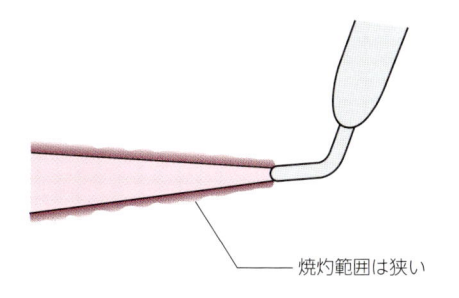

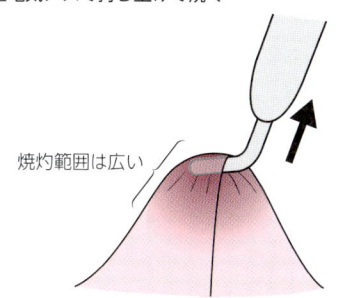

〈図2〉フック型電気メスと電流密度
左図は電流が分散するので電気メスが接触している部位しか焼けない。右図は組織を持ち上げている。これだと電流が分散しにくいので，持ち上げた全体が広く焼ける。

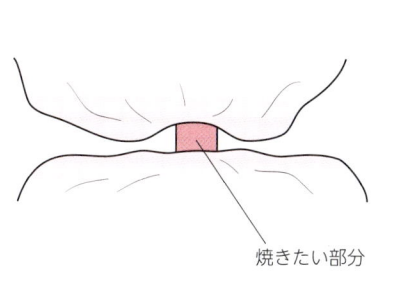

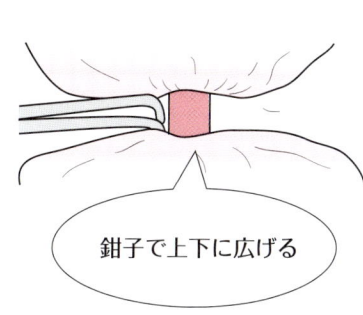

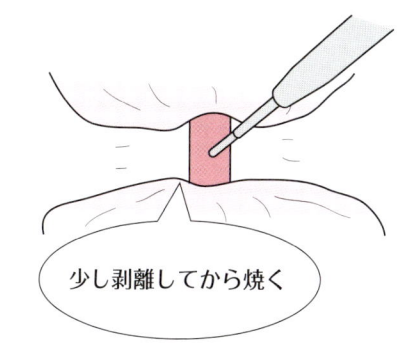

〈図3〉血管剥離をして「線で焼く」
左図では血管を電気メスで焼いても点になるが，右図の状態になれば電流が流れて，線で焼くことができるのでより止血効果を高めることができる。

秘伝 20 止血
大事な血管，あわてて焼くな

外科医は血が出ると機嫌が悪くなるので，早めに止血したいところ。しかし電気メスで焼けば，その血管と近接した神経はダメになることを覚悟しなければいけない。出血したからといって安易に焼くのではなく，圧迫止血で状況を確認することが大切だ。「タコシール®」や「サージセル*」など止血素材を使うときもある。

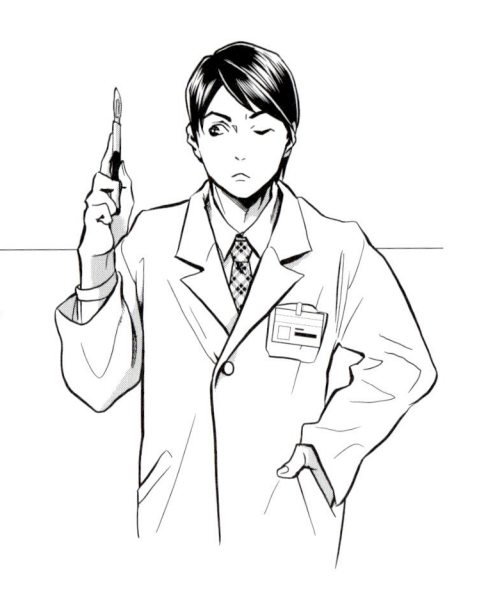

●月×日　胃全摘Roux-Y再建で出血が止まらない……

- この前先輩は辺縁動静脈を処理せず空腸を持ち上げていましたが，いいんですか？

- 切るときと，切らないとき，両方の場合があるわね。切らないと挙上性，とくにY脚のところが窮屈になるから私は切るけど。

- では，今日は切ってみます。直動静脈を2，3本処理して，辺縁動脈を切って，持ち上げて，と。……あれ，届かない。

- かなり太っているようだからね。腸間膜を切開してみたら？

- はい！　だいぶ上がるようになってきました。もう少し……，おっと出血！

- どうした？

- 大丈夫です。静脈です。大したことありません。電気メスください。

- 待ってそれ辺縁静脈！　焼いちゃダメ！　焼いたら腸が腐っちゃうわ（図1）。

- えええ！　すみません！！　ええと……，どうしましょう……。

- 腸間膜を切りすぎたのね……。静脈でしかもうっ血気味だから期待薄だけど，とりあえず圧迫して，5分ほど待ちましょう。

- はい……，5分，経ちました。ガーゼを離します。……ダメだ，止まってない。もう形成外科に頼んで，顕微鏡で穴を縫って貰いますか？　僕には，とても縫えません。

- まあ落ち着きなさいって。今回は「タコシール®」（図2）で処置するわよ。

- そうか！　タコシールがありましたね！

- まずは2cm角に切って，タコシールを貼って，1分押さえて……。どうかな？

- 血が止まっています！　腸の色も……，大丈夫です！　ああー，よかった。

- よかったわ。電気メスを使えばその血管はつぶれてしまうんだから，なんでもかんでも止血できればいいってもんじゃないの。潰しても大丈夫かを判断して，ダメなら焼く以外の止血法を考えなきゃ。それに血管そのものは焼いてよくても，周りに大事な神経がある場合もあるしね。血は待てば止まるけど，神経は焼いてしまったら一生アウトよ。

- すみません。あわててしまって……。

- まったくもう。今日の教訓ができたわね。「血が出たら落ち着いて，まず圧迫してから考える」。覚えておくよーにね。

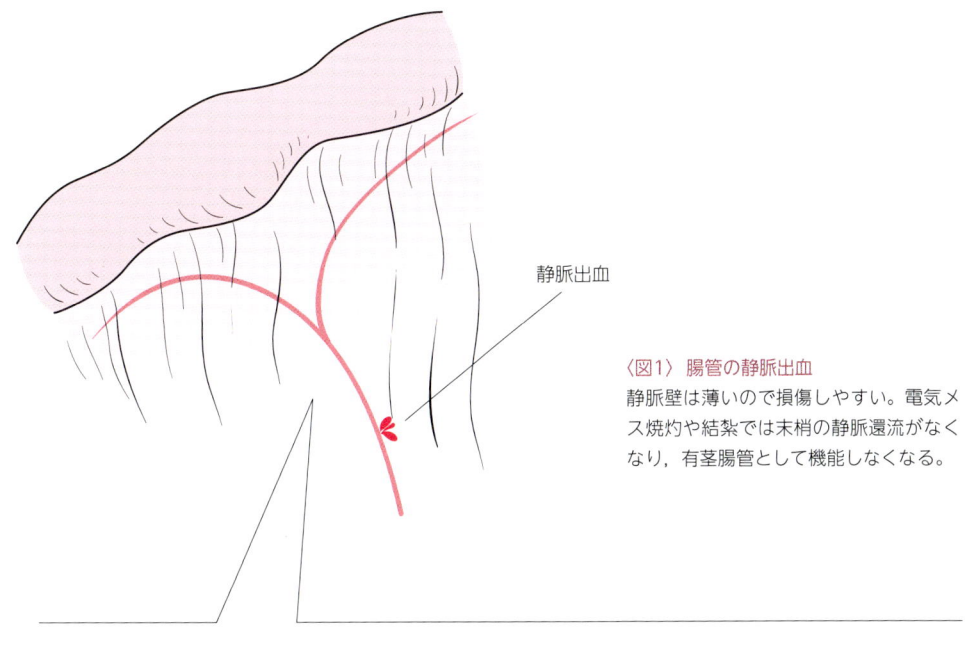

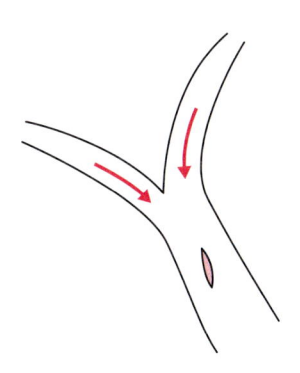

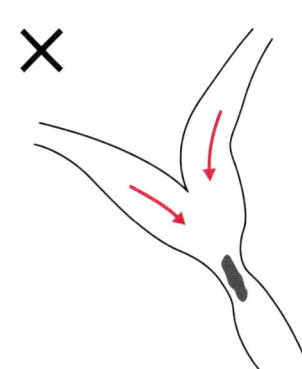

〈図1〉 腸管の静脈出血
静脈壁は薄いので損傷しやすい。電気メス焼灼や結紮では末梢の静脈還流がなくなり，有茎腸管として機能しなくなる。

静脈出血

電気メスで焼くと狭くなる。狭くなる末梢はうっ血で拡張し，中枢はやや細くなる。

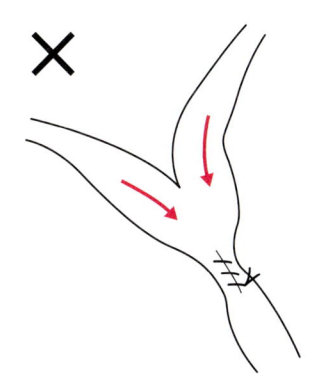

縫合しても同様。狭くなる。狭くなる末梢はうっ血で拡張し，中枢はやや細くなる。

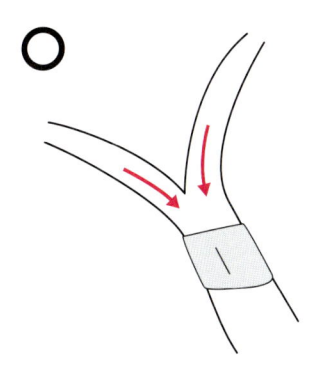

ガーゼ圧迫やタコシールで止血すれば血流を保つことができる。

〈図2〉 ガーゼ圧迫やタコシールで止血
このような方法なら止血と血流維持の両方が可能である。止血できても血流が保てないとこの血管の灌流域（小腸）を切除しないといけなくなる。ガーゼ圧迫かタコシールで止血すれば血流を保つことができる。

秘伝20

切開・切離

止血

結紮

縫合

把持

剥離

術野展開

吻合

おまけ

053

秘伝 21 止血
圧迫で止まるもの，止まらないもの

太い動脈からの細い枝を引っこ抜いてしまった！ 線状に勢いよく出血しており，血管壁を縫合止血する自信がない……。そんなときは，いったん落ち着いて出血部位を5分押さえてみよう。動脈は，血栓形成によって意外に止まりやすい。一方，静脈は壁が薄いために意外に止まりにくいので，対応には注意が必要だ。

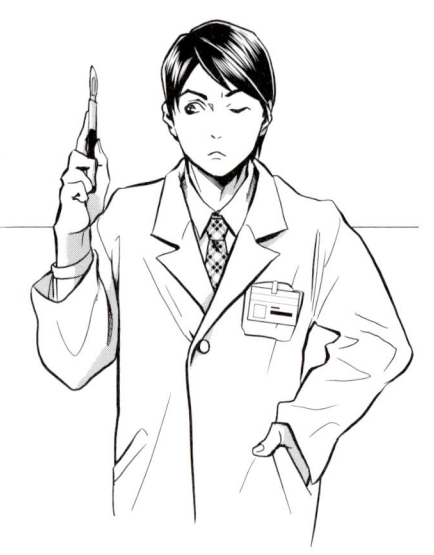

●月×日　食道癌手術中に動・静脈の違いの真髄が……

動脈：筋層が厚い部分での出血の場合（図1）

- 先生，食道固有動脈を引き抜いてしまいました！ 凄い勢いの出血で，とりあえず押さえましたが……，どどどうしましょう!?

- おちつけー。まずはそのまま5分間押さえてろ。それでも出血が止まらなければ縫合止血……，そういえば，昔，大動脈壁を直接縫ったら裂けて大騒ぎになって体外循環まで登場したことがあったな。

- そんなことになったら，あわわわ……

- ま，ここは君にやってもらおう。準備してもらうから，きみはお祈りでもしてなさい。……お，話している間に5分たったな。外してごらん。

- どうかな，……止まってる！ よかった～。でも心配だし，念のため縫いますか？

- いや，ここは下手にさわらないほうがいい。放っておこう。

動脈：筋層が薄い部分での出血の場合（図2）

- 昨日は動脈を引き抜いてあわてちゃいましたが，今日は冷静にできた気がするな～。洗浄しても血は出ていないし。あとは大体大きな出血がなければ終了ですね～。しっかし，今日の胃癌手術は時間がかかったな～。

- 最後まで気を抜くんじゃないよ。……あっ，そこをみろ！

- 横隔膜動脈の断端ですね。……くくっていませんが，細いですし，血は止まっています。そのままでも大丈夫でしょう。

- ダメだ結紮しろ！ これは危ないんだ。

- えー。昨日は大動脈でも大丈夫って言ったのに，まったく気分屋なんだから。

- 気分じゃないよ。今は血栓で止まっているだけのあやうい状態だ。すぐやんなさい。

静脈の場合（図3）

- あっ！ 頸静脈の枝を引っこ抜いちゃった。細いから気づかなかった……。出血点を押さえます。大動脈で5分押さえたし，……3分くらいでいいかな。……では外します，うわ，だめだ。まったく止まってない！

- 静脈だからね。圧迫でも止まらないよ。

- うーん，ではタコシール®を使いますか？

- もったいない。結構高いんだぞ。手で縫え，手で！ それが一番だ！

〈図1〉動脈出血：筋層が厚い部分での出血の場合
大動脈のような筋層が厚い血管からの出血では，筋層収縮による損傷孔の縮小効果もあり血栓が固着しやすい。つまり，圧迫にて止血しやすい。

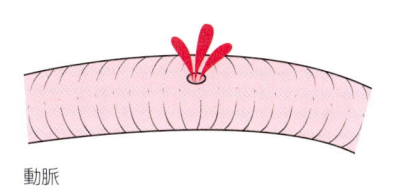

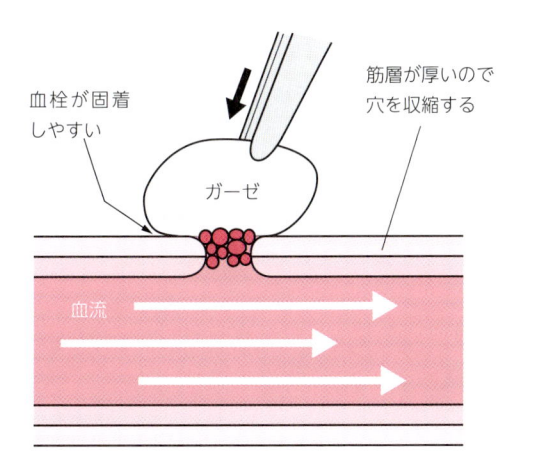

動脈

血栓が固着しやすい
ガーゼ
筋層が厚いので穴を収縮する
血流

〈図2〉動脈出血：筋層が薄い部分での出血の場合
図のような，枝からの動脈性出血では，血流の圧がかかり血栓が剥がれやすく，筋層も薄いため，圧迫で止血は得られにくい。術後再出血の多くはこのパターンである。

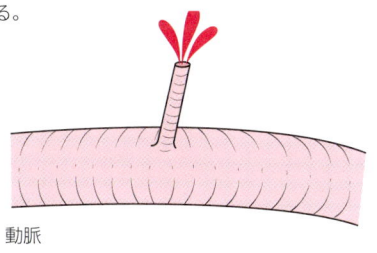

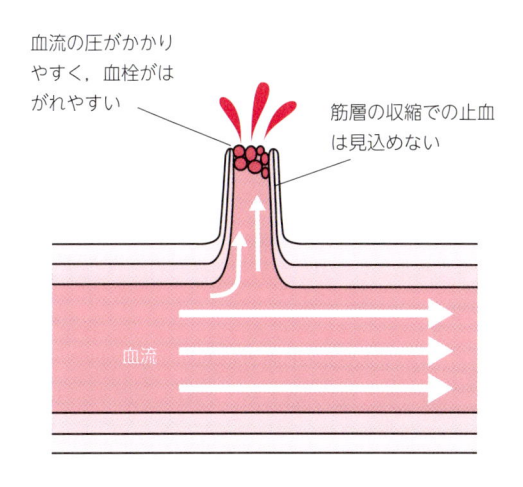

動脈

血流の圧がかかりやすく，血栓がはがれやすい
筋層の収縮での止血は見込めない
血流

圧迫で血管を虚脱させたときの穴が小さいので血栓で止血できそうであるが，血管壁がやわらかく穴が圧で広がりやすい。

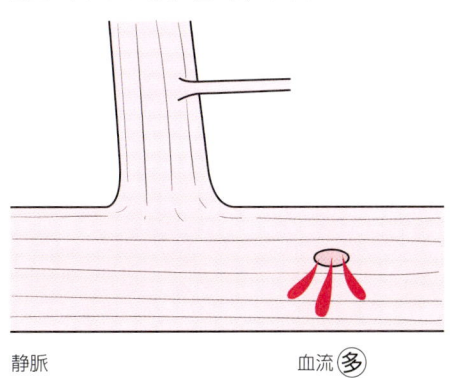

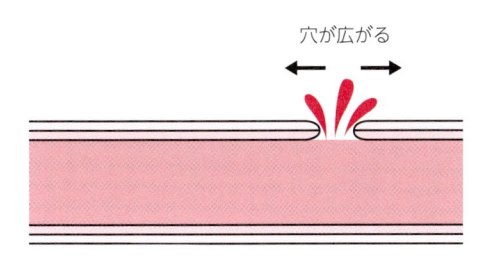

静脈　血流(多)

穴が広がる

圧迫で出血が止まりやすい

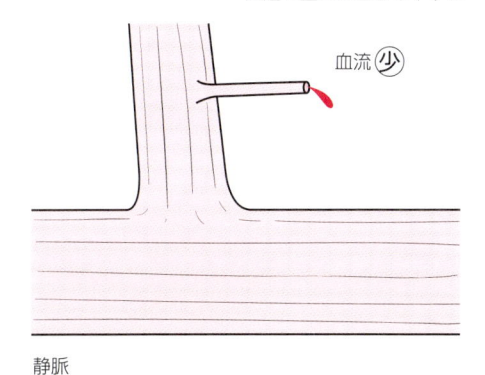

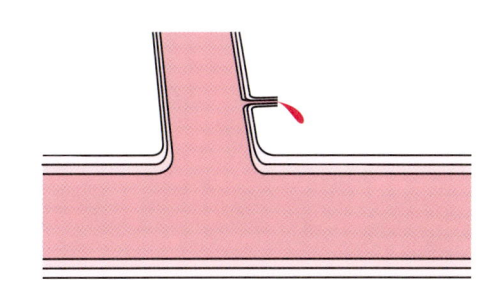

血流(少)

静脈

〈図3〉静脈出血
左：太い静脈の場合，静脈壁は薄いので動脈と異なり血栓ができて止血を得るというのは期待しがたい。またいったん止血したように見えても，血流圧で穴が広げられて簡単に再出血する。縫合するほうが無難である。
右：静脈の末梢枝は血流が少ないことから自然止血をみることがある。

秘伝 22 止血
出血は2カ所，惑わされるな

出血点であろう部位を鉗子でつかんでも止血できない！「ここじゃなかった！」と気持ちばかりが焦ってしまう……。そんなときは「バックフロー」を疑おう。バックフローは，血管の中枢側，末梢側，両方の断端から出血すること。間違いではなく，もう1カ所からも出血している可能性に気づく必要がある。

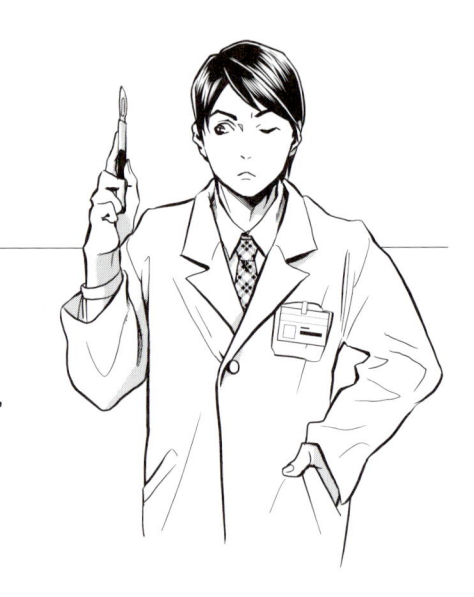

●月×日　ベンツ切開で腹直筋を切離していたら……

— すみません，出血させてしまいました……。結構出血しているので，とりあえずガーゼで圧迫します。

— どこから出血しているか，わかるか？

— 色や勢いから細い動脈だと思いますが……，細かい場所まではわかりません。出血の具合からみて電気メスで止まる程度でしょうから，ガーゼを外したら出血点を探して，鉗子でつまんでみます。

— 了解。では私が吸引しよう。

— お願いします！　ではガーゼを外しますね。……あっ，見つけました。ケリー鉗子でつかみます。……あれっ？　出血点はつかんだはずなのに，別の場所から血が出てる。じゃあ，出血点はここじゃなかったのかな……。もう一度吸引をお願いします。

— OK，さささ，と。吸引したよ。

— ありがとうございます。……あっ，今度こそ出血点が見えました！　では，さっきのケリー鉗子を外してこっちをつかんで……えいっ，これでどうだ！
……おかしい，やっぱり止まってない。どうしよう，出血点がわからない……。とりあえず，もう一度ガーゼで圧迫します。

— どうだ。圧迫で出血は止まりそうか？

— わかりません……。でもやはり電気メスで確実に止血できていないと……心配です。

— 出血点が，見えたんだよな？

— はい，見えたような気がして，そこを鉗子でつかんだのですが止まらなかったんです。でも吸引してもらうと別のところから血が出ている気がして，そちらを鉗子でつかみ直しても出血が止まらないんです……。

— どっちかが間違っているってことか？

— そ，それが……わからないんです。どっちもその時は正しいと思ったんですが……。

— じゃあ，どっちも正しいんだよ。どういう意味かわかるか？

— え，どういう意味って……あっ！　そうか，バックフロー（図1，2）！　もう一度やってみます！　まず1カ所目をつかんで……，続いてこのあたり，もう1カ所をつかんで。……止まった。先生，出血が止まりました！

— よかったな。出血は1カ所とは限らない。1カ所を押さえて止まらなくても別の部位から出血していることもあるからな。慌てるなっていうことだ。

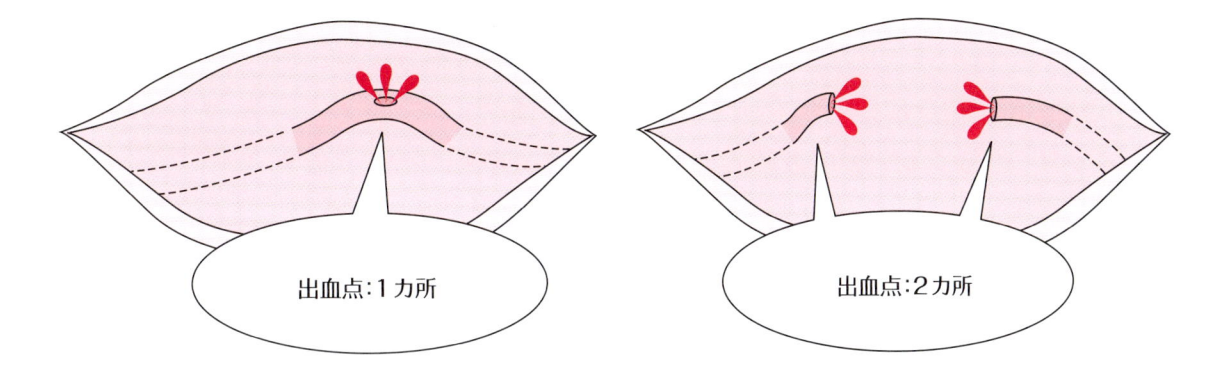

〈図1〉出血点が1カ所か2カ所かみきわめる
左図と異なり，右図では出血点は2カ所（中枢側と末梢側）で，バックフローである。

腹壁動静脈

腹壁動静脈

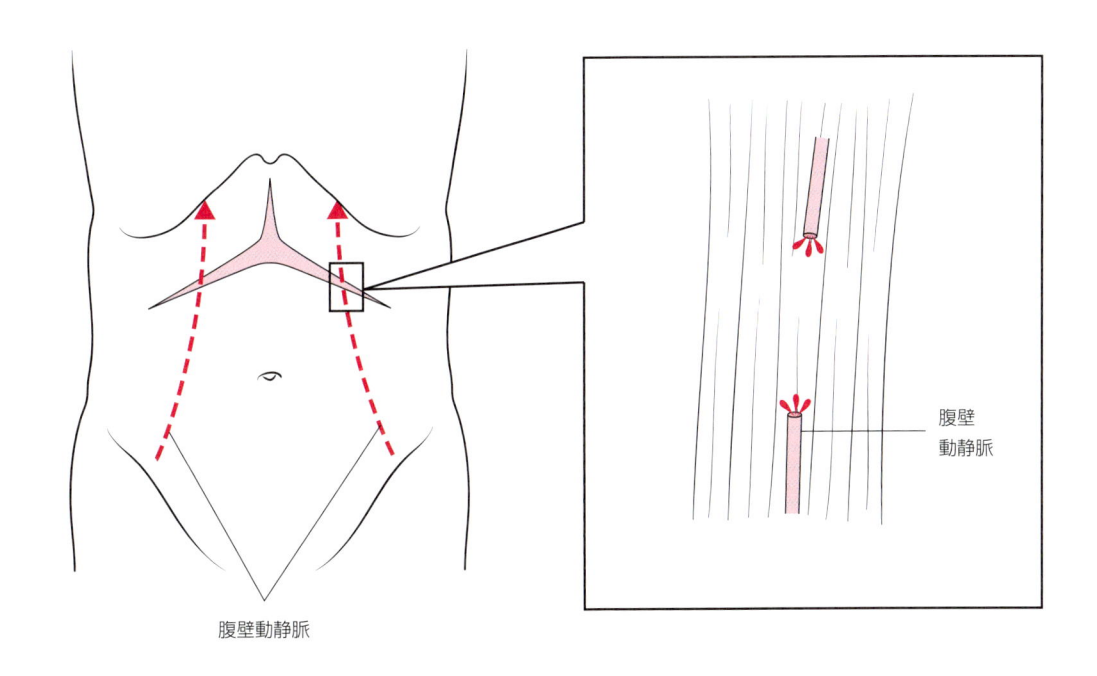

〈図2〉バックフロー出血の具体例
ベンツ切開では，尾側から頭側に向かう腹壁動静脈を横切ることになる．この血管を損傷すると，必ずバックフローの出血なので出血点は2カ所である。

秘伝 23 止血
さばくのは魚じゃなくて，ガーゼのほう

ガーゼをただ置いただけでは，クリーンアップだって圧迫止血だってできやしない。狭い部分や凹凸のある面に対して，ピッタリとガーゼを密着させるには，ガーゼが重なり合った状態のままではなく，ガーゼをさばいて，先端から順番に押し込んでいかなければならない。ガーゼを組織の面に密着させることが必要なのである。

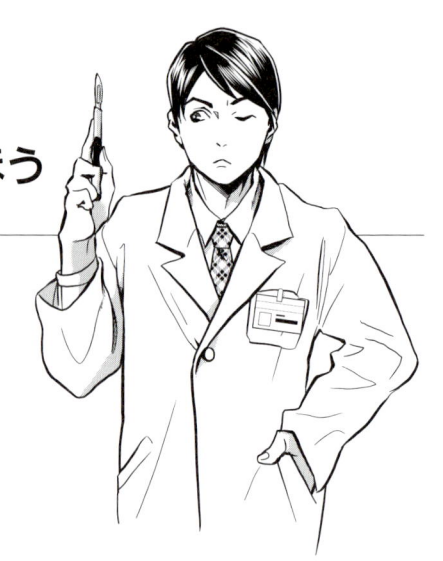

●月×日　手術中に奥のほうからの出血！　どうする！？

奥の方から出血しているな。出血量はたいしたことないが確認はしにくそうだ。反回神経が近くて電気メスが使いにくいから，ガーゼで圧迫止血しておいて，次の手順に移ろう。

はい，わかりました！　ガーゼを当てておきます！　ここにガーゼをっと。

まて！　ちゃんとガーゼで圧迫できてないぞ。そんなんじゃ血は止まらん！

えー，そうですか？　血は見えなくなりましたけど。

ダメだダメだ！　ガーゼはきちんとさばいて使え。団子状のまま入れてはダメだよ（図1）。

ガーゼをさばく……ですか？　さばく……？　わかりました，ガーゼをさばきます！　看護師さーん，ガーゼを切る用にクーパーくださーい。

違う違う！　「さばく」ったって魚をさばくんじゃないんだから……。「ガーゼをさばく」っていうのは，折りたたんであるガーゼを広げて，一枚のシート状態にすることだよ（図2）。それで広げたガーゼの頂点を鑷子で把持して，広げた状態のまま，頂点部分を奥から順に詰め込んでゆくように入れていくんだ。

なんだ「さばく」っていうからてっきり。ガーゼを広げればいいんですね。ええと，ガーゼを広げて，端をつかんで奥から順番に……っと。

そうそう，その調子だ。ガーゼをさばくのにはちゃんと意味があるんだ。出血点の上に凝血塊，つまり団子状のガーゼが乗っかっている状態だと止血ができずに，血小板も凝固系も活性化されないんだ。だから，折り重なった団子状のままでガーゼを入れても，出血点が隠れるだけで，圧迫にはならない。ガーゼを出血点にしっかり密着させることが大事なんだよ。

わかりました！　何となく。

何となく，か……。ガーゼをさばいて入れるのは，圧迫だけじゃなくて，外すときまで想定してのことなんだぞ。ガーゼを外すときは，出血面をこすらないようにしつつ，圧だけを徐々に解除することが重要だ。ガーゼが1枚の状態なら，ゆっくり外せば出血点をこすらずに取れるだろ（図3）？

そこまで考えてあるんですか。ううむ，なかなか深いですね。

「ミクリッツ・タンポン」といって外科の教科書には必ず書いてある基本だから覚えておいてくれな……。

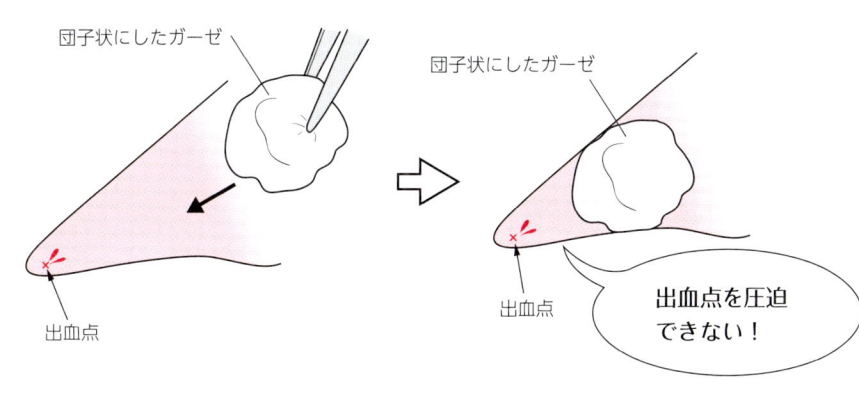

〈図1〉ガーゼでの間違えた圧迫法
組織には凹凸があるため，ガーゼをただ団子状に押し込んだとしても出血部に正しく当たっていなければ，止血はできない。また，別の部分に不要な圧迫が加わってしまう可能性がある。

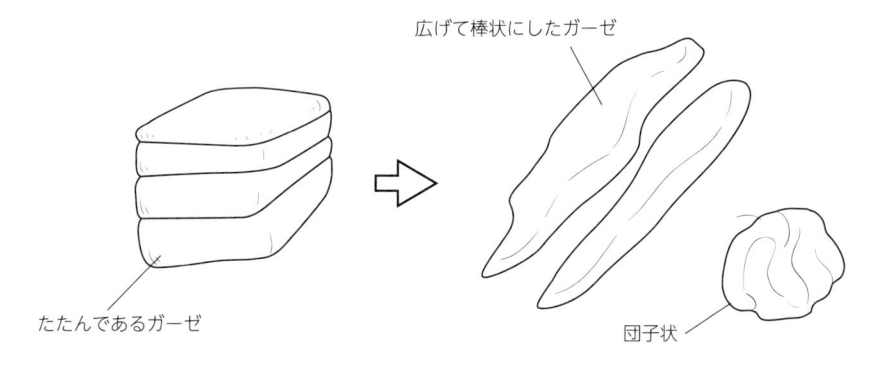

出血点を圧迫できない！

〈図2〉ガーゼをさばくとは？
折りたたんであるガーゼを広げて，図のように棒状にすることである。団子状にする場合もある。

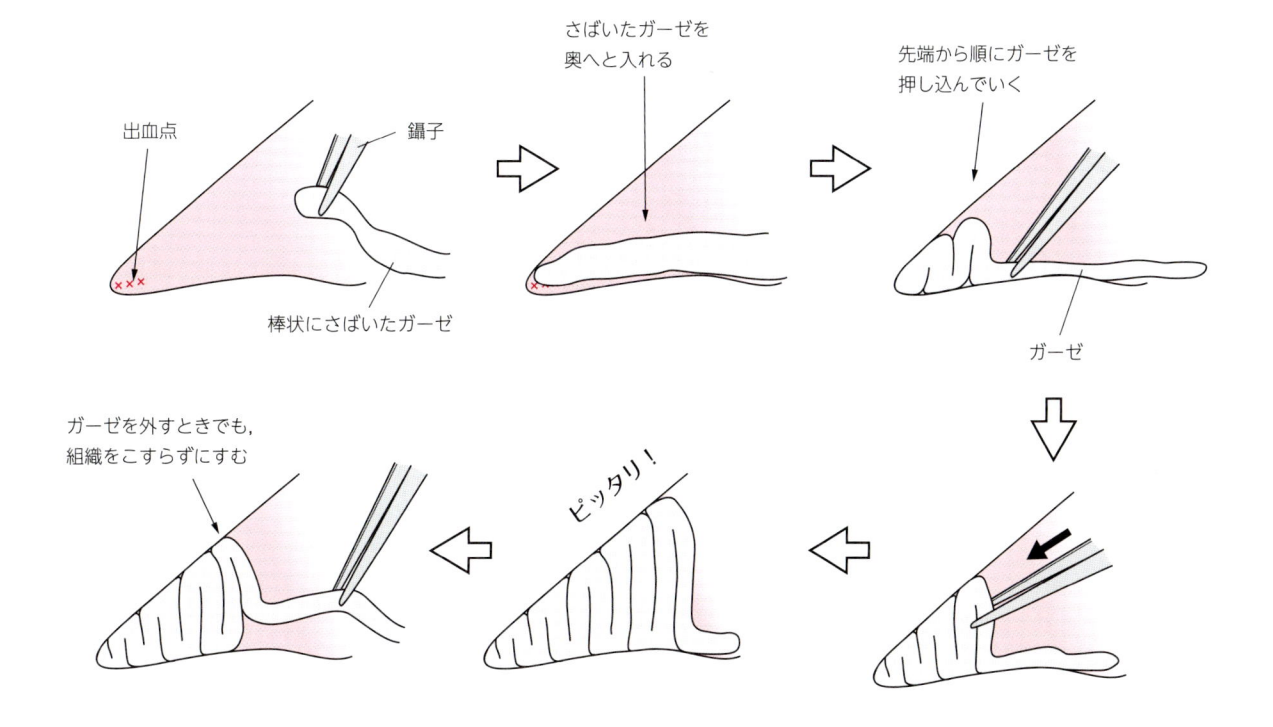

〈図3〉ガーゼの正しい圧迫法
さばいたガーゼの端をもち，先端から順に押し込んでいき，面に密着させる。順番に押し込んでいけば，ガーゼを外すときにも，組織をこすらずにすんで，不要な摩擦を起こさずにすむ。

秘伝23

切開・切離

止血

結紮

縫合

把持

剥離

術野展開

吻合

おまけ

秘伝 24　止　血
鉗子は組織に尻をむけろ

鉗子はなぜ彎曲しているのか。たとえば剥離操作では，鉗子の先端を組織に入れるため彎曲の内側を組織に向ける。逆に組織から出ている血管を鉗子でつかむときは，彎曲の外側（お尻）を組織に向ける。つまり，鉗子の彎曲した外側を組織側に向けることで，先端で他臓器を傷つける心配を減らすことができるのだ。

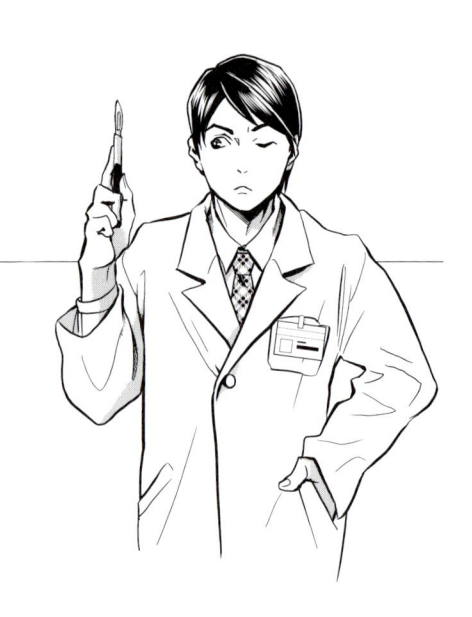

●月×日　血管を鉗子でつかんだら今日も今日とてカミナリが

この血管から出血していますね。結紮したほうがよさそうですね。

うん，そうだね。じゃあ鉗子ではさんでくれるか？　私が結紮するよ。

はい！　では鑷子で出血血管を……，つかみました。今度は，曲がり鉗子で血管をはさみますね。

ちょっと待った！　鉗子の彎曲したほうの先端を臓器に向けたら，他の臓器を傷つけて危ないだろ！（図1）

え，そうですか？　では，もう少し角度をつけてはさみます？

いや，そうじゃなくて……。曲がり鉗子は，組織側に曲がっているほうの背面，つまりお尻側をむけるんだよ（図1）。そうすると鉗子先をみながらはさめて奥の組織を損傷させずにすむ。こうすれば，結紮糸だってかけやすくなるんだ。ほら，やってごらん。

はい。向きを変えて……と。たしかに，鉗子ではさんだ時に先端がよく見えますね。

じゃ次は，結紮糸をまわしてみてくれ。糸もまわしやすいだろ？（図2）

納得です。こちらの挟みかたのほうが，結紮糸が断然まわしやすいです。

そうなんだ。うるさいことを言うようだが，鉗子の向きを変えるだけで，組織の切離断端を数ミリ短くできる。不要な組織断端は術後の組織の炎症の原因にもなり得るし，癌の手術の場合切離断端の精度を下げるかもしれないんだ。

数ミリって……。そんな細かい数値にまでこだわりますか。

細かいとはなんだ。そんなことは当たり前田のクラッカーだぞ。

え，クラッカー？　前田さん？　どなたのことですか？

……とにかく！　その数ミリにこだわるからこそ，鉗子の向きが大切になるってことだ！　たとえば，機械出しの看護師さんは先端が手の平の方を向くように渡してくれる。これは，そのほうが剥離操作をしやすいからだ。しかし，組織の断端で血管を確保するときには，鉗子のお尻を向けるために回転させなければならない。そんなとき，意識せずに素早く鉗子を反転させるようになることが大切だ。これもスムーズな流れをつくるのに必要な訓練だよ。

はぁー。奥が深いですね。

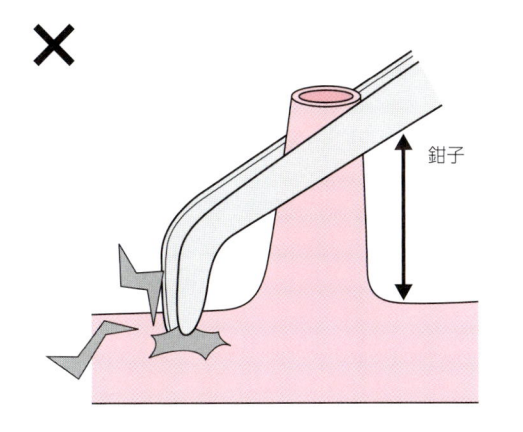

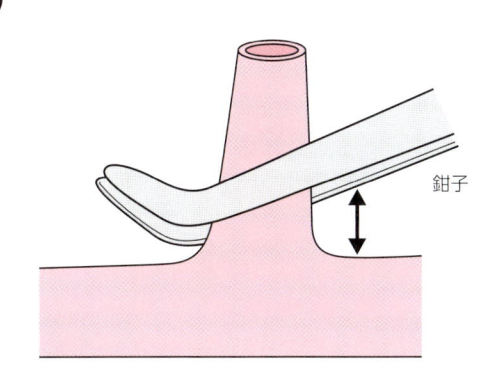

〈図1〉鉗子の先は組織に向けない
組織から出た血管を把持する場合，曲がり鉗子の先端を組織のほうへと向けて把持してしまうと，鉗子の先端が組織に当たって傷つけてしまう可能性がある。曲がり鉗子の先端は組織のほうを向かないよう，上向きに把持することが基本だ。また断端の遺残する部分が短くなりより正確なsurgical marginをとることができる（図中矢印参照）。

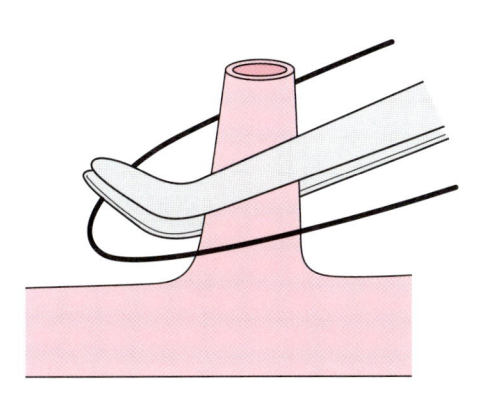

〈図2〉鉗子を上向きにすると糸がかけやすい
先端を上へ向ければ結紮糸が引っかかりにくくかけやすい。

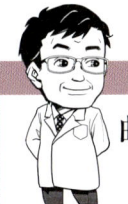

A professor's advice
曲がり鉗子の向き

血管を挟んで結紮止血する場合においても，曲がり鉗子の挿入向きは重要だ。また，鉗子で挟んで切離先行でいく場合，基本は組織のほうに曲がり側をもってくるのが原則だ。ただ，場所が狭くてどうしても鉗子が重なってしまう場合，残し側のみ原則通りにして，先端の向きを揃えるように鉗子で挟むこともある。

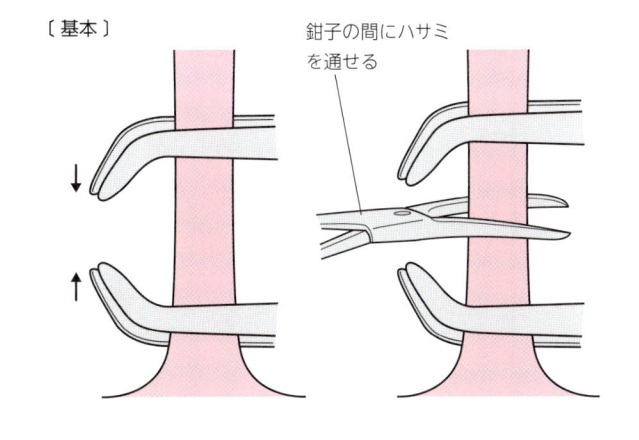

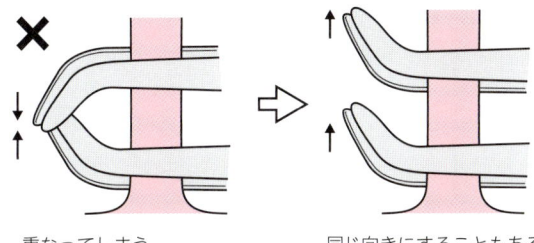

〔基本〕　鉗子の間にハサミを通せる

〔狭い場合〕
重なってしまう　→　同じ向きにすることもある

秘伝24
切開・切離
止血
結紮
縫合
把持
剥離
術野展開
吻合
おまけ

061

大村くんマンガ③
パワーの源は…食事！

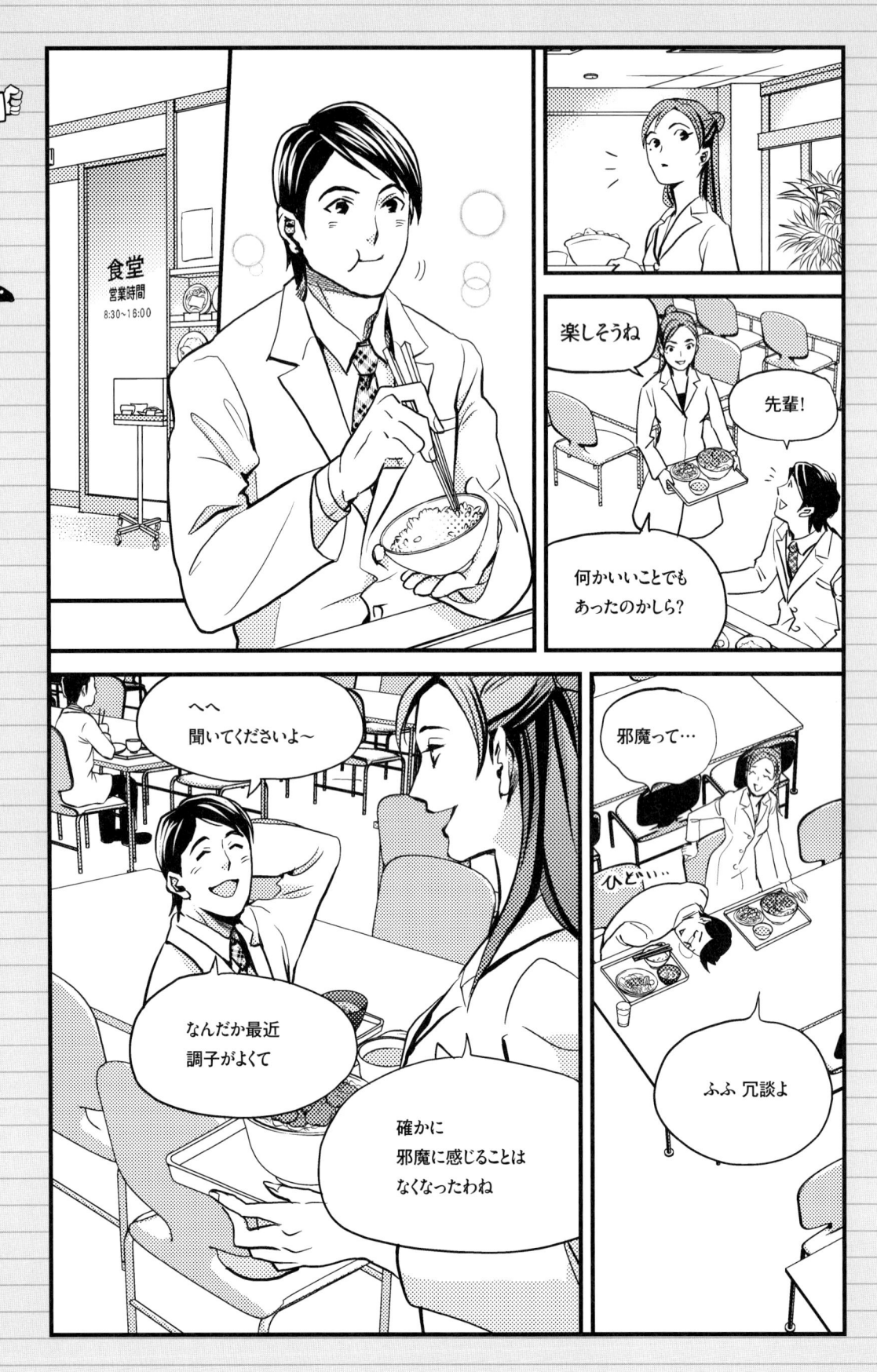

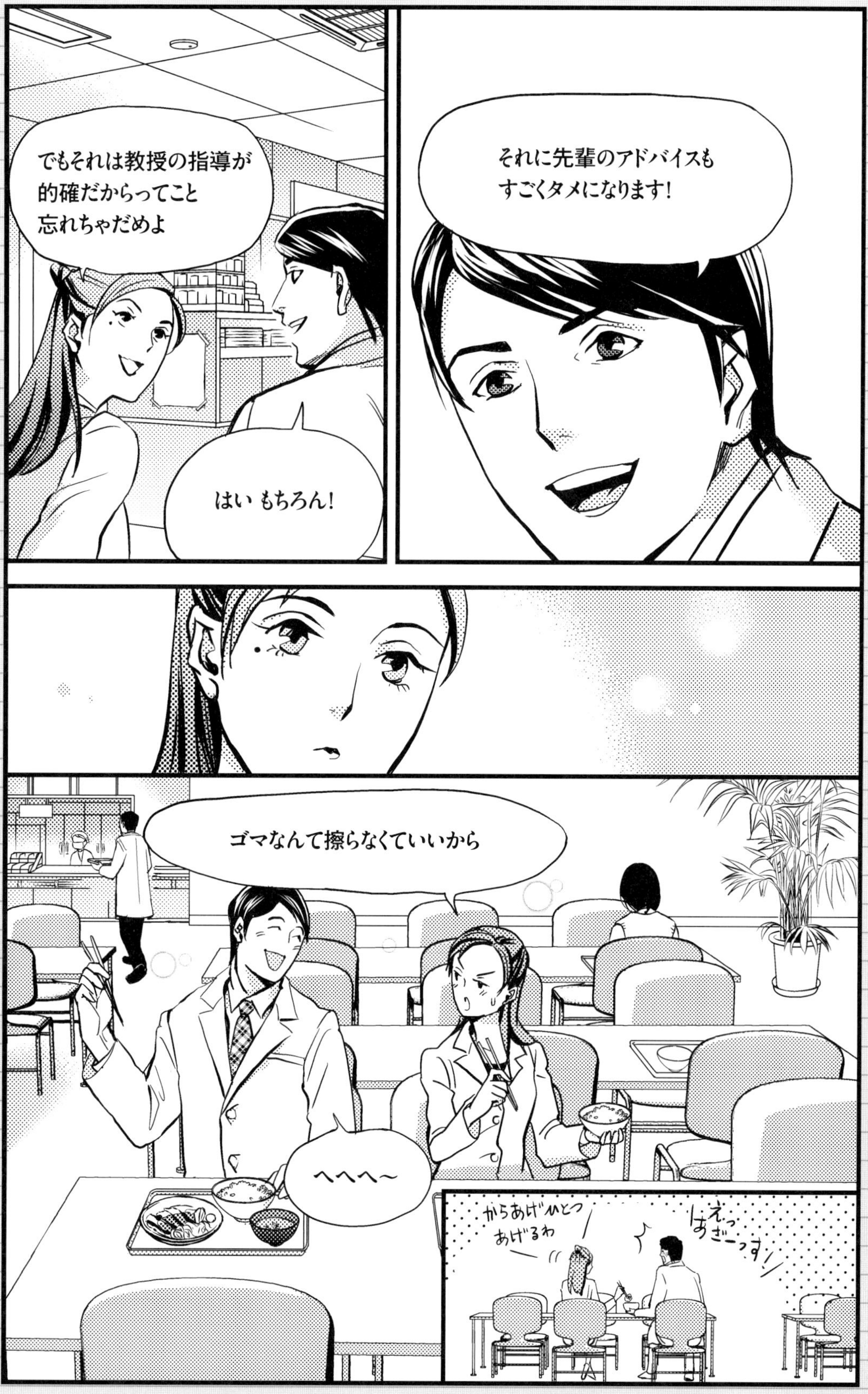

「あざーっす」
じゃなくて
「ごちそうさんで
す」でしょ。
次は「結紮」!!

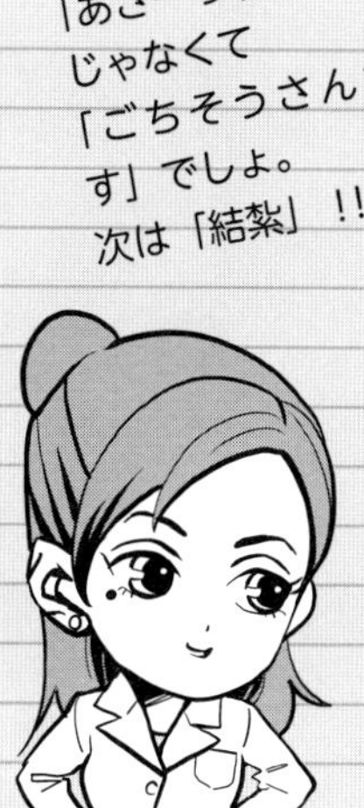

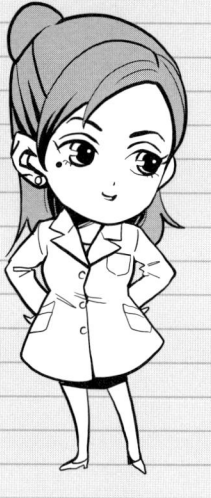

秘伝 25 結紮
切離してから結紮か，結紮してから切離か

最近のエネルギーデバイスは，結紮と切離が同時に行われる。そのため考える機会は減っているが，鉗子，糸，鋏しかなかった時代には結紮と切離の順序は大きな問題であった。「安全性」と「正確さ」という点から考えると，鉗子から組織が抜ける可能性を考えて，大事なときは先に結紮してから切離したいところだ。

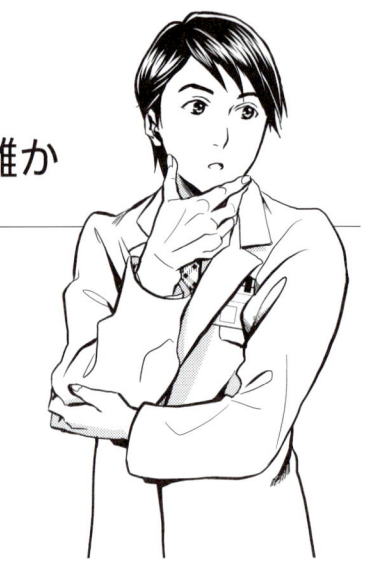

●月×日　脾門部の短胃動脈処理はキツイ……

先生～，この血管処理断端は短くて結構気を使うし，本数は多いし。大変です……。

すまんな。今日は超音波凝固切開装置の調子が悪いんだ。20世紀の手術方法だけどがんばってくれ。

いえ，結紮の良い訓練になります。外科医として充実していますよ！

やる気があって素晴らしい！　折角だからもう少し教えておくと，先ほどから血管を中枢側と末梢側で結紮切離しているが，A君は結紮と切離の順序について考えたことはあるかい？

結紮と切離の順序って……。結紮してから切離するのも，切離してから結紮するのも，同じことなんじゃないですか？

まぁできあがりはそうなんだけどね。基本は「結紮してから切離」なんだよ。
「切離してから結紮」することは，鉗子ではさんで血管を切離して，その鉗子にそって血管を結紮するということだ。このほうが自由度が高いし視野も良いという利点はある。
しかし，鉗子ではさんで血管を切離して結紮するといった瞬間に，鉗子が外れてしまって出血してしまうといったリスクがあるんだよ（図1）。
怖い話だけど，昔の鉗子はボロボロなものが多くてすっぽ抜ける危険があったんだ。だから「結紮してから切離」（図2）じゃないと危なかったんだ。

確かにそういわれると，出血に関しては先に結紮したほうがよさそうですね。

まあ，普段はいいんだよ。明らかに視野がよくて出血のリスクが少ないのであれば，鉗子で大きく噛んで，切離してから結紮すると時間が短縮できるからな。手術のテンポだってよくなる。しかし，ここ一番でこの血管だけは絶対に失敗しては困る！というときには「結紮してから切離」の基本が大切だ。

わかりました！　"ここ一番"のときに使うようにします。

そうだね。逆にいえば，明らかに視野がよい術野では鉗子で両方とも噛んで，残すほうだけ結紮して，取るほうは鉗子を着けたままとることも可能だ。手術にはメリハリが大事だからね。

たしかにずっとハイテンションだと疲れちゃいますからね。メリハリつけてがんばりますよー！　よっしゃああーっ！！

テンポにメリハリをっていっているんだがな……。テンションの上げ下げと完全に一緒にしているじゃないか……。

切離してから結紮

× 鉗子がすっぽ抜ける可能性

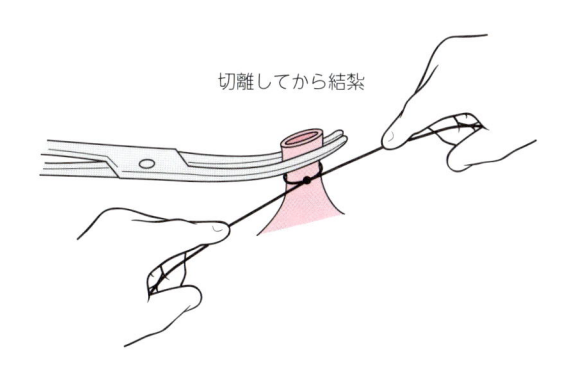

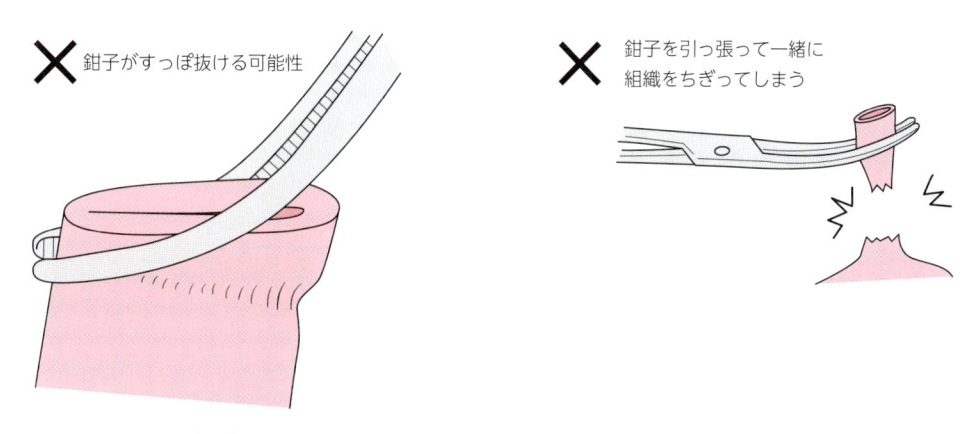

× 鉗子を引っ張って一緒に組織をちぎってしまう

〈図1〉切離してから結紮した場合
組織を把持している鉗子がすっぽ抜けてしまう可能性がある。また，鉗子操作により組織をちぎってしまうなど，注意点は多い。

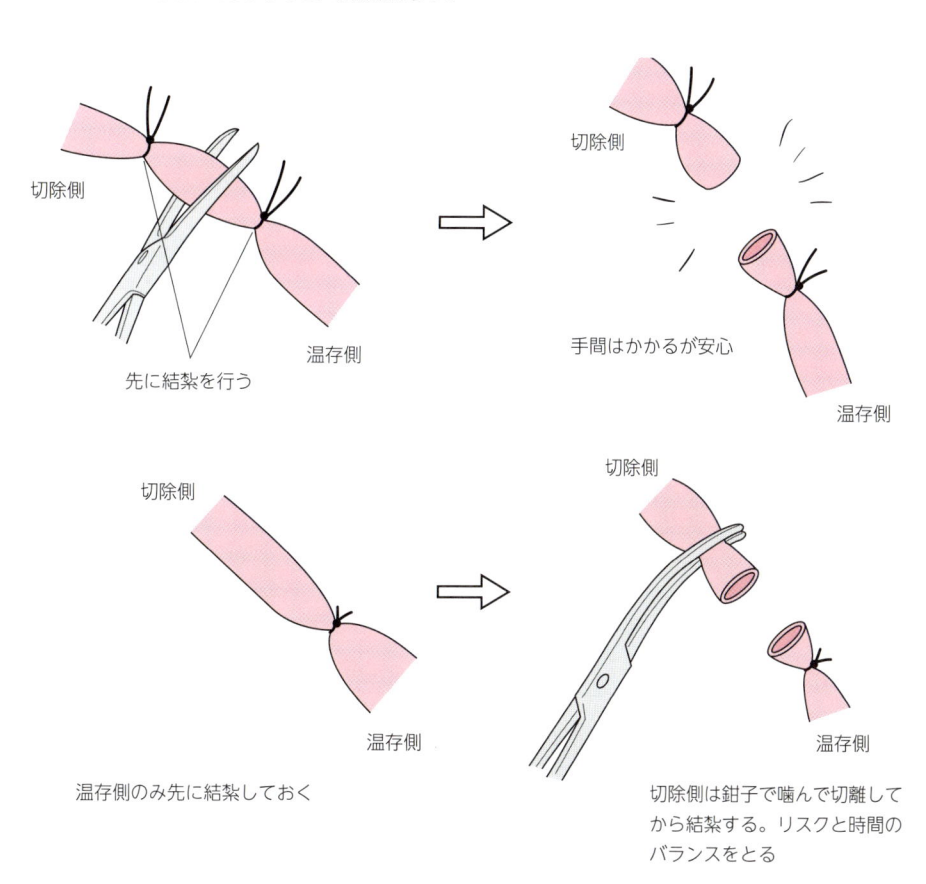

切除側　　　　　　　　　切除側

温存側　　　　　　　　　温存側
先に結紮を行う　　　　　手間はかかるが安心

切除側　　　　　　　　　切除側

温存側　　　　　　　　　温存側
温存側のみ先に結紮しておく　　切除側は鉗子で噛んで切離してから結紮する。リスクと時間のバランスをとる

〈図2〉結紮してから切離した場合
切離よりも先に結紮をしておけば，鉗子がすっぽ抜けて出血したり鉗子で組織をちぎる危険はなくなる。ただし，深部での操作が増えて「切離してから結紮」よりも時間はかかる。下図のように温存側は結紮を先，切除側は切離を先という方法もある。

秘伝25

切開・切離

止血

結紮

縫合

把持

剥離

術野展開

吻合

おまけ

065

秘伝 26 結紮
組織をちぎらない結紮

結紮における最大の犯罪は，結紮点ごと組織をちぎってしまうこと。ちぎれは出血や組織損傷の原因になりやすく，重大な危機に陥ることも……。防ぐには，結紮点を動かさないよう心がけるしかない。結紮点ギリギリに指先をもっていって締めれば，結紮点の動きが最小限ですむので，結紮点を直視できない状況でも安心だ。

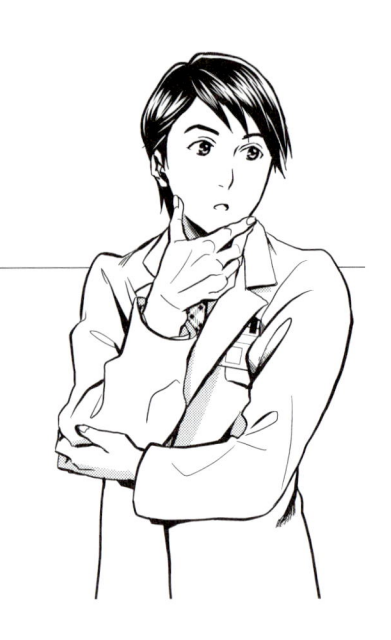

●月×日　手術後の雑談中に結紮補助のコツを伝授

きみは結紮でなにに一番気をつけてる？

結紮をゆるませないことですね。糸抜けや出血させては元も子もありませんから。

うん，大事なことだね。だけど，術者として結紮をお願いする立場からすると，最も嫌なのは糸で組織を引きちぎられることなんだ。糸はゆるんでもやり直しがきくが，組織がちぎれたら，それでおしまいだからね。

組織を引きちぎる……ですか。正直，あまり考えたことはなかったです。

どんなときに組織がちぎれると思う？

第一結紮と第二結紮の間でゆるまないように糸を手前に引っ張りすぎるとかですか？

うーん。皮膚以外では，第一結紮と第二結紮の間でゆるむというのはあまりないな。それに，ちぎれるほどは力を入れないだろ？

確かに。じゃあ，いつなんですか？

正解は，結紮点を締めるときだ。左右の指の間で結紮糸が一直線になったときに一番強い力が入る。この直線化がうまくいかないと，結紮点が強い力でずれるんだよ。

糸が直線になるときの中心，つまり結紮点がずれないようにするんですね（図1）。でも，見えるところ，例えば皮膚などでは糸を直線的に引っ張ることは簡単ですが……。深いところの結紮とか，結紮点が見えないときは直線的に引っ張るのは難しいですよね。

確実なのは，できる限り結紮点に指先を近づけることだな。体内深部での結紮では，奥と手前に糸を引っ張ることが多い。そのときに奥，すなわち押し込むほうの指先をできる限り結紮点に近づければいいんだ。そうすれば結紮点が大きくずれることはない。

簡単にいってくれますが……，難しそうですよ〜。深いところを結紮するには糸も長くなりますし，簡単にはいかなそうです。

そうなんだ。結紮点の近くへと指をもっていきつつ，長めの糸を片手でたぐり寄せる必要がある。さらに結紮点を目視するために，押し込む手をひっくり返す，つまり手の甲や爪を内側に向けないといけないんだ（図2）。

窮屈な姿勢ですね。腕がつりそう……。

あと怖いのは，奥行きだよ。結紮者の目線では左右対称でも，横から見ると上に引っ張ったりしていることがあるんだ。直線化していても前後に結紮点が引っ張られたりね。

あー，結紮点を動かさないって難しい！

上からみると糸がずれていて結紮点が
引っ張られている（左右や前後のズレ）

ちぎれやすい

上からみると直線

横からみても直線

横からみると糸がずれていて結紮点が引っ張られている（上下のズレ）

〈図1〉結紮の○と×

助手の目

術者の目
結紮点が見えない

助手の目

術者の目
結紮点が見える

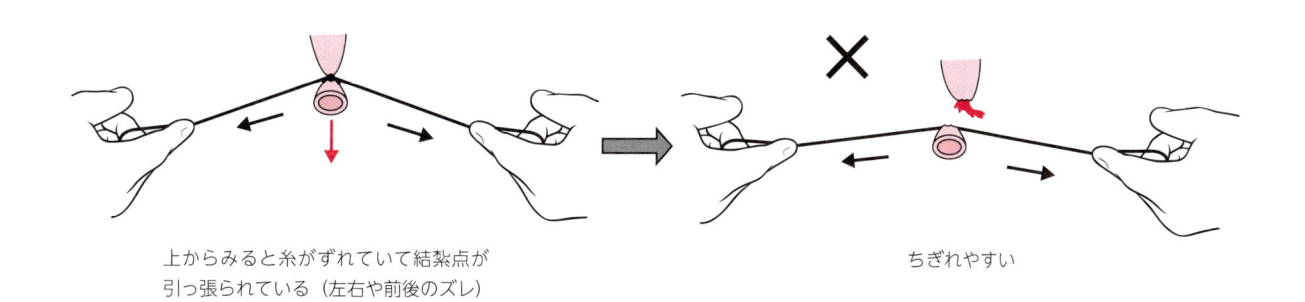

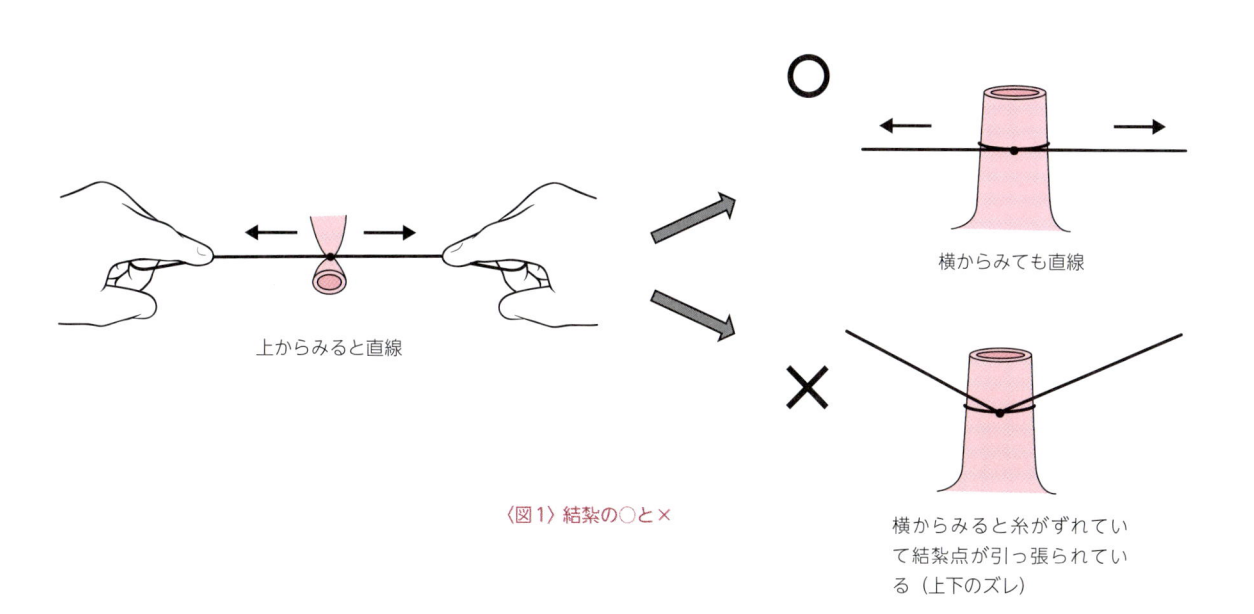

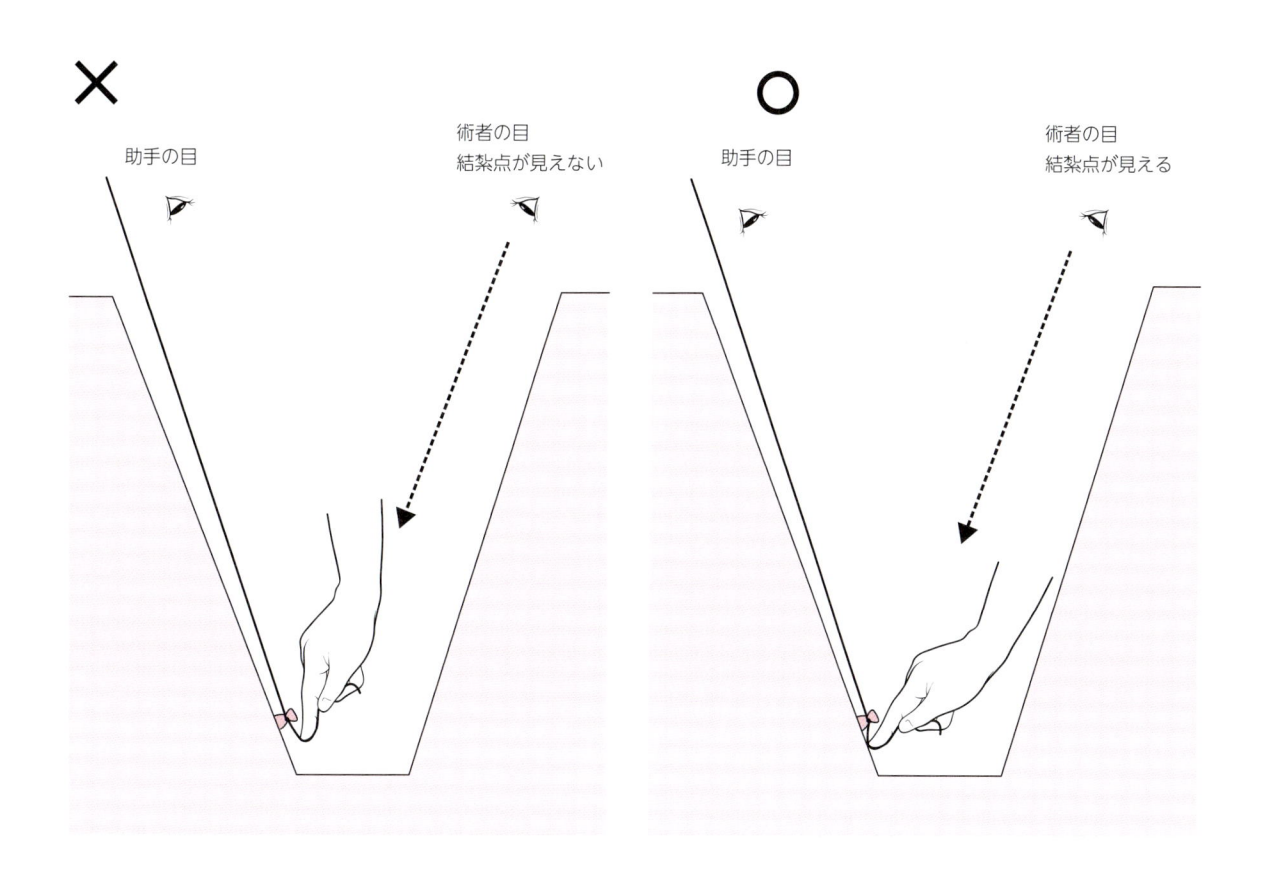

〈図2〉術者に結紮点が見えるように

秘伝 27 結紮
先を固定し引手で締める，突っ込まない

結紮時に指先をぐいぐい押し込む助手がいる。その助手の指先が組織に食い込まないか，術者としては怖くて仕方ない。指先は結紮点のぎりぎり近くまで誘導し，そこで固定し動かさない。その状態で反対側の手元の糸を引っ張って結紮点を締めよう。そのほうが，ぐいぐい押し込むより安全性がずっと高い。

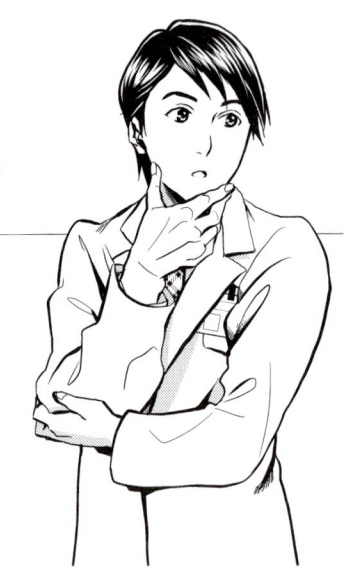

●月×日　最高にうまくいったと思った時期もありました

結紮を助手に任せるか，術者が自分でやるかは大きな差がある。効率を考えればやってもらいたいが，腕がなければ任せられないからね。だからそれによって，助手である自分が信用されているかどうかがはっきりするってわけだ。……ということでこれを結紮してくれたまえ！　君なら大丈夫。全信頼をよせているぞ！

随分とプレッシャーかけてきますね。糸をくるっと回して……，はい，結べました！

お，上手にできたじゃないか。糸を締めるフォームもよくなったな。……だが，まだ100％安心とはいえないな。

久しぶりに褒めてくれたと思ったのに，早速落としてきますか。

まあそういうな。せっかくだから結紮時の怖さを伝えておこうと思ってね。前に結紮する組織の引きちぎりが怖いといったが，同じくらい怖いのが君の人差し指なんだ。通常，手術の視野の先端，一番奥に結紮すべき血管が出てくる。前後に結紮糸を直線化することは，君の人差し指が血管よりさらに奥に入ることであって，組織の中に指を突っ込むことになる。そんな中で操作するのだから，助手の指で組織が裂かれることがしばしばあるんだ。……ではここで問題だ。その危険を最小限にするにはどうしたらいいと思う？

わかりますよー。指と結紮点の距離を最小にすることですよね。結紮点を引きちぎらないと同時に押し込む指による副損傷を最小限にする効果もあると教わりました。

正解！　ただもう1点。指で糸を奥に押し込むのではなく，指先は固定させて動かさず，もう片方の手で糸を引くんだ（図1，2）。

なるほど。糸は押さずに引くんですね。

あと，手前に糸を引く利点はもう1つある。指先に引っかけた糸がすべって外れることはよくあるが，そのとき糸を押し込んでいると指が組織に突っ込んでしまう危険がある。

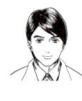

確かに，引き手で糸を締めれば，万一糸がすべっても指を突っ込むこともないし，糸も滑りにくいですもんね。

あと，結紮でいうとオーバーアクションでも良いから術者にアピールすることは大事だな。締める時にフンッとか声を出すと術者は今締めたなとわかる。そんなリズムがお互いの信頼関係を築くんだ。

任せてください。そういうアクションは得意です。ソイヤーッ！　エイヤーッ！

……うーん，まあ，そこは適度で頼む。

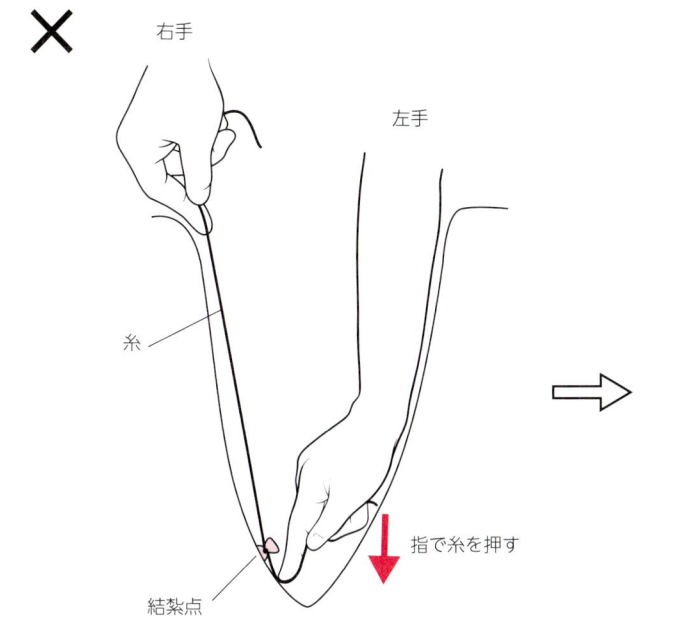

〈図1〉結紮時に奥へと入れた指を押すのは✕
組織の深部に指を押し込んで糸を締めると，指先が組織に当たって副損傷することがある。特に力強く締めたときに糸が外れると反動で一気に組織に指が食い込んでしまうこともある。

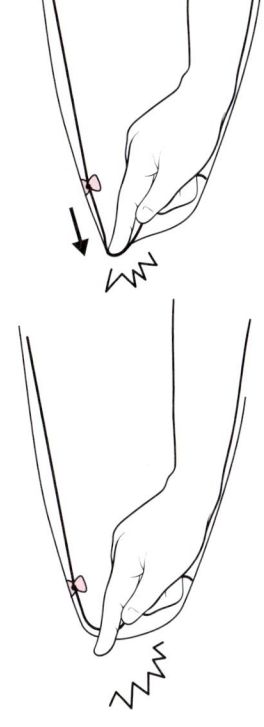

指が組織に食い込んで裂いてしまうことも……

指先に引っかけた糸が外れ，その反動で指が組織につっこんでしまうことも……

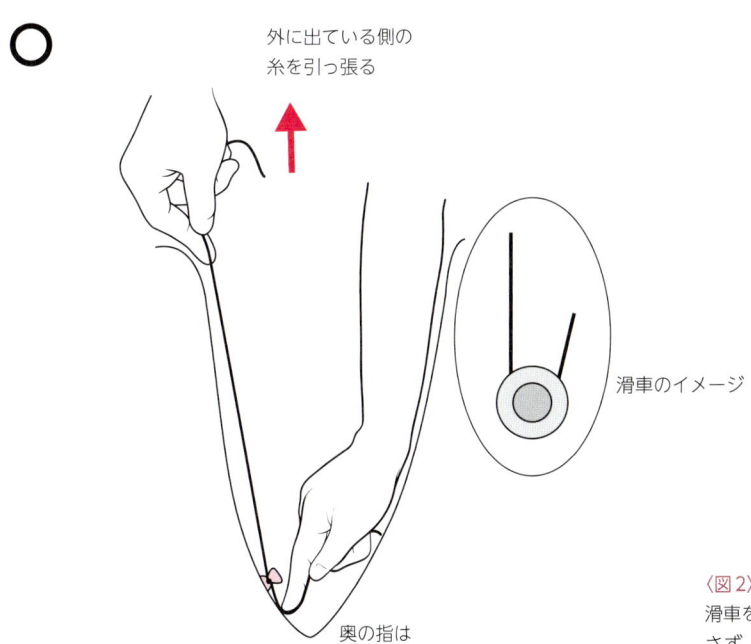

〈図2〉糸は押さずに引く
滑車をイメージし，組織の奥へと入れた手は動かさず，外にでているもう一方の手で，糸を引っ張って締めるようにする。そうすれば，組織を指で傷つける可能性を減らすことができる。

秘伝27

切開・切離
止血
結紮
縫合
把持
剥離
術野展開
吻合
おまけ

秘伝 28 結紮
結紮点は手前に

鉗子ではさんだ組織を結紮する。第一結紮が組織の奥にきてしまうと，第二結紮のときに反対側に結紮点がくる。その結果，第一結紮と第二結紮の間にたくさんの組織が介在することとなり，糸がゆるんで組織が外れやすくなってしまう。普段から第一結紮が体に近いほうにくるようなクセをつけよう。

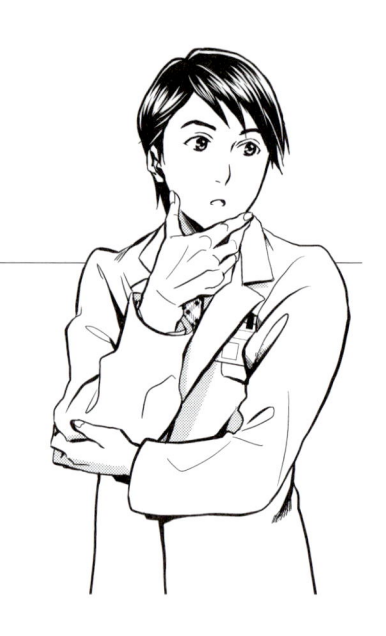

●月×日　手術後に「結紮の基本」を伝授され開眼！

―　鉗子で挟んだ血管を結紮するとき，糸をどちらから誘導したらいいかわかるか？

―　どちらからかって……，糸を右から回すか，左から回すかということですか？

―　意味が違うよ。右左ではなくて，「奥から手前か」「手前から奥か」ということだ。

―　糸の流れなんて，意識したことありませんでしたよ。何か違ってくるんですか？

―　ああ違ってくる。例えば糸を「手前から奥」に誘導したときを考えてみよう。その場合，第一結紮の結紮点は「奥」になる。そのまま第二結紮をすると第二結紮の結紮点は「手前」になるので，第一結紮の結び目と位置が合わなくなってしまう（図1）。

―　確かに！　これでは糸が緩む可能性が高いですね。

―　そうなんだ。第一結紮と第二結紮の間に組織が入っているからね。もちろん第三結紮をすれば第三結紮が手前にくるから，第二結紮とからんで緩みを防止できる。だが，結紮点を合わせるためには，第一結紮と第二結紮できっちりと決めてしまいたい。次の操作を考えて操作をするのが，外科医の基本だからね。

―　結び方はいろいろと教わりましたが，糸の誘導なんて初めて教わりましたよ。

―　「糸は奥から手前へ回せ！」だ。しっかり覚えておいてくれ。

―　はい。でもわざわざ「手前から奥」なんて回し方をするものなんですね。

―　糸付き鉗子を右手に持つか，左手に持つかによっても変わってくるんだ。いろいろな状況をシミュレーションすればわかるさ。例えば，体の深いところで自分の向かい側に血管がある場合，手前から奥のほうが鉗子付きの糸を通しやすい。鉗子付きの糸は遠回りをするかたちで手前に回ってくる感じだな。

―　本当ですね。窮屈そうです。

―　あと普段，看護師さんが用意してくれる鉗子付きの糸は，鉗子より先に糸の先が飛び出したかたちではなく，鉗子の先端から糸が生えているかたちであることに，気づいていたか？　こうすると，糸を止血鉗子の周りにかける操作がやりやすくなるんだ（図2, 3）。

―　気づいていませんでしたよ。そう言われれば，不自然なつけ方ですね。みんないろいろと考えているんですね。

―　そうだよ。みんなが協力してスムーズな流れをつくる。それが手術というものだよ。

○ 奥から手前に糸を通した場合

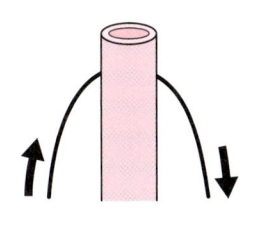

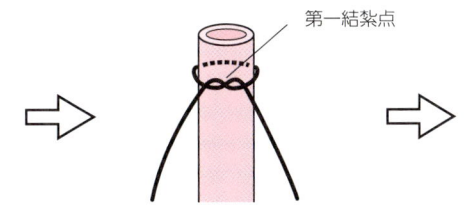

糸を奥から手前に移動 → 第一結紮点は手前になる → 第一と第二の結紮点が一致

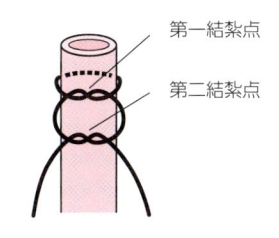

※第一結紮点
※第一結紮点／第二結紮点

× 手前から奥に糸を通した場合

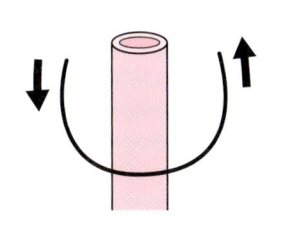

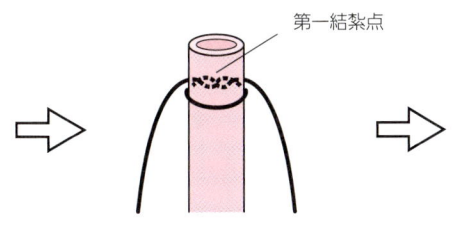

糸を手前から奥に誘導 → 第一結紮点は奥になる → 第一結紮と第二結紮の間に組織が介在するので結紮はゆるんでしまう

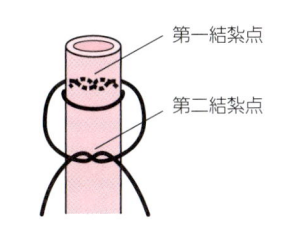

〈図1〉血管結紮に有用な糸の誘導

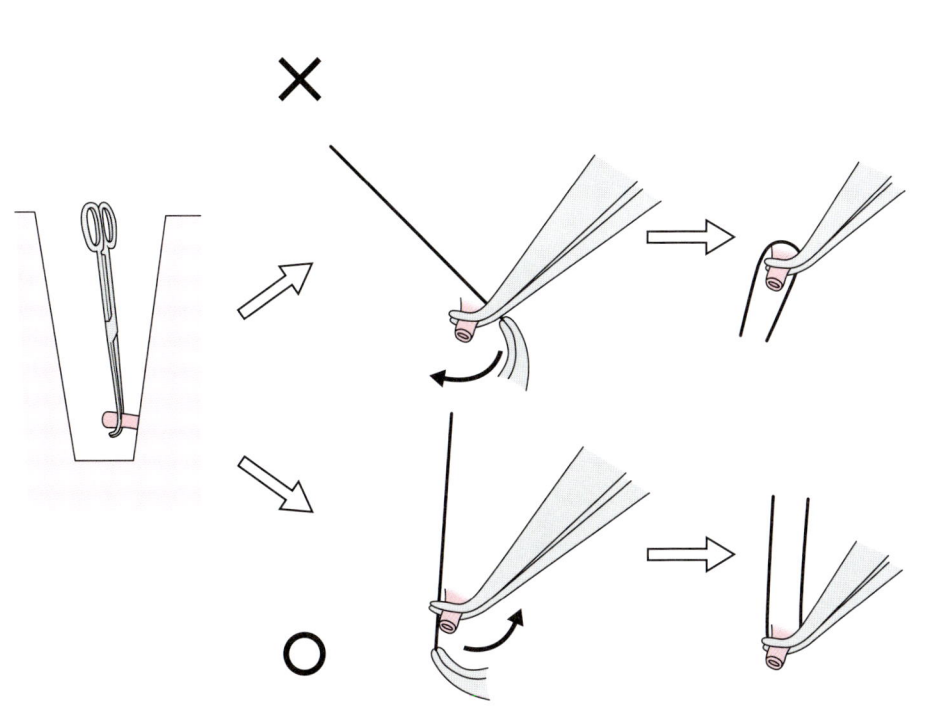

〈図2〉操作がしやすい糸の向きとは
深いところで鉗子で把持した組織を結紮するときは，奥から手前に糸を回すようにする。手前から奥に糸を回すと結紮点が奥側にできてしまう。

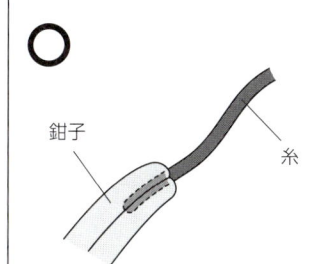

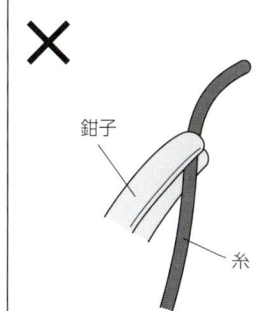

〈図3〉鉗子付きの糸の正誤

秘伝28

切開・切離

止血

結紮

縫合

把持

剥離

術野展開

吻合

おまけ

秘伝 29 結紮
第一結紮は両手法で

両手で結紮する両手法で行った結紮点は，ねじれず締まってゆるみにくい。一方，片手法で行う結紮はスムーズさが利点だが，糸がねじれやすいのが問題だ。そんな場合，手をクロスさせればねじれずに締められる。ただし，安全性の高さは両手法が優る。肝となる第一結紮だけは，両手法で行うクセをつけておこう。

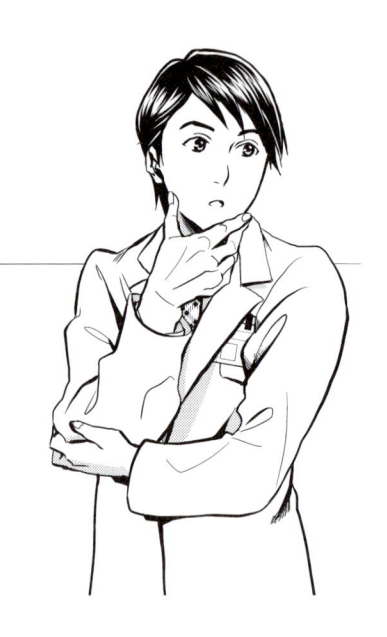

●月×日　勉強のため先輩の術中映像を見返して……

やっぱり先輩の結紮は，素早いし正確だなぁ。僕は結紮がゆるみやすいんですよ……。

なになに結紮苦手なの？　……じゃあ，片手法，両手法，人差し指中指いろいろあるけど，一番好きな結紮はなに？

うーん。やっぱり，片手法が一番好きですね。素早くできますし。

ふーん。じゃあ，片手法の注意点はちゃんとわかってる？

え。それ，なんですか？

片手法は，直線上に張った片方の糸に対側の糸が半周だけクロスするから，糸同士の摩擦力が弱くて結紮がゆるやすいのよね（図1）。

本当だ。だから何回も繰り返して結紮するんですね。

うん。素早くできるし，スリップノットには適した方法よ。一方両手法は，第一結紮は糸が360°絡み合って摩擦力が最大限に生かされるようになってるの（図2，3）。

ほんとですね。

じゃあ，どうすればいいかっていうと，片手法の第一結紮で組織を締めるときには左右の手を交差させて締めるとねじれが解消されて両手法と同じ形になるの。右手が奥，左手が手前になるように回転させるから反時計回りに180°ということね（図4）。

なるほどー。でもなんかこうなると……，あんまりかっこよくないですね。

まあね。やはり第一結紮は両手法が自然よね。第二結紮以降は両手法でいいけど，片手法は摩擦力が弱いスリップノットの形になるから，2，3回繰り返したほうが安全ね。

わかりました。……ただ水を差すようで申し訳ないのですが。先輩，連続縫合のスタートの結紮のときに針糸を持針器から外してくれないときありますよね……。僕は先輩のせいで片手法しかできないんですよ？

え，あー。……ほ，ほら！　後輩を鍛えたいっていう私なりの愛のムチよ！　でも，今教えた方法で解決できるんだから，覚えておけばもう大丈夫じゃない！

……わかりました。先輩の愛の結紮ならぬ，愛のムチ，受け取りますよ！

自分で「愛のムチ」って言うのはいいけれど，言われるとなんかイヤね。

横暴！

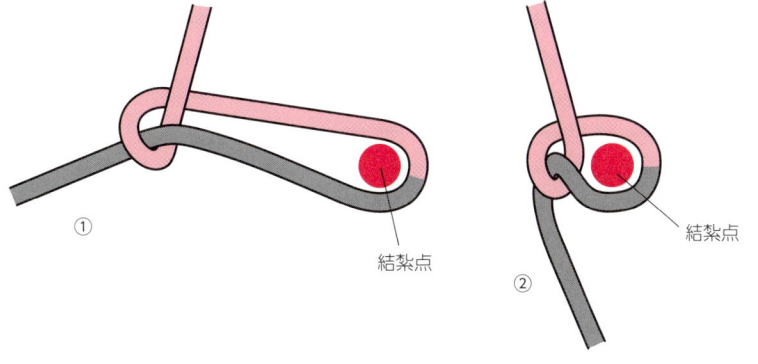

〈図1〉片手法のしくみと特徴
糸を持ち替えないので，糸の向きが変わって糸のねじれが発生してしまう。

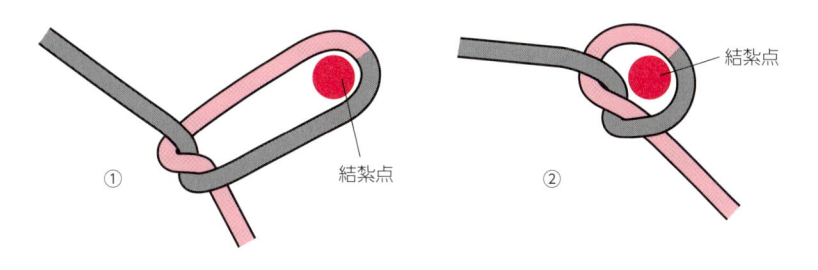

〈図2〉両手法のしくみと特徴
糸を持ち替えるので先端が入れ替わり，ねじれることがない。

糸を持ち替えて

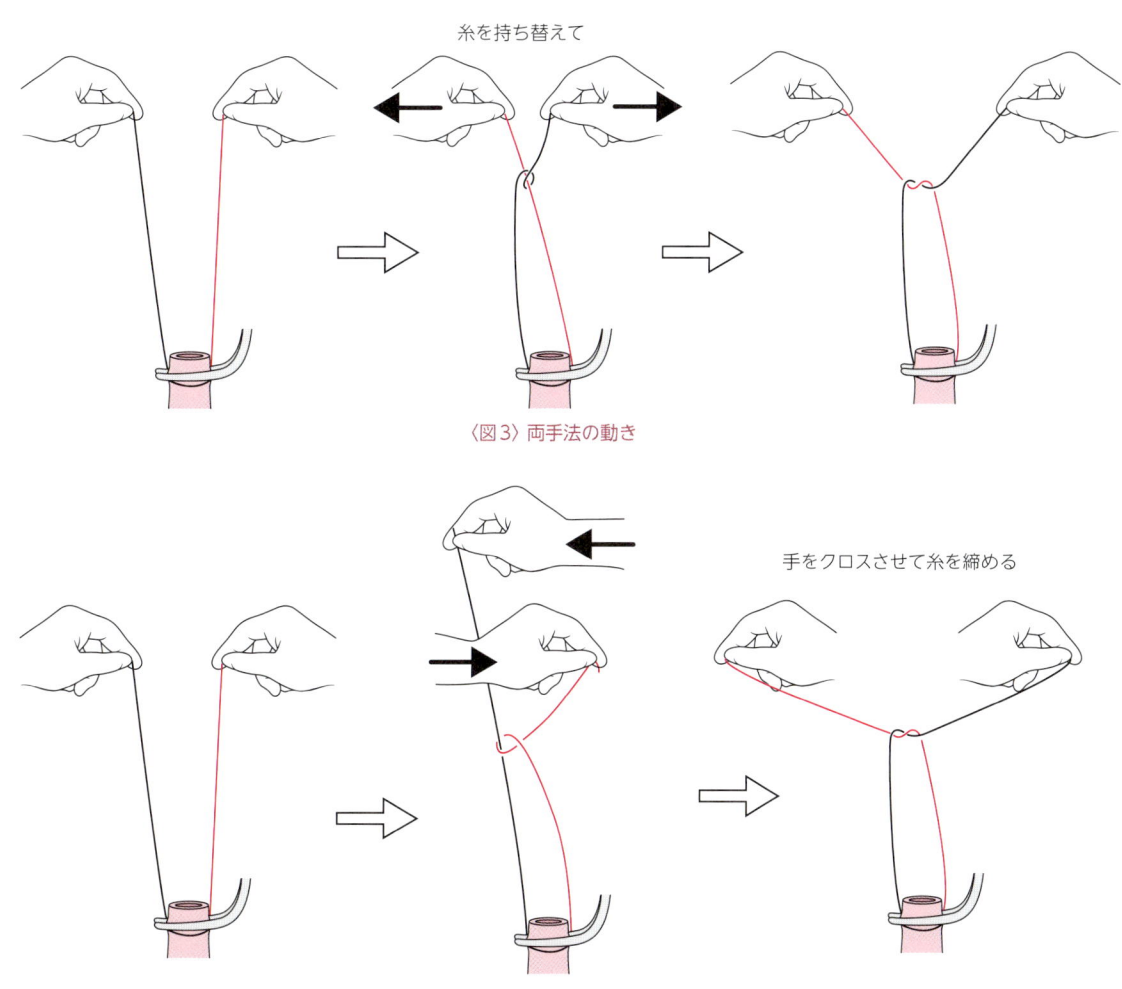

〈図3〉両手法の動き

手をクロスさせて糸を締める

〈図4〉ねじれの出ない片手法

秘伝 30 結紮

第二結紮で糸を切るのは愚か者

第一結紮の役割は，糸でしっかり組織を締めることだ。なので，第二結紮では，強く糸を引く必要はなく，糸同士がゆるまないように固定するだけでよい。第一結紮ではねじれることなくちゃんと締めていれば，そう簡単には糸は切れない。一方，第二結紮は糸同士が重なり合うので，ねじれの摩擦で糸が切れやすいので注意しよう。

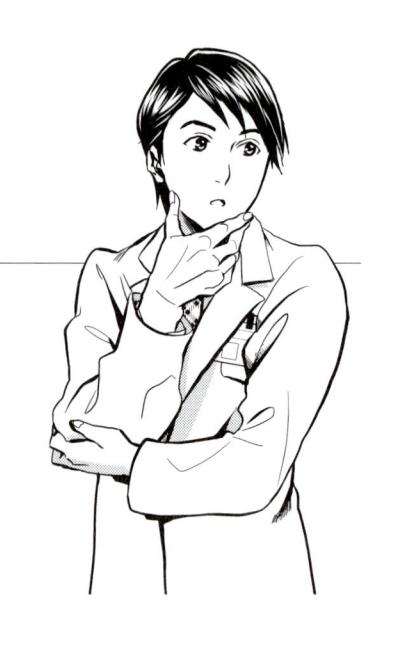

●月×日　大事な結紮を失敗して喝！

よーし，大事な結紮を任せてもらえたぞ！　まずは第一結紮をゆるまないように……フンっ！　うわ，糸が切れた！

仕方ないな，やり直しだ。……はい，第一結紮ができたら，次は第二結紮だ。

はい，すみません。今度は糸が切れないように……，そうっと……。

できたか？　……うわ，結紮がゆるんでるじゃないか！　もういい，私が結紮する！

すみません……。久しぶりの細い糸だったからか，力加減がわからず……。

む？　なんだそのいいわけは。第二結紮で糸を切るのは，糸が弱いせいじゃない。君がなにも考えずに結紮したせいだぞっ！

ぐっ。でも，糸がゆるまないように，切れないように，とは考えてましたよ。

はぁー。まったくわかってないな。いいか，ちゃんと頭を使いなさい。まず，結紮は1回だけでは糸がゆるんでしまうから複数回結ぶのが基本だ。だから，第二結紮では糸がゆるまないようにする必要がある。では，第一結紮の目的はなにかわかるか？。

……組織を締めること（図1）ですか？

そうだ。1回目で組織を締めて2回目で糸を締める。これが結紮だ。では，第一結紮と第二結紮，どちらの糸が切れやすいと思う？

糸は糸ですし，同じではないのですか。

ちがう。正解は，第二結紮だ。これも糸が切れるメカニズムを考えればわかる。糸が切れるのには2つのパターン，つまり異なる力の方向がある。それは，縦と横で，長軸方向に引っ張って切れる力と横からの力だ。横の力とは，子供のころオオバコ相撲をしたことあるだろう。あれだ。では，縦と横，どちらが切れやすかったか覚えているか？

横からです……そうか！　第一結紮にかかる力は長軸方向の引っ張り力なので切れにくいけど，第二結紮は糸同士がクロスする横からの力なので切れやすいんですね！

はい，そこまでわかったところで本題だ。第一結紮は締めた分だけ組織を小さくできる。一方，第二結紮ではいくら力をかけても組織は締まらないので，最初から入れるべき力の程度は決まっているんだ（図2）。つまり，第一結紮はまだしも，第二結紮で糸を切るのは単なるバカということだよ。

ぐっ，バカバカって……。でも確かに何も考えていなかったような……，反省……。

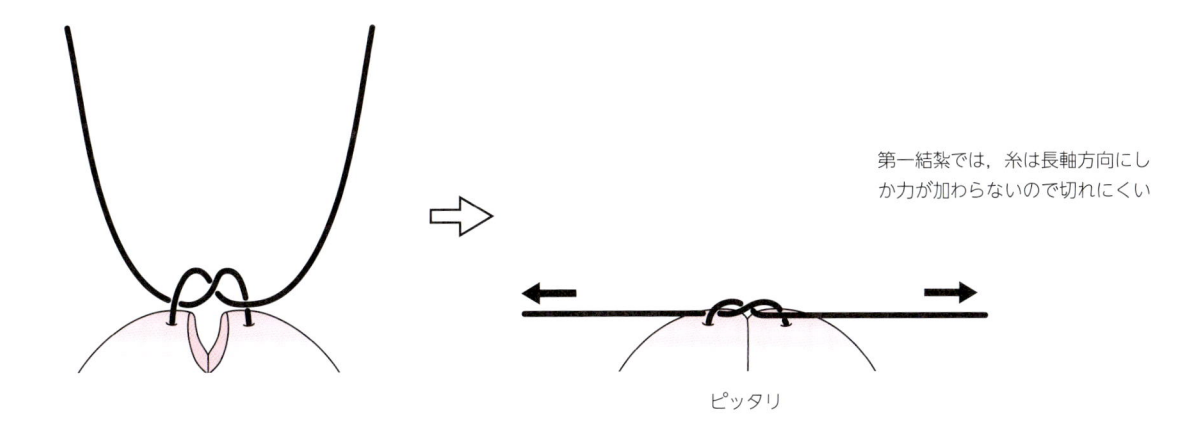

第一結紮では，糸は長軸方向にし
か力が加わらないので切れにくい

〈図1〉第一結紮の目的と特徴
第一結紮の目的は組織同士をしっかりくっつけることである。糸の間に組織しか介在しないため，入れた力の分だけ組織に伝わる。それによって，力を入れれば，組織をしっかり結びつけることができる。糸にかかる力は長軸方向に引っ張る力なので，簡単に糸が切れることはない。

ねじれによる摩擦と横からの力
が糸にかかって糸が切れやすい

第一結紮にかかる力

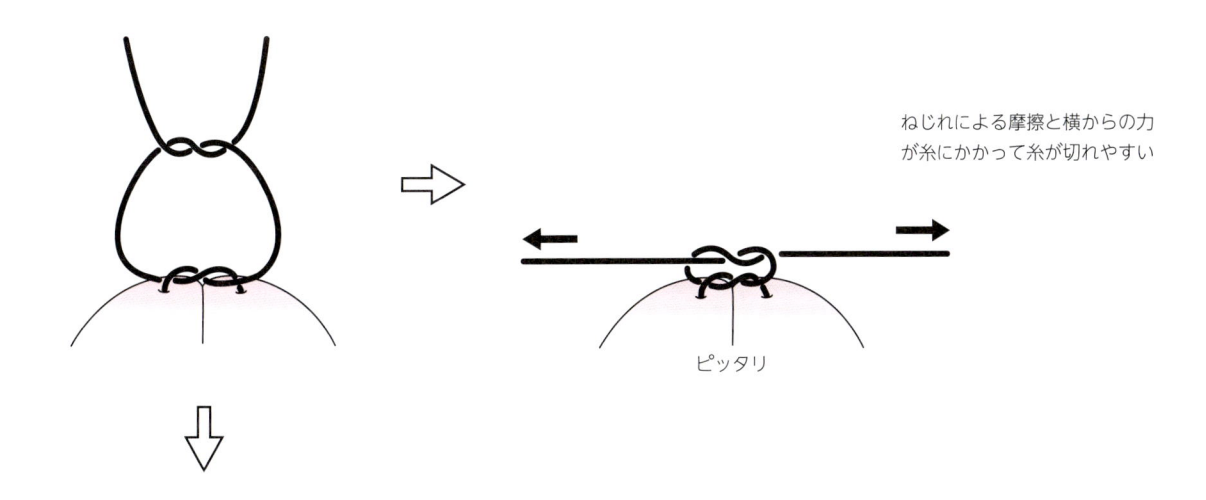

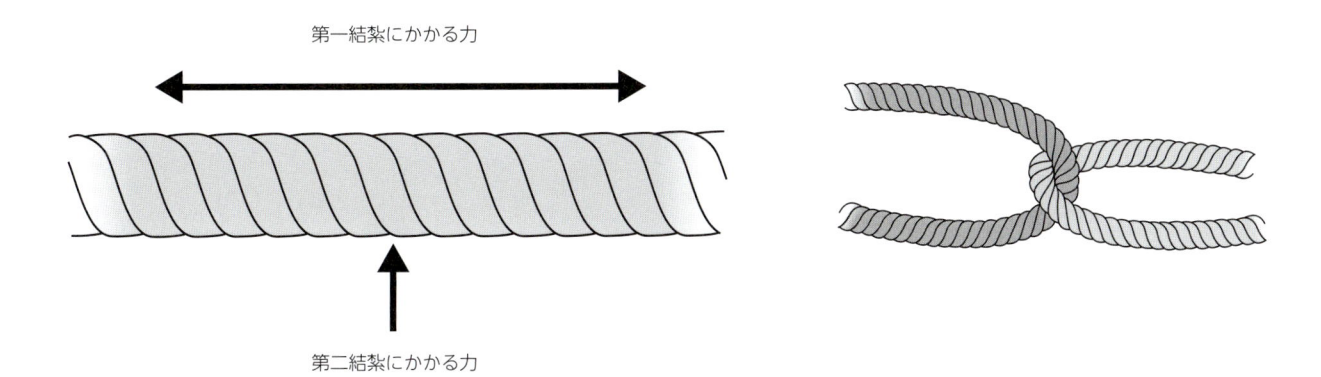

第二結紮にかかる力

〈図2〉第二結紮の目的と特徴
第二結紮は組織をしめるのではなく，糸をゆるまなくする結紮である。第二結紮で強くしめるのはおかしい。糸にかかる力は第一結紮は糸を引っ張る力なのに対し，第二結紮は横からの力が加わっている。第二結紮は「オオバコ相撲」（右図）のイメージである。

秘伝 31 結 紮
ゆるまない皮膚結紮

第一結紮から第二結紮へ移る際，糸がゆるんでいたら先輩や指導医からカミナリが飛んできても仕方ない。2本の糸を同じ力で引っ張り続ければ糸はゆるまないけれど，ずっと糸をもっているわけにもいかない。そんなときは，2本のうち1本を適切に引っ張るようにしよう。そうすれば，2本目から手を離してもゆるまずにすむ。

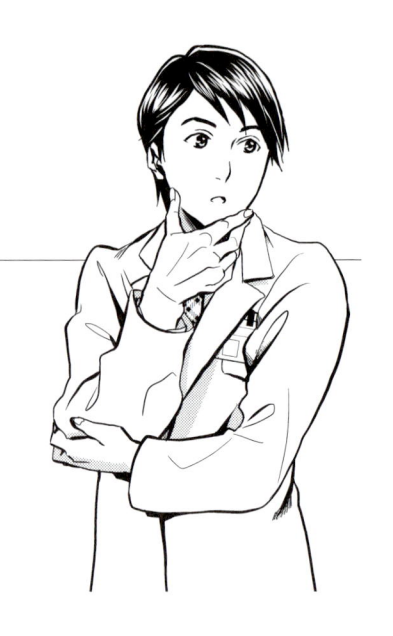

●月×日　術後の皮膚縫合を先輩と行いながら……

皮膚は反発力が強いので，第一結紮と第二結紮の間でゆるみがちなんですよね。こういうときって，どうしていますか？　よく叱られちゃうんですよ。強引に2段締めをしてごまかすのは，かっこ悪いですし……。

高速で第二結紮してゆるむ暇を与えない作戦ってどう？　早業超人ケッサツーってポーズ付きで。ふぅー！かっこい〜。

完全に遊んでますね。真剣なんですよ！

ごめんごめん。うーん，本当に正確を期するとすれば，外科結紮にするという手もあるけど，これにもスマートさはないわね。
あ。これは知っている？　右手一本でロックをかける方法なんだけど。こうやって……ほら。これでゆるまずに第二結紮ができるわ。

かっこいい！　どうやるんですか？

まず普通に両手法で第一結紮をして，右手の糸，こちらが左手の糸よりも下にきているでしょ。この下に来てる糸を手前に引くの（図1）。そうするとほら，ロックできてる。

こうやって……わ，簡単にできました！

反対の糸，つまり上に来ている糸を引っ張ってもだめなのよね。下の糸を引くことによって皮膚と糸の間にもう一方の糸がはまり込んでロックがかかるというのがミソね（図2）。

うわー手品みたいです。

この方法にはもう1つ良いことがあって，皮膚の段差，アダプテーションがきれいになるという効果もあるのよ。

どういうことですか？

正中，つまり切離線の真上に結紮点をもってくると，第一結紮と第二結紮の間で少し組織を持ち上げ気味にしたときに丁度正中部の圧が弱くなって段差ができやすくなってしまうの。一方，結紮点を片方の端に寄せると第一結紮の時に正中部に糸がのっかるかたちになるから段差ができにくいってわけ（図3）。

おおー。少々の段差はごまかせるということですね。これはいいですね。

さらに抜糸も清潔にできるのよね。結紮点を持ち上げて糸を切るわけだけど，正中に結紮点があると不潔部分が皮下を潜って出てくることになるけど，端に結紮点があれば不潔部分が皮下に潜ることがなくなるのよね。

本当ですね！　これは気持ちいい。

エビデンスはないだろうけどね。気持ちいいというのは外科手技では大事よね。

ここをきちんと第一結紮にする

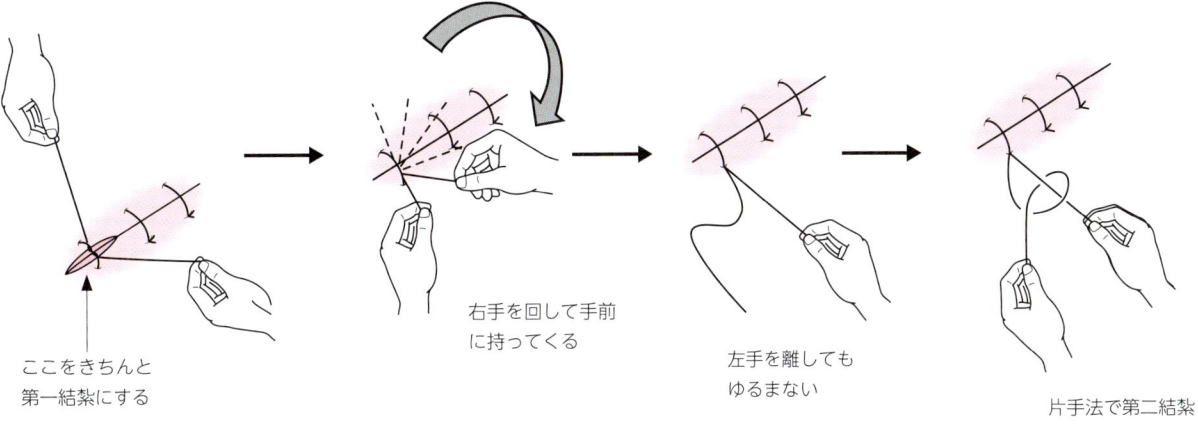

右手を回して手前に持ってくる

左手を離してもゆるまない

片手法で第二結紮

〈図1〉片手でのロック方法

皮膚切開線

こちらの糸は手を離しても緩まない。引っ張るとループが持ち上がるのでゆるむ

こちらの糸を引っ張るとループが皮膚に固定されて，対側の糸は手を離してもゆるまない

横からみたところ

〈図2〉ロック法のしくみ

隙間ができて段違いになりやすい

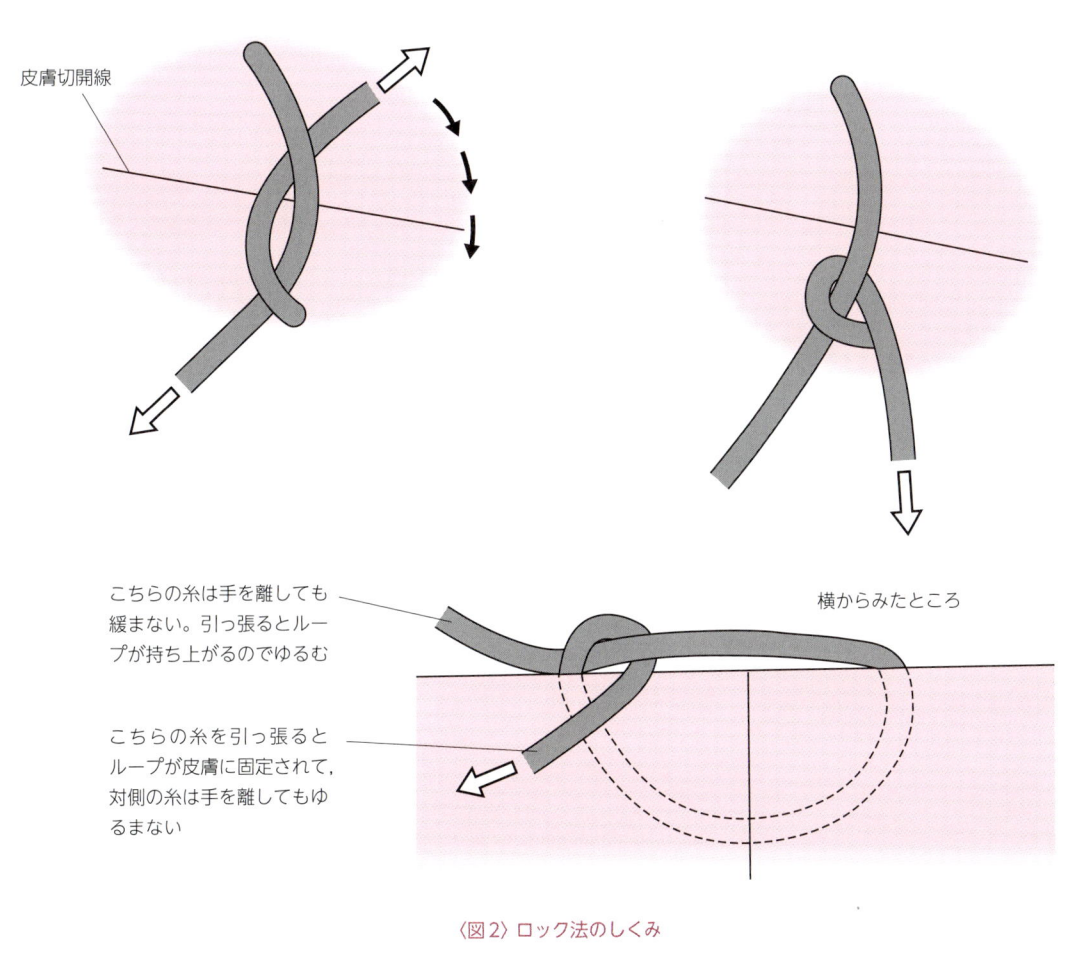

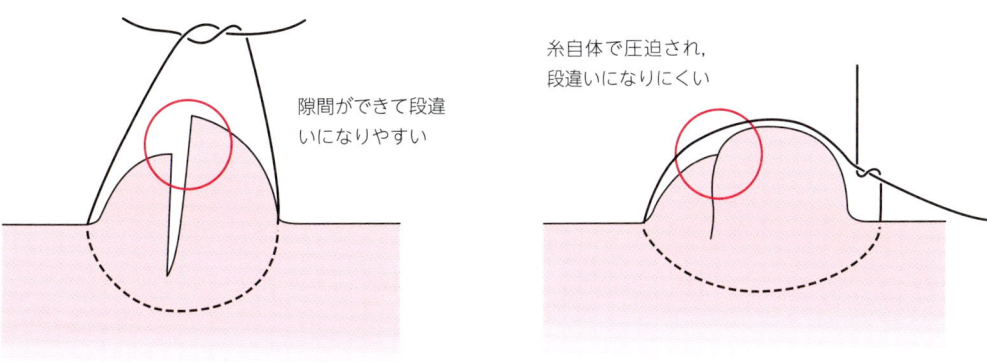

糸自体で圧迫され，段違いになりにくい

〈図3〉段差をつくらない工夫
結紮点を創の真上に持ってくると段違いになりやすい。
横（刺入点側）に持ってくると，段差ができにくい。

秘伝 32 結紮
結紮のかけ声「じわー」

鉗子で挟んだ組織を結紮するときには，思わず「じわー」と声を出してしまう。この「じわー」に合わせて鉗子を解放させつつ，鉗子で挟んだ組織を糸で縛り，点へ収束させるのだ。タイミングが合わないと，締める前に鉗子が外れて大出血となることも……。ややゆっくりとタイミングを合わせることが大切だ。

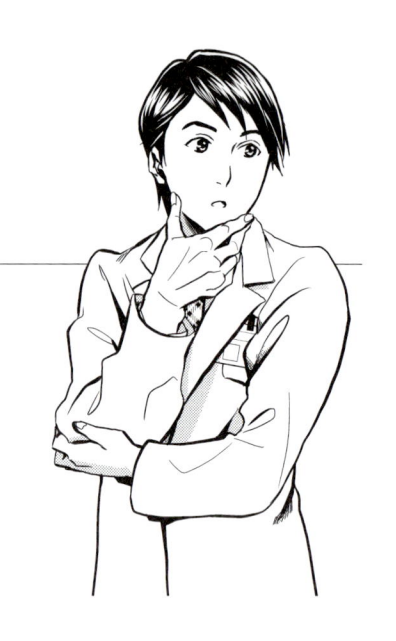

●月×日　深奥部結紮の助手で大喝！

前回（P.74）の結紮では，さんざん失敗してくれたからな。今日は私が自分で結紮するからよく見ておくように。じゃあ，組織を噛んだ状態のこの鉗子をもってくれ。

今日は挽回できるようにがんばります！

偉いじゃないか。その調子だ。ではまず結紮点が上にくるように糸を回す。それで，糸をたぐって結紮点の近くに指をもっていって，左手の引き糸を引く。……覚えたか？

はい！　大丈夫です。

では，結紮するぞー。はい「じわー」。

じ……，はい？　なんていいました？

「じわー」だよ。じわー。

ええと「じわー」ってなんのことですかね。……おまじないかなにかですか。まさか，呪いとか？　呪い！？　え，怖っ！

バカ野郎！　呪ってどうする！　まったくお前は一体何回手術に入っているんだ。「じわー」もわからないとは……。この「じわー」は，鉗子を外すタイミングだよ。鉗子で噛まれた組織は上下からの圧迫をうけて「線」のような状態になっているだろ？　これを結紮して「点」に収束させるわけだ。

確かに鉗子で噛んだ組織の断面は「線」のようですし，結紮した組織の断面は「点」のようです（図1）。

ということは，だ。組織は，鉗子に挟んだままの「線」から，鉗子を少しずつ開きながら糸を締めて「点」へと変形させなければならない。これを成功させるには「結紮をする人」と「鉗子を外す人」とで絶妙にタイミングを合わせることが必要だ。鉗子を一気に離せば結紮が追いつかず，組織から糸がすっぽ抜けてしまう。逆に，鉗子で組織を噛んだままで糸を締めても，鉗子とケンカして糸が締まらずに，結局，糸が抜けてしまうんだ（図2）。

2人で同時に行う作業だけに，タイミングが相当に難しそうですね。

そうなんだよ。そこでこれを解決するのが「じわー」だ。糸を締める人が「じわー」と声に出して結紮すれば，鉗子をもっている人はどのタイミングで鉗子を徐々にゆるめればいいのかわかる。つまりは，合図なんだ。ちなみにこの「じわー」を測定すると0.74秒になる。

0.74秒……っ！　「じわー」にこんな計算されつくした秘密があったとは……っ！

冗談だ。一度も測ったことなんかないよ。でも，みんな体に染みついているのでどのぐらいなのかは表現できないんだよな。

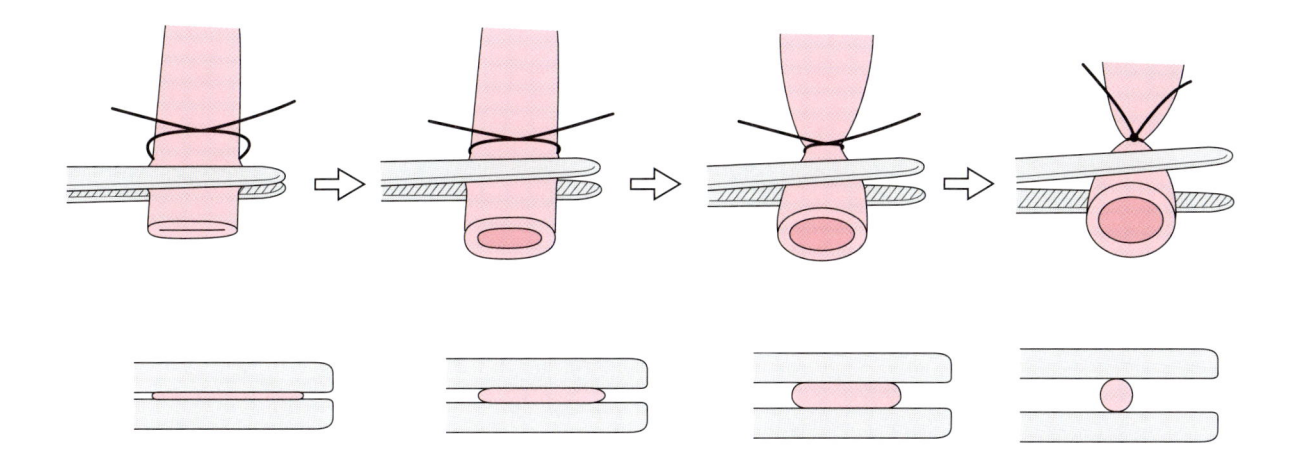

〈図1〉結紮時の組織の断面
鉗子で挟んだ組織は長軸方向に大きく伸びているので，結紮点に収束するためには鉗子を少しだけ緩めないといけない。結紮糸を締めてゆくタイミングと，鉗子をゆるめるタイミングはうまく一致しないといけない。

鉗子を離すのが早すぎると…

鉗子を離すのが遅すぎると…

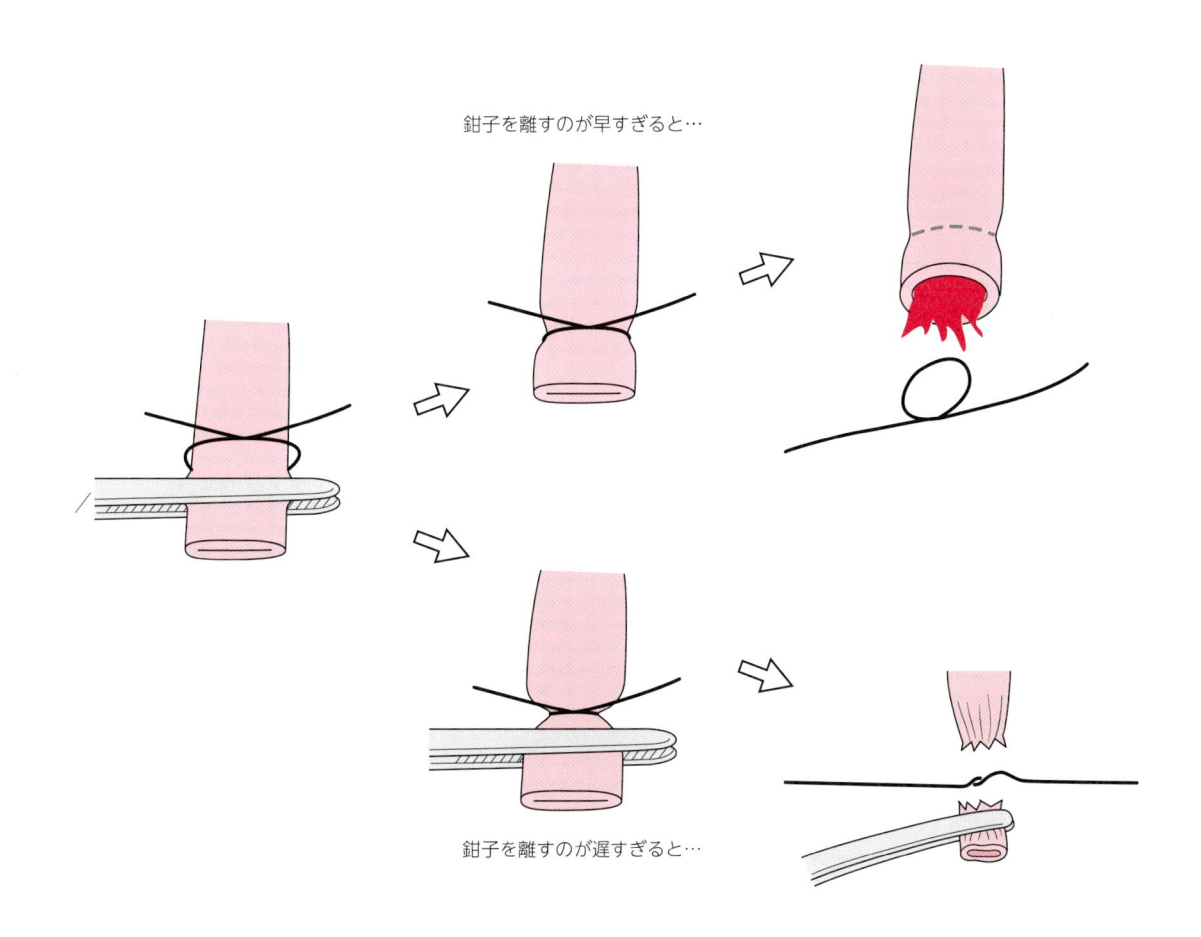

〈図2〉結紮の正しいタイミング
結紮するのが遅ければ切離端が奥に引っ込むので，抜けてしまって出血する可能性がある。逆に，鉗子を離すのが遅ければ鉗子の幅で制限されて糸が締まらない，もしくは無理に締めて組織がちぎれてしまうということになる。結紮の糸が締まるタイミングに合わせて，鉗子を少しゆるめる，すなわち，「点」へと変形できる程度の余裕はあるが，すっぽ抜けるほど弱くはない，という微妙な状況を「結紮をする人」と「鉗子を外す人」とで，作り上げる必要がある。

秘伝 33 結紮

縫合糸が多いときに糸をからませない納め方

操作野が狭い場合などでは，まず先に複数の糸を通し，あとから結紮操作を連続して行うことがある。たくさんの糸があると，どれがペアの糸か，どの順番で結紮すればいいのかがわからなくなって混乱しやすい。順序よく縫合できるよう，はじめからスマートに糸を並べて収納しておくなど注意が必要である。

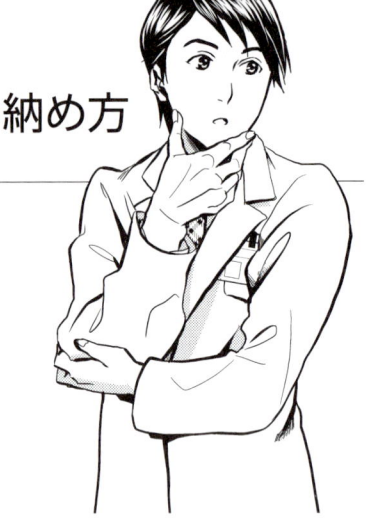

●月×日　雑談中，先生に糸の整理法を教えてもらうものの……

胆管空腸吻合とかで，細い管を結節縫合で縫おうとすると糸が多くて大変でしょうね……。そういえば先生は，そういうときどうされていますか？　やっぱ，一針ずつ縫合するしか方法がないんですかね。

一針ずつ縫合結紮すると，次の針を通すところが狭くなって見えにくくなるからね。それに，結紮の後糸を切ると不安定な切った糸の先が視野をふさいでしまうこともある。一針ずつ先に結紮していくメリットはちょっとみつけにくいかな。

では，基本は先に糸を全部に通しておいて，あとでまとめて結紮する……，ということでいいんでしょうか？

その方法でいいんだが，たくさんの糸をつけたままにしておくのは危険だね。例えば，どの順番で結紮すればいいかわからなくなったり，特に糸がクロスして結紮できなくなったり，問題が生じやすいんだ（図1）。

それは大問題ですね……。糸がクロスしちゃったときは，本当にイライラするんですよ。いったん鉗子を外してほどいて，また糸をかけ直してって……。あー！　考えただけでイライラする！

まあまあ落ち着け。気をつけなければいけないポイントはいくつかあるが，例えば，すでに縫った糸がたるんでいるとクロスしやすい。だからこそ，縫った糸をたるませないよう適度な緊張で牽引することや，縫った糸の順番を間違えないことが大切になってくる。では，後から糸を結紮するときのポイントだが，今言った2点以外で，どうすればいいかわかるか？

え。それ以外の何かいい方法ですか？　まったく思い浮かびませんが……。

簡単な方法は，結紮前の糸の端をモスキート鉗子で噛んで，そのモスキート鉗子を順番に鉗子などへと通しておく方法だよ（図2）。まとめられるし，これが一般的かな。腹膜筋層ぐらい大雑把になるとコッヘル鉗子で噛んで，左右に交互で置いておくだけで十分かもしれないな。いずれにせよ，このあたりの基本は助手がちゃんと，しっかり管理していないとだめだな。

わかりました。助手の仕事をしっかりこなせるようにがんばります！
完璧を目指さないといけませんからね！　糸がこんがらないように，あれ？　こんがらら？　こんこんがらが？　こんがらがらがら？　あれ……？

まったく君は……。しっかりしようとがんばっているんだろうが，滑舌がしっかりしていないんだよな……。

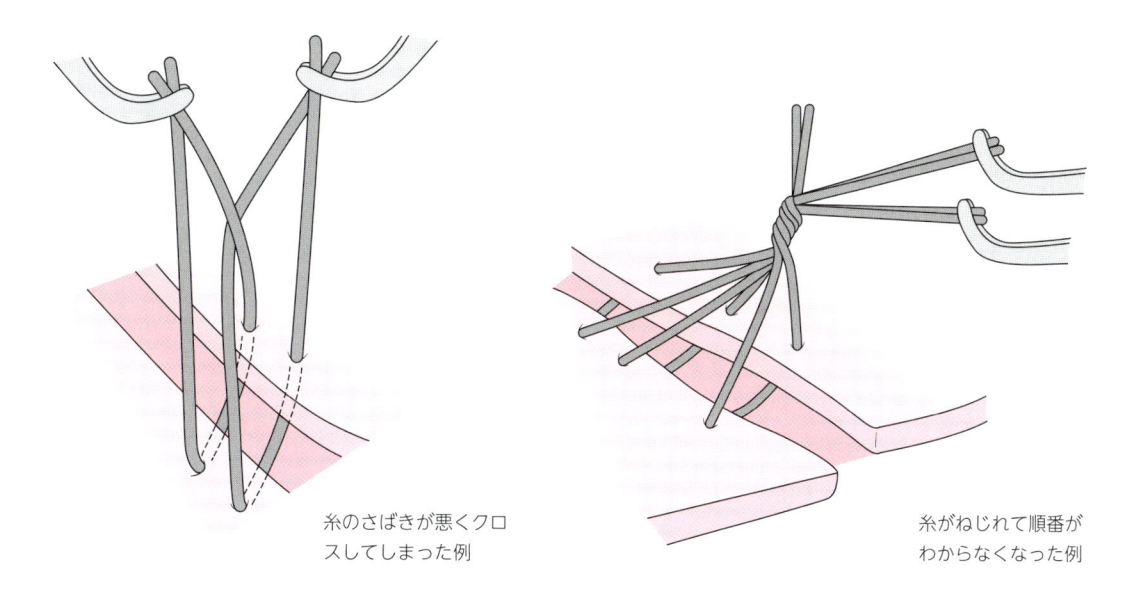

糸のさばきが悪くクロスしてしまった例

糸がねじれて順番がわからなくなった例

〈図1〉縫合糸が多いと問題がおきやすい
胆管空腸吻合などの手術では，1本の管にたくさんの縫合糸を使用することになる。そんなとき，縫った順番がわからなくなったり，糸がクロスしてしまったり，問題が起きやすいので順番や糸のたるみには十分注意する必要がある。

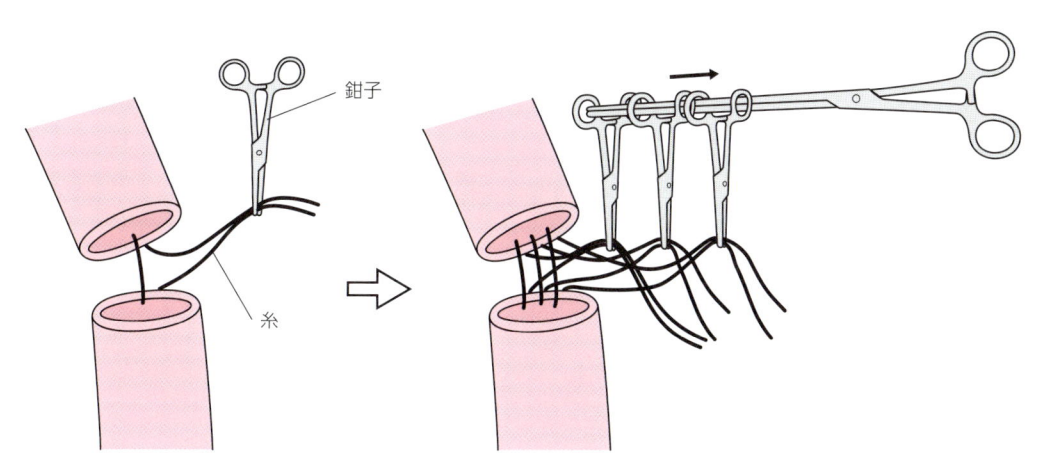

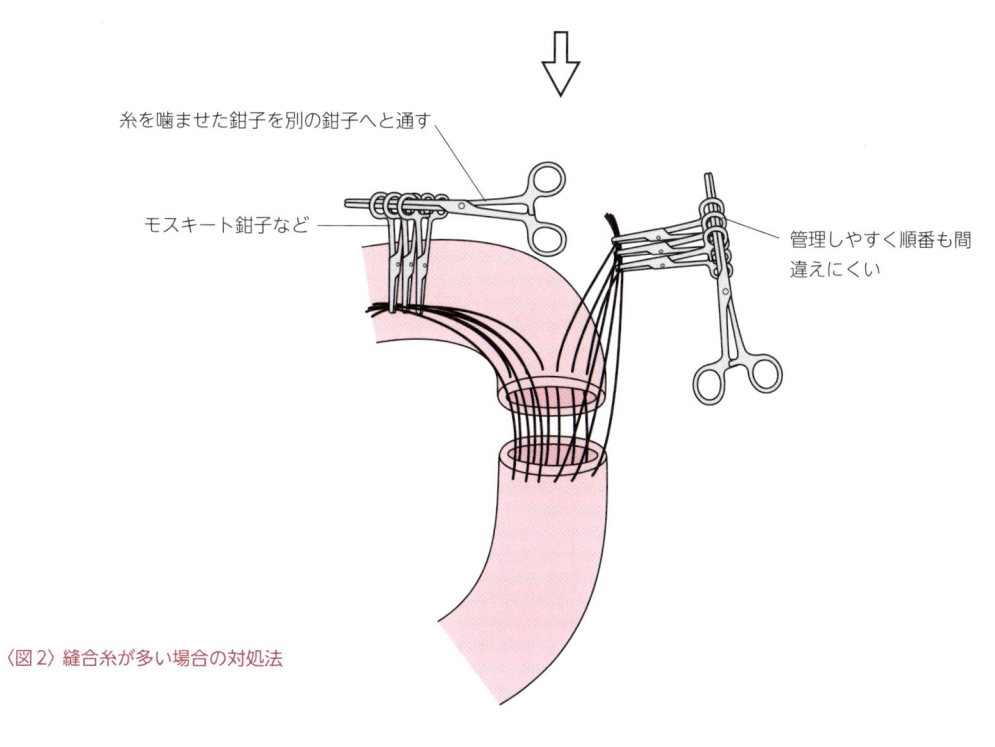

鉗子
糸

針を通したら，糸の端を鉗子で噛む

糸を噛ませた鉗子を別の鉗子へと通す

糸を噛ませた鉗子を別の鉗子へと通す
モスキート鉗子など
管理しやすく順番も間違えにくい

〈図2〉縫合糸が多い場合の対処法

秘伝33

切開・切離
止血
結紮
縫合
把持
剥離
術野展開
吻合
おまけ

秘伝 34

結　紮
動脈は上流から結紮する

動脈の結紮では「上流から下流」の順で結紮するよう気をつけている外科医は多い。これは，「下流から上流」の順で結紮すると，結紮している間に血液が残ってしまい，結紮のしまりが悪くなるかもしれない，と考えるからだ（図1）。屁理屈にしか思えないかもしれないけれど，そこまでこだわってこその外科医である。

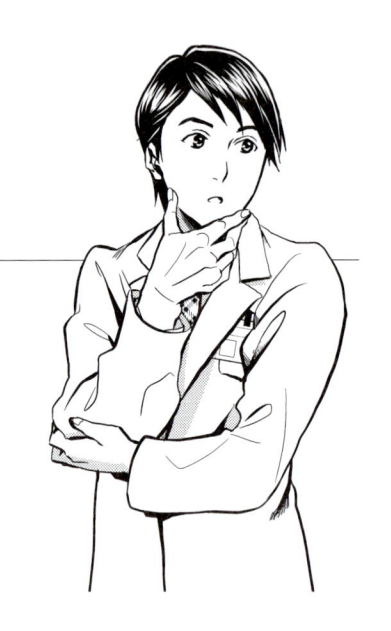

●月×日　左胃動脈根部処理で恐ろしく細かなコツが……

- 私は，助手が結紮したほうが手術のリズムがよいと思うが，術者が結紮したほうがよいなと思うときもある。いつかわかるか？

- 大事な血管，心配な結紮……ですか？

- それもそうだね。でもそれだけじゃなくて，術野の展開を助手が行っているときも，術者が行うほうがいいと思っている。術野の展開を別の人に変えるのは術野の再現性に問題があるし，時間のロスも大きいからな。

- 確かに手術の役割分担と手術のリズムというのは非常に大事ですね。

- ということで。この左胃動脈は，術者である君が結紮してくれ。

- はい！　わかりました！

- ところで動脈を結紮切離する際には，どういう順で結紮すべきだと思う（図1）？

- 何となく中枢のほうが大事なので，中枢が先で末梢が後ですかね。

- 間違えてはいないかな。ただ，個人的なこだわりとしては先に末梢を結紮すると，末梢側と中枢側の結紮点の間に血液がたまりやすいと思ってしまうんだ。

- 結紮点と結紮点の間の血液ですか……。そこまで考えるんですか。

- まあ，こだわりなんだが。結紮点の間の血液量は末梢を先に結紮したときのほうが多くなる。そうするとその圧力で結紮そのものがゆるみやすくなると思うんだ。特に，中枢側に二重目の結紮を加えたりするとパンパンに張った血管の上を結紮していくことになる。どうしても不安になるね。

- そんなに危険なことなんですか？

- そんなことはないと思うよ。「不安」というとちょっと語弊があるかな。長年染みついた習慣だからいつもと違ったことをすると気になるというところかもしれない。

- それ，わかります。自分なりのこだわりですよね。僕も割とうるさいほうでして。我ながら面倒くさいと思うこともしばしばです。

- こだわりは悪いことじゃない。こだわりが多いのは，外科医には多いタイプだしな（図2）。

- そうなんですね。じゃあ，気にせずこだわっていきます！　ところで，先生がいつも医局のTVリモコンを定位置に置かないことが気になって気になって……。

- そのこだわりは，面倒だな……。

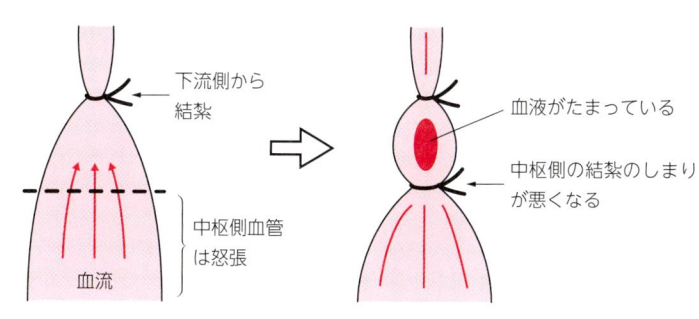

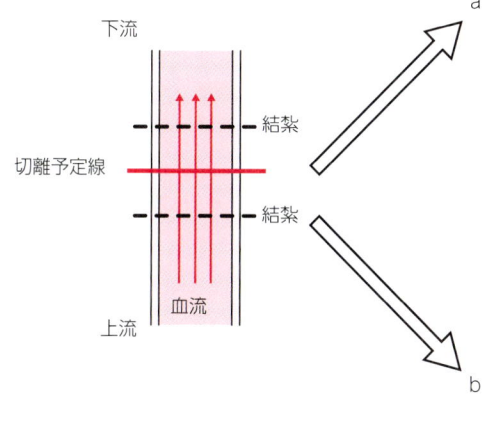

〈図1a〉動脈を下流から上流へと結紮した場合
末梢から先に結紮した場合，末梢側と中枢側の結紮点の間に血流がたまる。血液がたまった分，圧力によって結紮のしまりは悪くなってしまう。

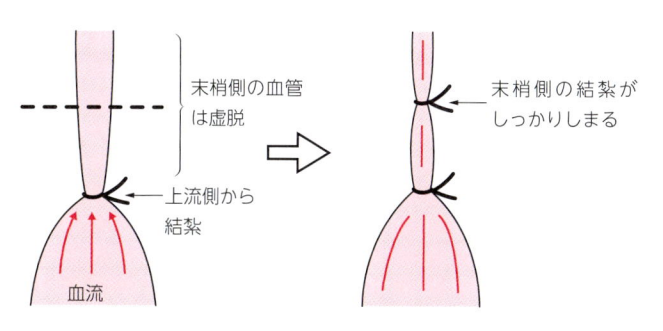

〈図1b〉動脈を上流から下流へと結紮した場合
中枢側から先に結紮した場合，末梢側の血管内は血流が止まっているため，虚脱する。それによって結紮をしっかりしめることができる。二重結紮するときも動脈は中枢側から順番に二重結紮しないと，間に血が残ってしまう。

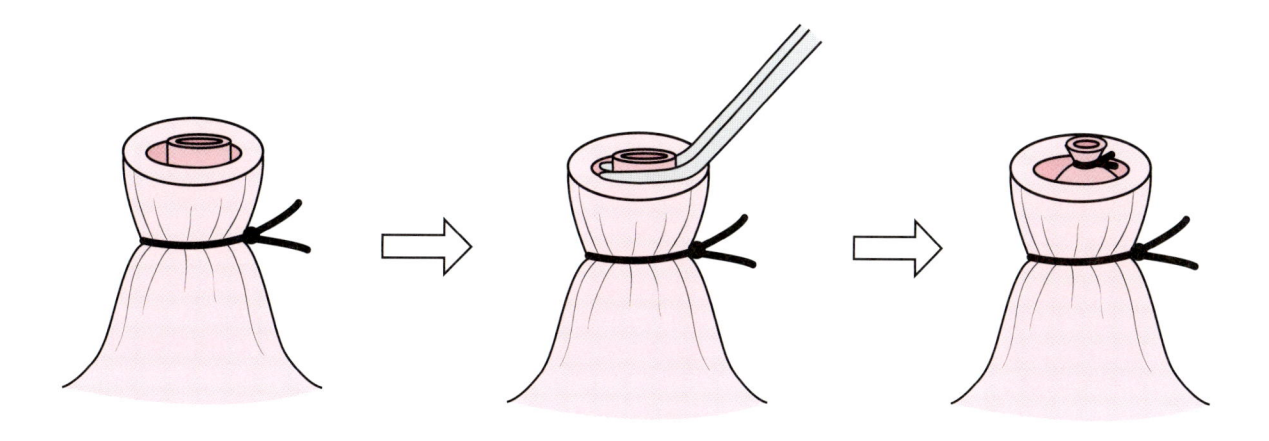

〈図2〉集簇結紮した後に一度切離し，結紮を追加する二重結紮
二重目の結紮では周りの組織ごと結紮するのではなく，血管のみを鉗子でつまみあげ，細い糸でしっかり結紮する方がよい。
例えば，左胃動脈などは動脈周囲に神経があり，一重目の結紮は神経ごとに結紮することがあるが，二重目は血管のみを同定して結紮するほうが確実性が高い。

秘伝 35 結紮
引き糸で組織を裂かない

組織にとっての凶器は，針だけではない。組織を引っ張ったりつなげたりする糸だって，凶器となる。例えば，糸が出てくる方向と引っ張る方向が一致しなければ，組織が裂けてしまうことだってありえる。この方向を一致させるために鑷子を使って力のベクトルを変換すれば，組織へのダメージを最小限にできる。

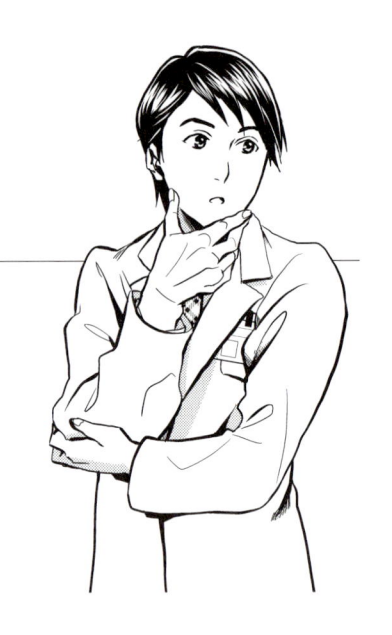

●月×日　イレウスの腸管切除でミステリー……

── 浮腫の強い腸の縫合は気を使いますね。

── そうだな。ミスは絶対に許されないものだからな。今のところうまくいっているよ。

── 漿膜筋層縫合を追加しておこうと思います。いいでしょうか。

── ああ。そのほうがいい。

── 3-0バイクリルのコントロールリリースでいいですか。

── 適切な選択だ。漿膜筋層は，圧や張力に耐えるという意義が大きい。技術的には高度な縫合になるが，どこに注意する？

── やはり，浮腫が強くて脆弱な組織なので組織を裂かないことですね。具体的には，かける組織が浅くなると裂けやすいので，結紮のときもゆっくり締めていこうと思います。

── よろしい。ではやってみろ。

── はい！　……あっ，出した方の針穴が裂けてしまった！　深く取ったはずが……。

── 惜しいね。運針での針の抜き方には気をつけていたみたいだけれど，もう1つの凶器を忘れていたようだね。

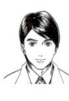

── もう1つの凶器？　ミステリーじゃあるまいしそんな危険なもの，針以外にありますか？

── あるじゃないか。糸だよ，糸。結紮のときに糸は凶器となり組織を裂くことは知っていると思うが，実は運針のときも糸は組織を裂いているんだ。右利きの人は右から針を入れて左に抜く。そして，そのまま持針器を持った手を右に戻してくる。つまり，糸は右，左，右という動きをするね。この瞬間，左にあたる針を抜いた穴に力がかかるんだ。

── 確かに引きつれの力が発生しますね。……でも，それって防ぎようがないのでは？

── 絶対に安全なわけではないが，いくつかある。糸をできる限りゆっくり運針の方向へ抜く方法と（図1），左手に持っている鑷子に糸を引っかけて力の方向を変える方法（図2）がある。

── 力の方向を変える，ですか。難しそうですね。支点とか力点とかいうアレですかね。

── 実際にみれば難しくないよ。滑車の要領で針穴の先に鑷子をおいて，そこをくぐらせて糸を手前に引くんだ。ラパロの縫合結紮でもループを作りやすくするためによく使うだろ？　あの方法だよ。

── これなら簡単そうだ。やってみます！

○ ×　裂けてしまう

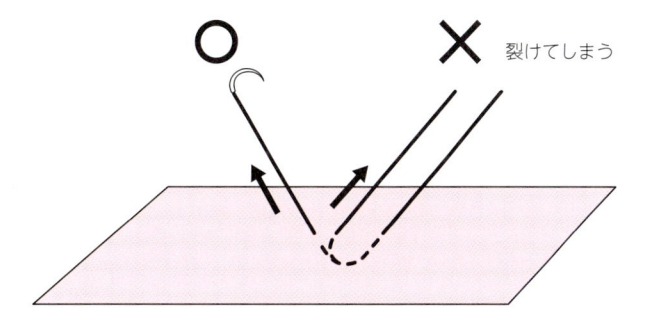

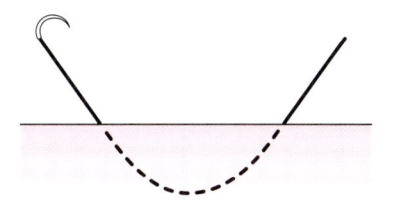

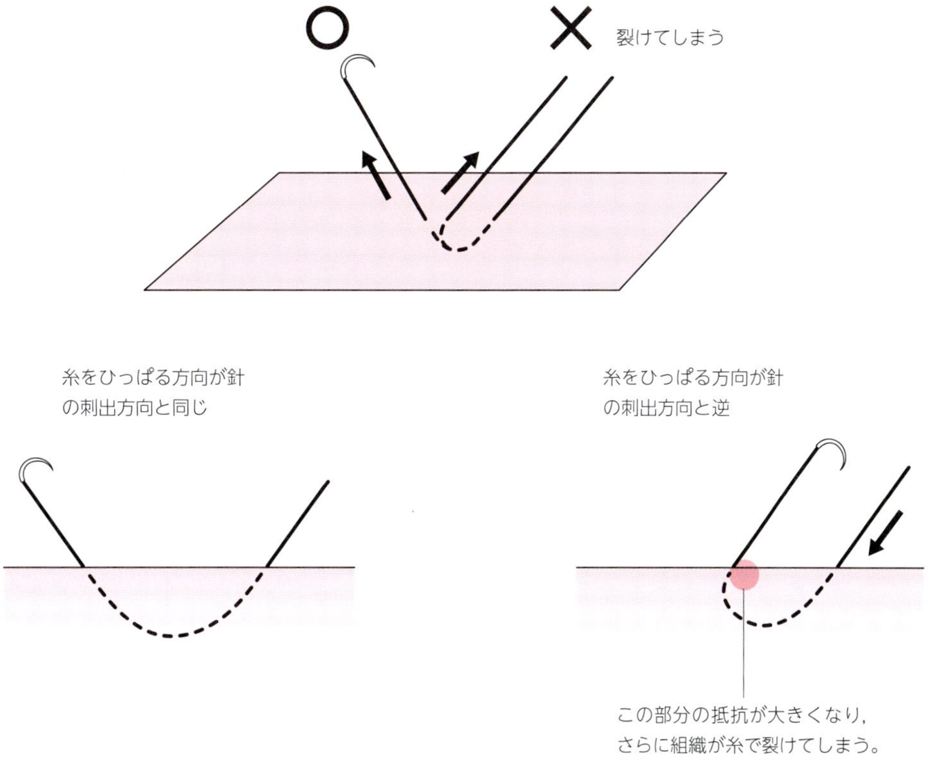

糸をひっぱる方向が針　　　　　　　糸をひっぱる方向が針
の刺出方向と同じ　　　　　　　　　の刺出方向と逆

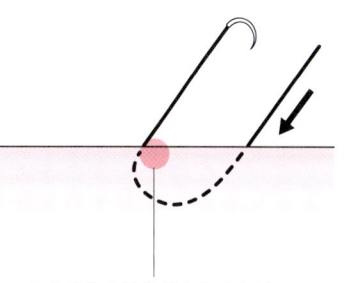

この部分の抵抗が大きくなり，
さらに組織が糸で裂けてしまう。

〈図1〉糸の刺出

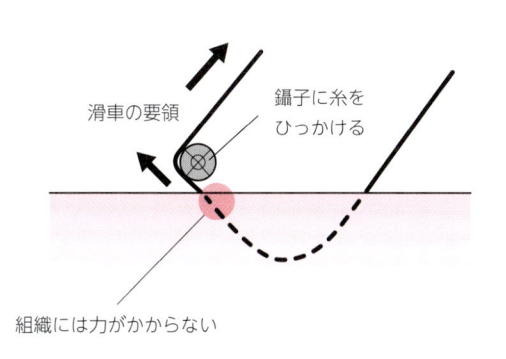

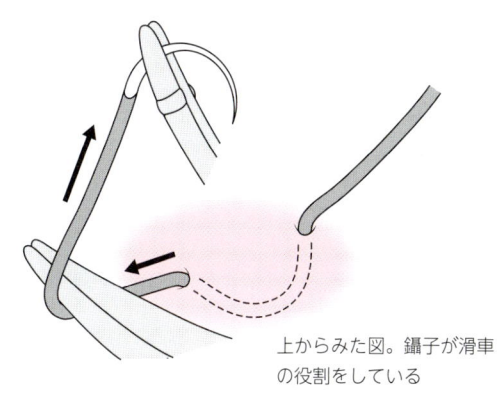

滑車の要領　　鑷子に糸を
　　　　　　　ひっかける

組織には力がかからない

上からみた図。鑷子が滑車
の役割をしている

〈図2〉滑車式の養生

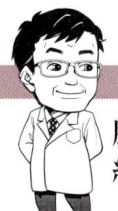

A professor's advice
腹腔鏡下手術で起こりえる組織の「裂け」問題

特に腹腔鏡下手術では，ショートテールの長さ調整や，Cループの形成時にロングテールを牽引する動作をする。その際，ロングテールを引く方向を考えないと，exitpointに緊張がかかり，組織が裂けてしまう危険性がある。

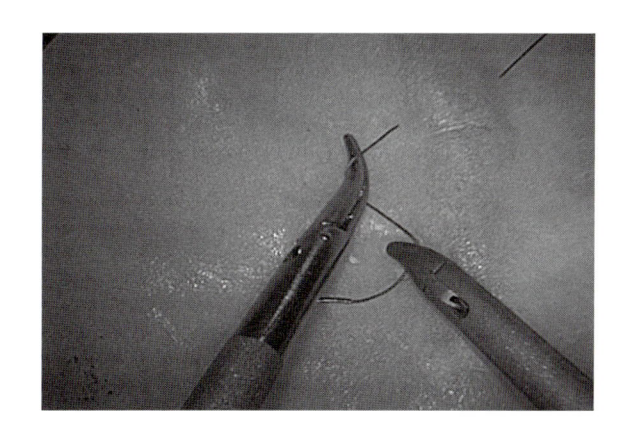

秘伝35

切開・切離

止血

結紮

縫合

把持

剥離

術野展開

吻合

おまけ

085

秘伝 36 結紮
血管内膜を裂かない結紮

結紮にあたって，糸の太さを選ぶのは大変に難しいことである。それは，太い糸には太い糸の，細い糸には細い糸のメリット・デメリットがあるからだ。だからこそ，糸の特性だけでなく，結紮する部位のことをよく理解しておく必要がある。その場その場の状況に合わせて，適度な太さの糸を選択するようにしたい。

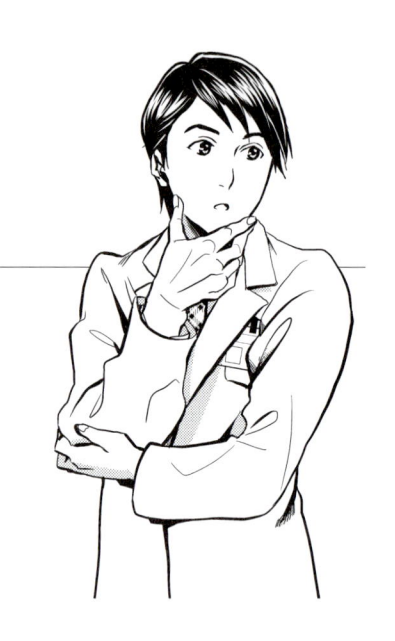

●月×日　右胃大網動脈の手術映像を観ていたら，糸選び問答に……

― お，右胃大網動脈の手術映像を観ているのか。動脈の結紮部分だね。映像だと太めの糸を使っているようだが……，君は普段，どんな基準で糸の太さを選んでいる？

― 血管が太ければ糸も太く。細ければ糸も細く。自分，直球勝負ッス！

― ……君らしいな。糸の力だけに注目するならいいが，もう少し知性の光る回答が欲しいな。では，太い糸の弱点を知っているか？

― 「大は小を兼ねる」といいますし，特にないように思いますが……。違うんですか？

― うん。実は，太い糸のほうがゆるみやすく，抜けやすいという弱点がある。糸が太ければ，糸と糸の間に隙間ができやすいし，糸自体に弾性がでやすいだろう？　隙間や弾性は，ゆるみや抜けに繋がりやすいんだ（図1）。

― つまり，細い糸のがいいんですか？

― 抜けにくさだけを考えればな。細い糸は組織に食い込むので抜けにくいのは事実だ。

― うーん。でもこの映像の動脈だと，やっぱり細い糸だと心配です。僕も太い糸を選んで，力一杯抜けないようにすると思います。

― それも1つの手だ。ついでに細い糸の弱点も教えておこう。……だが，いったん観点を変えて動脈の特性を考えてみる。血管の「内膜」と「中膜（外膜）」，筋が強いのはどっちで，動脈硬化を起こしやすいのはどっちだ？

― 筋が強いのは，層を含んだ「中膜」で，動脈硬化を起こしやすいのは「内膜」です。

― 正解！　つまり「内膜」は，動脈硬化によって硬く，もろくなりやすいから，糸で力一杯締めると内膜は断裂するんだよ。動脈を結紮したとき，オカラみたいな組織が取れてくることがあるだろ。アレだ。断裂した内膜ははがれて取れやすいが，うかつにとったらだめだぞ。内膜がなくなると，残った中膜だけを結紮している糸はゆるんで抜けやすくなって，出血のリスクが増えるんだ。内膜を結紮する糸は，同じ力なら細い糸のほうが内膜の断裂を起こしやすい（図2）。

― 動脈の結紮では，細すぎる糸は危険性が高そうですね。断裂，怖いです……。

― だから，太い糸を使っていてもゆるまないよう二重結紮することは有効なことだね。あと，締めるときにゆっくり「じわー」と締めることで内膜断裂は起こしにくくなるぞ。

― じわー？　なんか前にも聞いた気が……

― P.78参照な。じわー，便利だぞー。

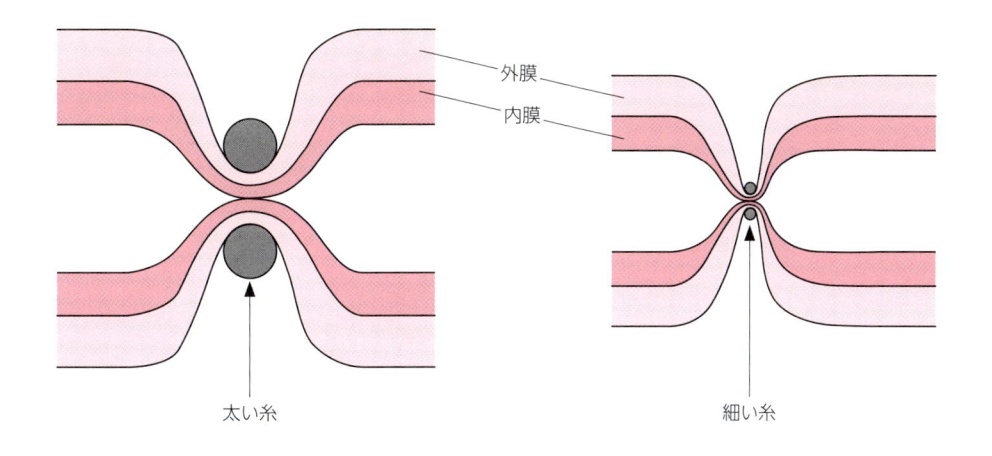

〈図1〉太い糸と細い糸の結紮の違い
太い糸は上部で切れにくいが，組織に鈍角で食い込み，さらに糸自体の弾性もあって，中の組織がズレやすい。一方で細い糸は鋭角で食い込むのでズレにくいが，締めすぎると組織が断裂することになる。

A：太い糸がすっぽ抜ける原理

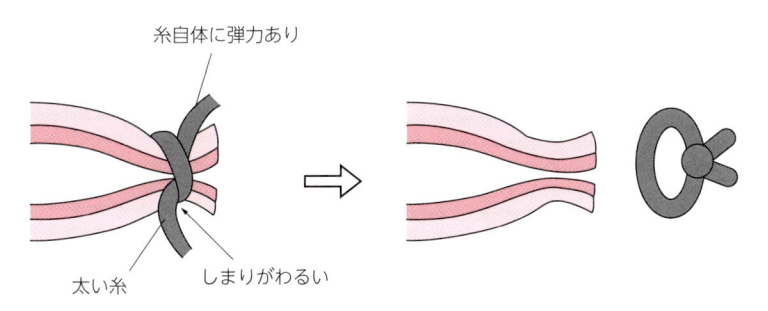

糸自体に弾力あり
太い糸
しまりがわるい

B：細い糸がすっぽ抜ける原理

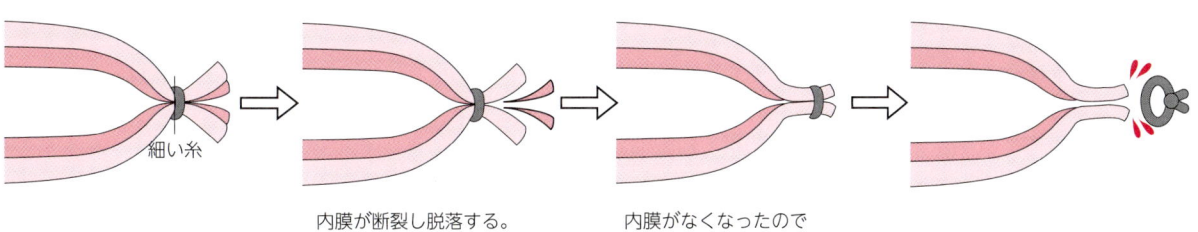

細い糸

内膜が断裂し脱落する。外膜は線維成分が多いので断裂しない

内膜がなくなったので組織が緩んでだんだんズレる

〈図2〉太い糸と細い糸，すっぽ抜けのメカニズム

秘伝 37 結紮
ゆるまない結紮 slip knot を使いこなす

第一結紮を何度やり直してもゆるんでしまう．すると，術者はだんだん機嫌が悪くなる．さらに外科結びをしてもゆるんでしまったとなると，もう焦りで大変だろう．そんな時には slip knot を使おう．使える場所は限られるものの，ゆるまないという点では大分確実性が高い方法となる．

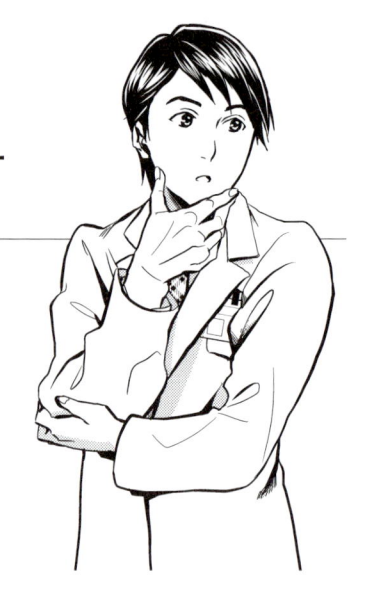

●月×日　術中になんと「ハードロック」が…

せんぱーい！　第1結紮が何度やってもゆるんでしまうときがあるのですが，緩まないコツとかないんですか？　できればかっこいいやりかた希望です！

また，その話？　それもかっこいいやりかたって……図々しいわね．ええと，前の時は皮膚結紮でロックの話をしたのよね．今度は胸壁か．皮膚よりも遙かに力が強いわね．これじゃ外科結紮もロックも刃が立たないな……．

そうなんですよ！　ビシッといいやつを教えてください．ビシッと！

じゃあ，「slip knot」がいいわよ．第一結紮と第二結紮をまとめて締める方法で腹腔鏡手術でもよく使われる方法なの．
まず片方の糸を直線化しておいて，もう片方の糸を直線化してある糸に2回女結びの形で絡ませるの．それで直線化してある糸を手前に牽引すると，自然と結び目が締まっていくわ．最後に，男結びの形になるように結紮を追加して，ゆるまないようにするといいわ（図1）．さ，やってみて．

……うーん，実際やってみると意外と難しいですね．糸が思うように滑りません．

片方を完全にフリーにして直線化した糸だけを強く引くのがコツね．

本当だ！　片方だけ引っ張ったら締まりました．手を離しても……，ゆるまない！　これ，いいですねー．

ただ忘れちゃいけないのは，組織に強い引っ張る力がかかる結紮ってこと．使えるのは，胸壁，腹壁，皮膚ぐらいかしら．他の組織でやったら組織がちぎれちゃうかもしれないからね！
ラパロでやるときも途中までやわらかく「slip knot」でやっても，最後は鉗子同士で直線化させて締めるのが原則よ（図2）．

はい，気をつけます．

ちなみに，「slip knot」ってひもの片方（直線化された方）を抜くと結び目が消えてしまうことから，手品でも多用される結び方なんですって．

へえ〜．いろいろなところで役に立っているんですね．

あと，「SlipKnoT」っていう有名なメタルバンドがいるんだけど，そのバンド名の由来は絞首刑の縛り方からきているそうよ〜．

絞首刑……．えーと，いろいろなところで役に立っているんです……ね？

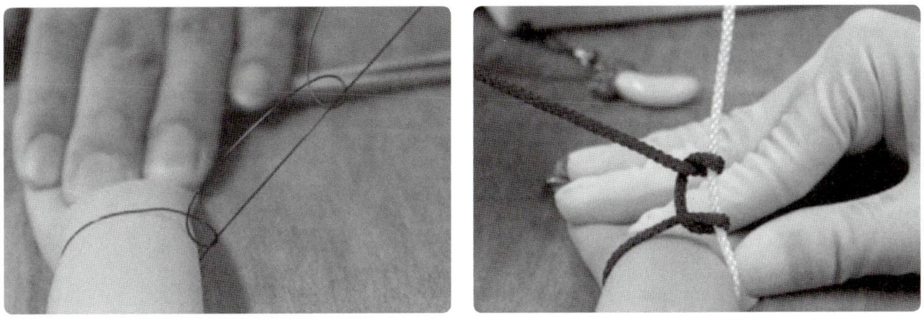

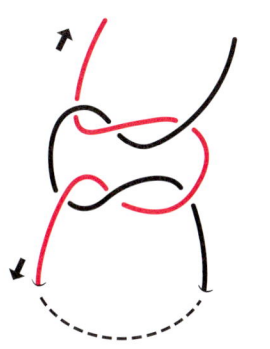

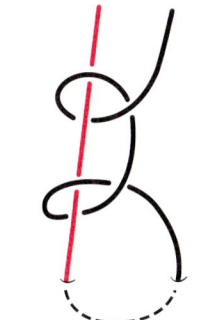

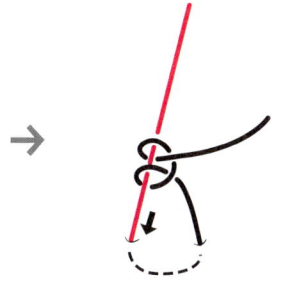

〈図1〉Slip knot の結び方
完全に直線化し，少し外側に強く引く。少しでもゆるめるとくびれができるので摩擦でゆるみにくい。男結びを追加することが一般的。

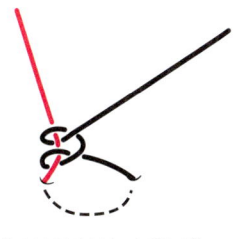

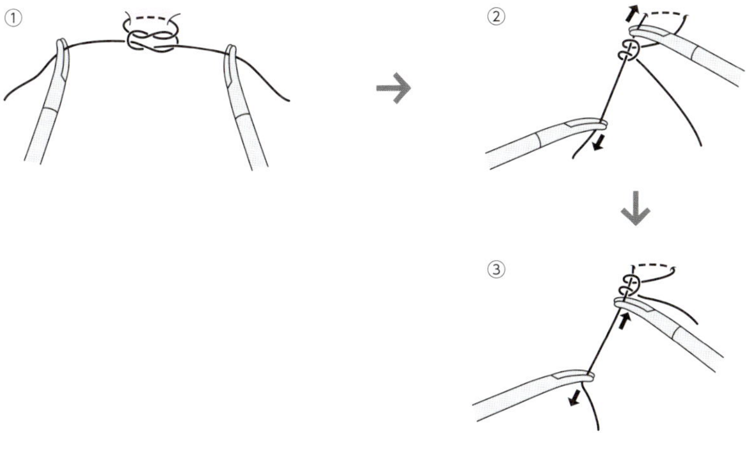

赤い糸をゆるめるとくびれができるのでノットが進まない。

〈図2〉腹腔鏡下手術時に気をつけたいポイント
Slip knot は，腹腔鏡下の手術時に特に使えるテクニックである。はじめから糸を直線化することは難しいため第二結紮ののち，片方の糸を両方向に牽引し直線化する（②）。直線化することで結紮点をスムーズに押し込むことができる。

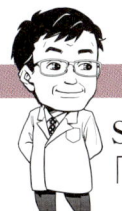

A professor's advice
Slip knot 以外にもある「ゆるみにくい結紮法」

どうしても緩みやすいときは，ほかの方法としてモスキート鉗子を使う方法がある。やり方は，1重目の結紮点をモスキート鉗子で軽く把持し，2重目の結紮をする瞬間にモスキート鉗子を離すというもの。第一結紮の結び目を軽く掴んでおくことで，糸がゆるみにくい結紮が行える。

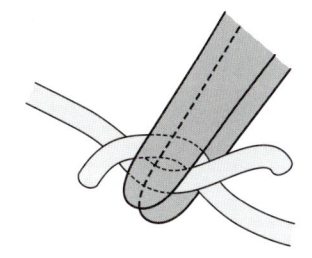

モスキート鉗子でゆるく噛む。弱い力でも糸はゆるまない。

秘伝 38 結紮
静脈が先？ 動脈が先？

臓器を切除する場合，静脈と動脈，どちらから先に結紮するべきなのだろうか。どちらにもメリットデメリットがあるので，ケースバイケースというのが正しいところ。例えば，surgical trunk など静脈のほうが浅く位置し，裂けやすいケースがある。その場合，動脈は少々のことでは裂けないので速やかに静脈から処理したい。

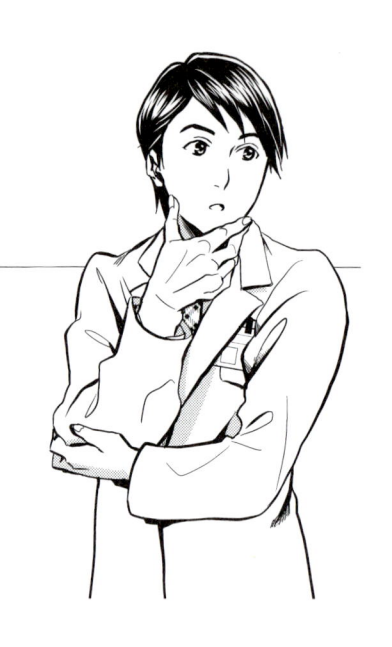

●月×日　どっちだって変わらないと思っていたんですけど……

臓器を切除する際は，動脈と静脈どちらを先に結紮すべきだか考えたことあるかい？

一度も考えたことありませんでしたよ。見えた順に切ってると思ってました。

……それもひとつの考えだが……，動脈と静脈が同時に見えていたらどうするんだ？

はっ!!　その可能性がありましたか。……そうですね，静脈を先に結紮すると，臓器がうっ血するのでよくないと思います。

そうだね。特に，脾臓のように血液が大量に貯留する臓器では，静脈を先に結紮すると，激しくうっ血し，脾臓を摘出した際の失血量が多くなってしまうんだ（図1）。

だから脾臓を摘出するときは，通常動脈を先に結紮するんですね。じゃあ，臓器の切除は動脈から先にするのが基本ってことなんですね。

うーん，それが，そう一概にもいえないんだよね～。例えば，癌手術の場合はどうだと思う？

え，どうって……。う～ん。動脈からでいいんじゃないですか？

癌手術の場合，動脈から切除すると，術中操作で癌が揉み出されて，経静脈的に散布される可能性があるといわれている。だから，腫瘍部近傍の操作よりも，血管処理（特に静脈）を先に結紮したほうがよいかもしれないね。癌の血流遮断を No-touch isolation technique というんだが，普通は静脈が先だ（図2）。

癌細胞の揉み出しですか？　本当にあるんですかね。

遺伝子レベルではあるらしいがね。それは研究者の先生方に任せるとして，手術の安全上は静脈を先に処理したほうがよい場合も多いんだ。

「安全上」はって……，癌の揉み出し以外に，なにか理由があるんですか？

ああ，動脈と比較した場合，静脈は圧倒的に裂けやすいんだ。動脈は少々引っ張ろうが裂けるということはまずない。腸間膜など動静脈がセットになっている場合も，安全上は先に静脈の結紮をするべきだろうな。

使い分けが難しそうですが……，余裕があるときは動脈，余裕がないときは静脈ということですかね？

まあ，それが丁度良い着地点というところかな～。

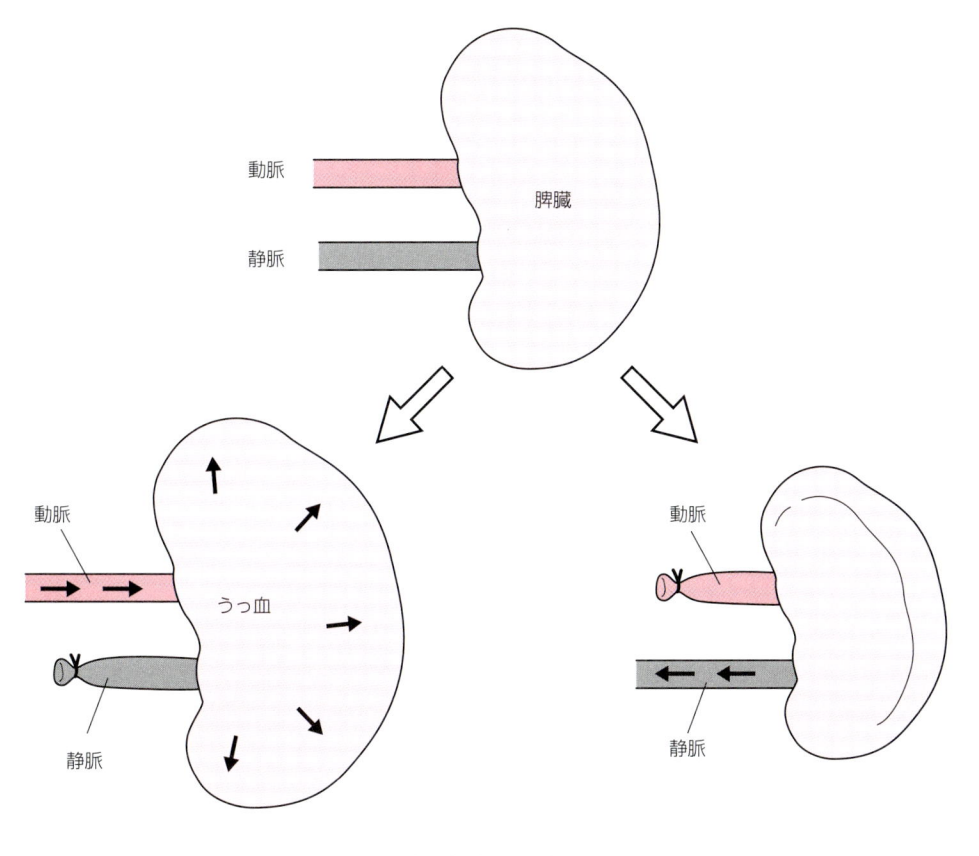

〈図1〉静脈から結紮：うっ血に注意

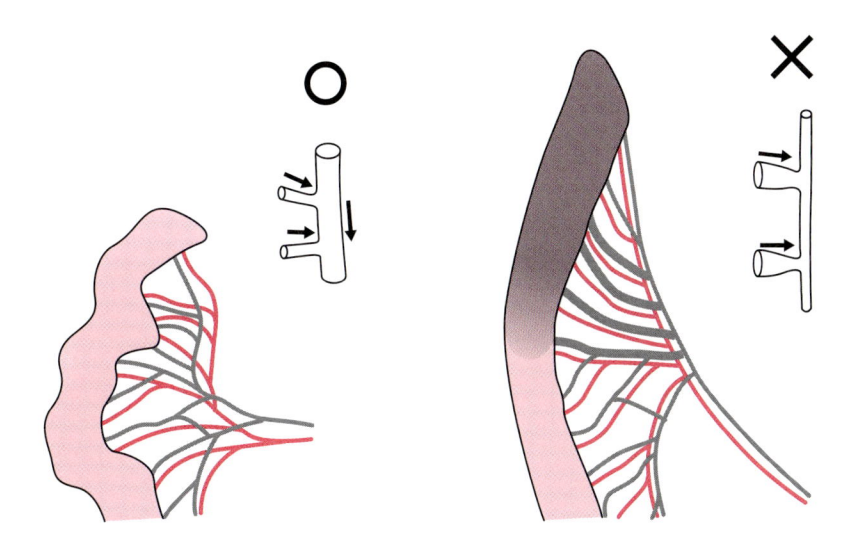

〈図2〉腸管の挙上と静脈うっ滞
　腸が持ちあがる高さは腸管ではなく栄養血管の長さによってきまるのでしばしば血管に緊張がかかることがある。動脈壁は筋肉が厚いので緊張がかかっても流れは変わらないが，静脈に緊張がかかると内腔が虚脱して流れなくなることがある。腸管を挙上すると静脈うっ滞がおこることがあるので緊張がかからないことが大事である。

秘伝 39 結紮

結紮は何回？

通常の絹糸であれば，結紮は2回で男結びになれば完成だ。しかし，心配なときには3回結ぶことがある。バイクリル®やモノフィラメントではさらに多めに結紮したい。また，外科結びのときは第一結紮と第二結紮の幅が異なるので2回ではゆるむ可能性がある。糸の弾性や滑りやすさ，結び方によって，結ぶ回数を調整したい。

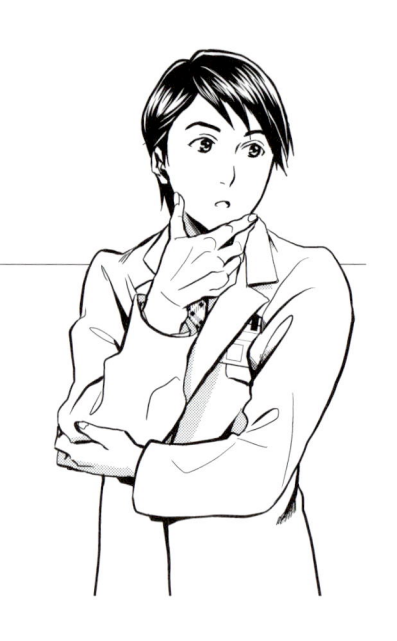

●月×日　しっかりきっちり結びたいのは山々ですよ……

－結紮は何回すればよいかわかるか？

－それが，2回ぐらいまでは教科書にも書いてあるんですけど，それ以上は具体的に何回とか，あんまり書いてないんですよね。

－結紮方法と，使用している糸の種類，結紮する対象により使い分ければいい。例えば，絹糸はゆるみにくいから，基本的には男結びであれば2回でいいだろうな。ただし，絶対にゆるんでは困る結紮はさらに1回結紮を追加して3回結紮したほうが無難だ。また，切除側の術中のみ止血できていればよい場合は，2回で十分だな。

－僕は，根拠はありませんが，絹糸は3回，バイクリル®は4回，腸管吻合のときの連続吻合は6回です。悩むのがモノフィラメント合成吸収糸で4回にしていますが，太めの固い糸はそれでもほどけそうな気がして。

－結構，慎重派なんだな。たしかに，モノフィラメントで結紮した後を見てみると，術中にもすでにゆるみかけている場合があるな。糸の弾性や滑りやすさを考えると，3回以上結紮したほうがいいだろうね。

－なにか特殊な例はありますか？

－slip knotは基本的にプラス1回結紮しないといけないな。あと，興味深いのが外科結紮だ（図1）。第一結紮を外科結紮で普通の男結びをした場合と，逆に第一結紮を普通で第二結紮を外科結紮にした場合ではゆるみがまったく違うんだ。

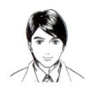

－どういう意味ですか？

－外科結紮と通常結紮では糸のひねりの回数が違うから，結紮点の幅が変わる。ズームするとそういうことになる。

－屁理屈のような気もしますが……，それが何か意味があるのでしょうか？

－幅の狭い通常結紮は，幅の広い外科結紮に合わせようとするんだ。通常の外科結紮の場合，第二結紮がゆるむので糸が外れやすくなる。だから，外科結紮のときは必ず3回の結紮が必要だ。第二結紮が外科結紮の場合，これをreverse surgeon's knotというが（図2），幅合わせでゆるもうとするのは第一結紮の側だが，それは組織を含んでおり簡単にゆるむことはできない。だから通常の2回結紮の場合，外科結び，男結び，reverse surgeon's knotの順でゆるみやすいんだ（図3）。

－そうなんですか。なんか，だまされているような気がしますが……

－信ずる者は救われる，だよ。救われとけ，救われとけ。

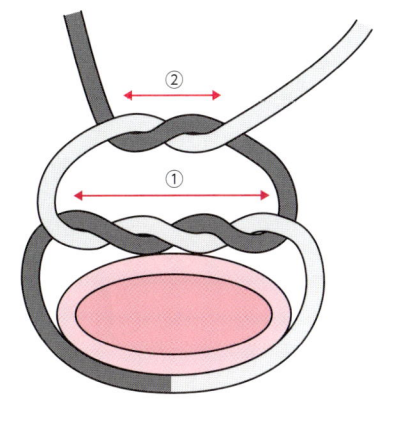

第一結紮（①）が外科結紮のとき，第二結紮（②）と結紮の幅が異なる。ゆえに第一結紮により第二結紮がゆるむ方向の力が発生する。

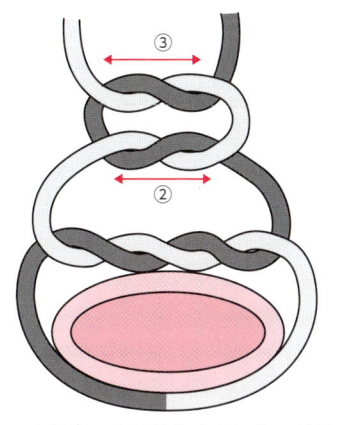

この場合，3回結紮すると第二結紮（②）と第三結紮（③）は同じ幅なのでゆるまない。

〈図1〉外科結紮では3回が基本

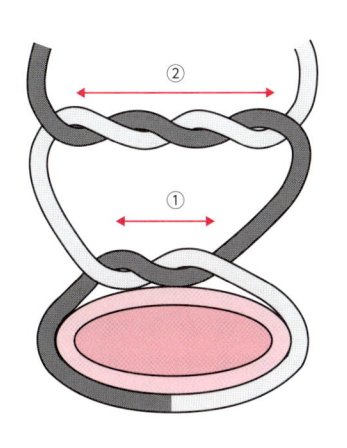

〈図2〉Reverse surgeon's knot
Reverse surgeon's knotでは第二結紮（外科結紮）により第一結紮をゆるませようとする力が発生しても，組織を締めているのでそれ以上ゆるむことははい。2回結紮ではもっともゆるみにくい結紮である。

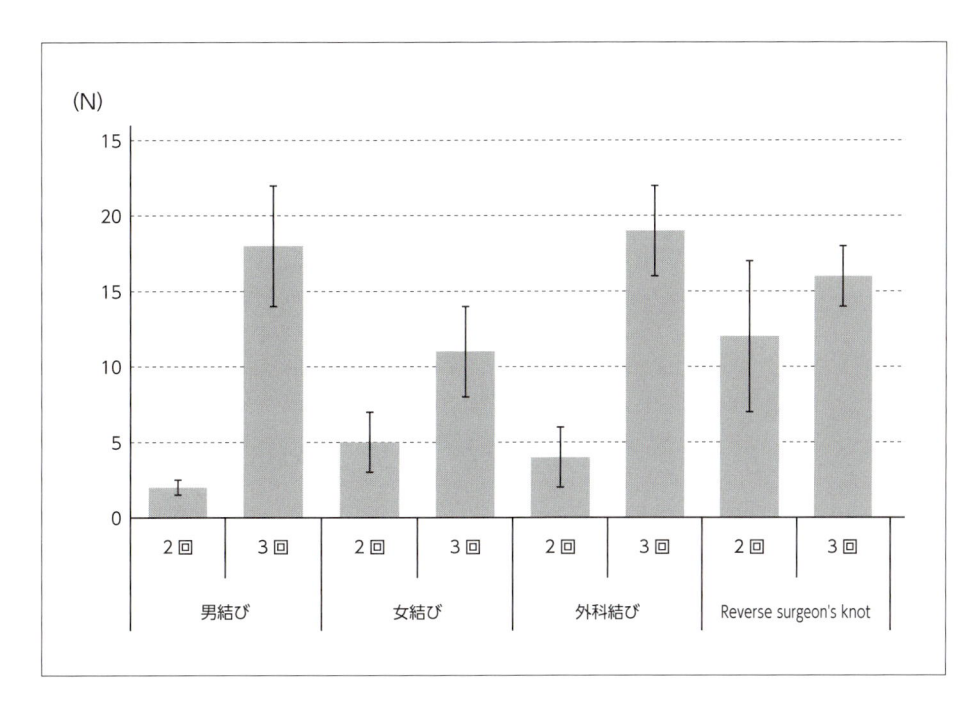

〈図3〉結紮法・結紮回数と結節保持力（ゆるみにくさ）の検討
PDS*Ⅱ（ETHICON：モノフィラメント合成吸収性縫合糸）を使用
清水潤三ほか：合成吸収性縫合糸に適した結紮法の検討. 手術 63：637-642, 2009より一部改変

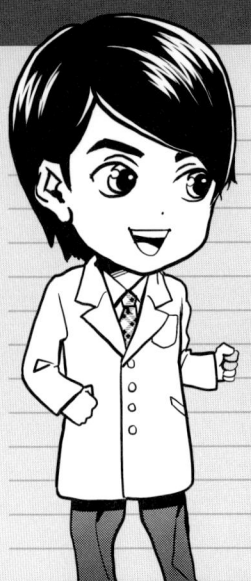

大村くんマンガ④
なんてカワイイ子！

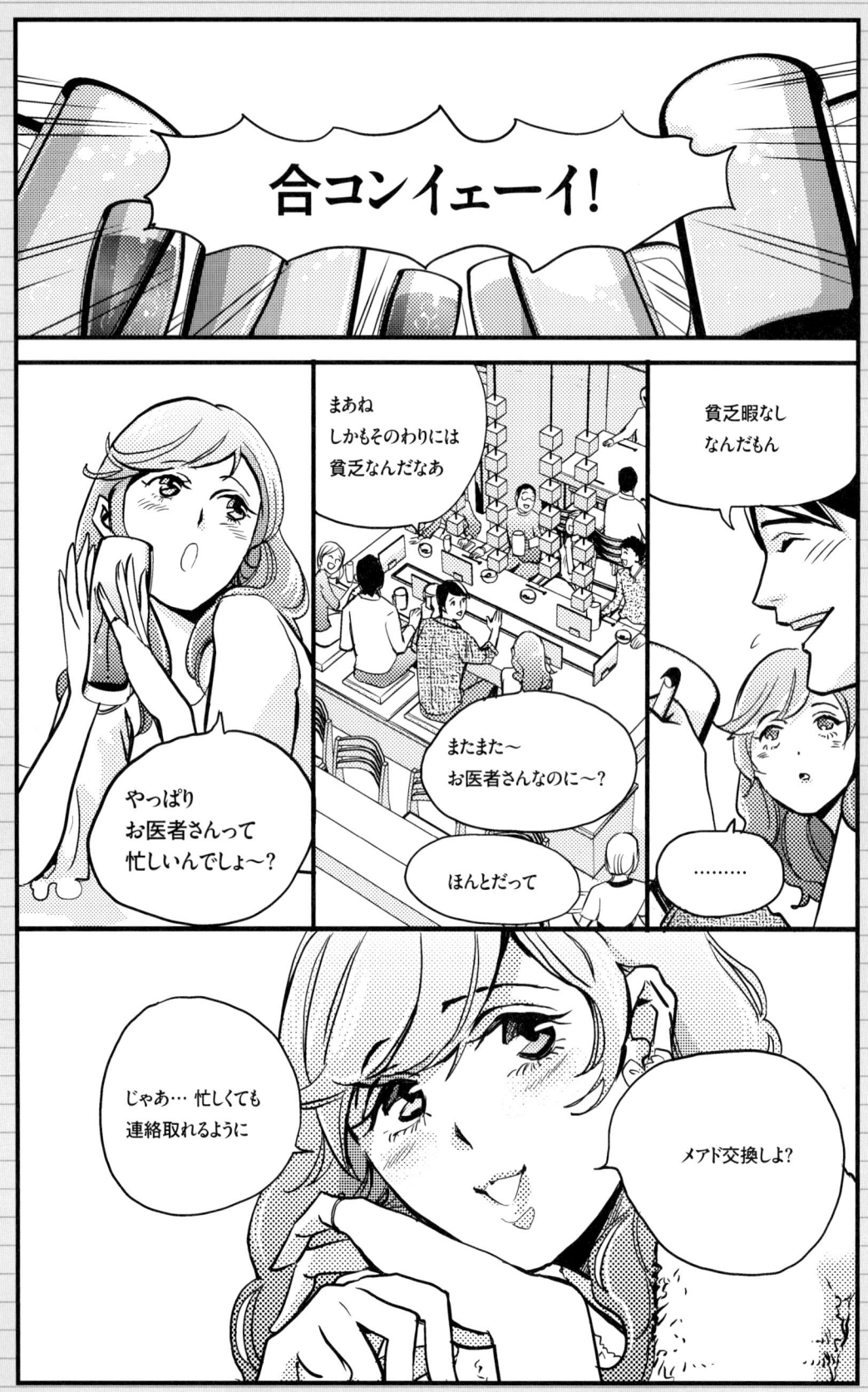

合コンイェーイ!

貧乏暇なしなんだもん

まあね しかもそのわりには貧乏なんだなあ

またまた〜 お医者さんなのに〜?

ほんとだって

やっぱりお医者さんって忙しいんでしょ〜?

………

じゃあ… 忙しくても連絡取れるように

メアド交換しよ?

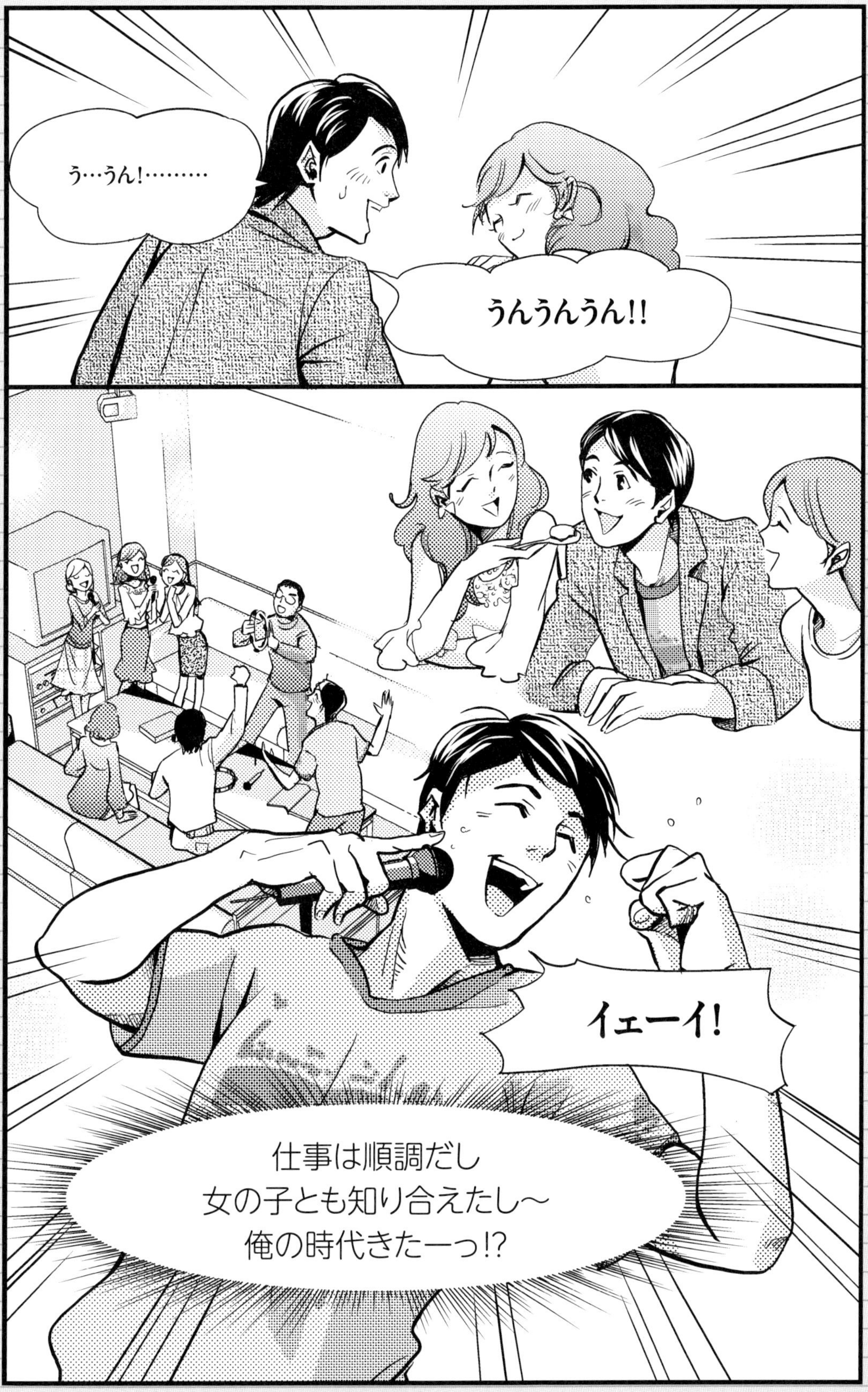

どれだけ調子に
ノってるんだか…。
次は「縫合」,
気を引き締めて！

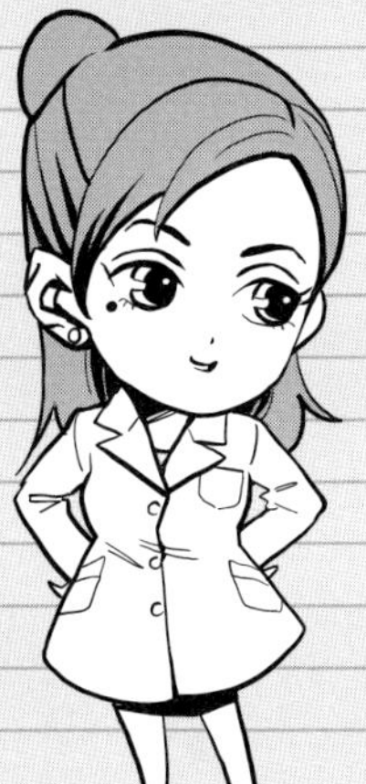

秘伝 40 縫合
針は押して仕事をさせよう

針は円弧に沿って動かすというが，多くの場合素人がすると円弧の外側に針が折れ曲がってしまう。針の動きは，実は回すというのではなく円弧が内側にたわむように「押し付ける」が正確な表現である。教授も針を内側に曲げてしまった人を見たことがないそうだ。丸針で皮膚を縫って訓練しよう。

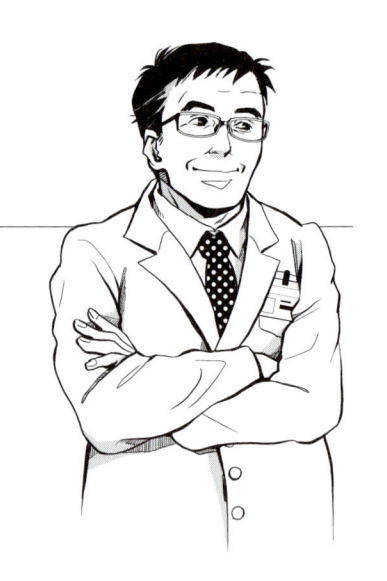

●月×日　持針器のコツを伝授され万全！

持針器の運針が，うまくいかなくて……。教科書には「円を描く」とか「回転させる」とか書いてあるので，その通りやっているつもりなんですけど，皮膚縫合のときすぐに針が曲がってしまうんです。僕のなにが悪いんですかね。

そうか。じゃ，この針と糸でちょっと素振りをしてごらん。……うん。野球のフルスイングはしなくていいよ。そういう小ボケはいらないから。

すみません，フリかと思いまして。ちゃんと真面目にやります。運針のときは，ええと，こう，くるっと円弧をイメージして手首を回転させています。

うんうん。針自体の彎曲が形成する円周に，持針器の先端の軌跡が一致すればいいんだが（図1），君も含めて多くの人は，持針器を軸にして針を回転させるような動きになってしまうんだろうな。で，そのうち持針器も円を描くようになる。理想は，持針器の軌跡と針先の軌跡が完全に一致して針の彎曲が描く円弧に乗ること（図2）だが……，最初は持針器が若干内側の円を描くことが多いんだよな。

図でみるとわかりやすいですね。

持針器の軌跡が針先の軌跡より内側にあるということは，組織の抵抗で針を外側に曲げようとする力が働いて，針が折れるということなんだよ（図3）。達人になると持針器が中心点のわずかに外側をまわるようになるんだ。外側をまわることにより，組織からの抵抗は内向きに働く，針は構造的に内側には折れにくくなっているんだ。

なるほど。針が折れる仕組みはそういうことだったんですね。これまで，持針器は針より外側の円を描くようにするなんて，考えたこともなかったです（図3）。

もう1つ，針を曲げない工夫があるんだが，なにかわかるか？

できる限り針先に近いほうを持針器で持つことでしょうか。看護師さんから受け取った針を短く持ち直すことがあります（図3）。

正解だ。さすがだな。つまり，裁縫のようにまっすぐの針を使うのなら運針で困ることはないだろうが，我々外科医は布ではなく，組織が相手なので彎曲した針が必要だ。その分，彎曲のために針先が進むベクトルと持針器の進むベクトルが一致せず針先にほとんど力が入らなくなるんだ。それが針の折れる原因になるわけだね（図4）。

そのベクトルと力をなるべく一致させるために，針を短く持つ必要があるってことですね。

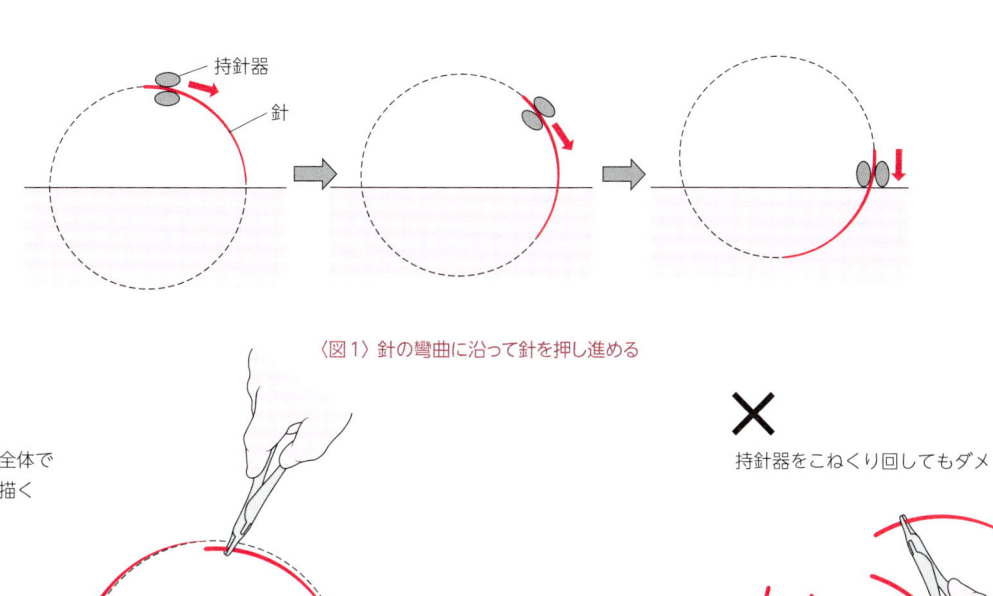

〈図1〉針の彎曲に沿って針を押し進める

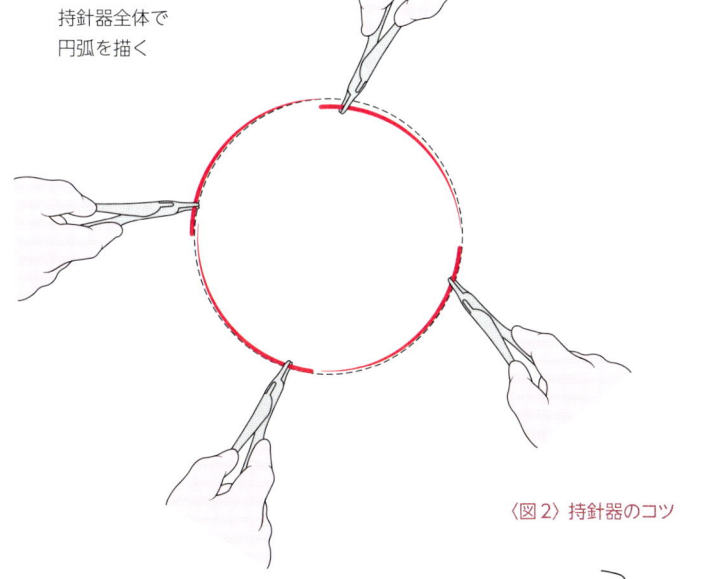

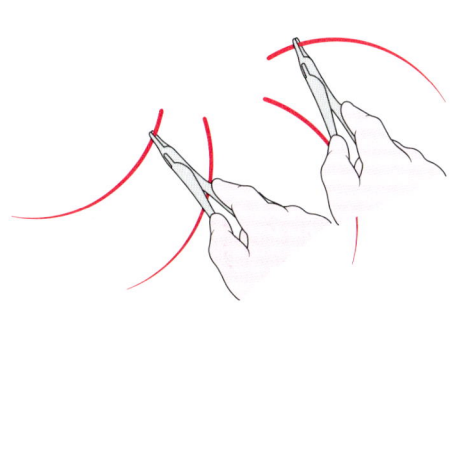

○ 持針器全体で円弧を描く

× 持針器をこねくり回してもダメ

〈図2〉持針器のコツ

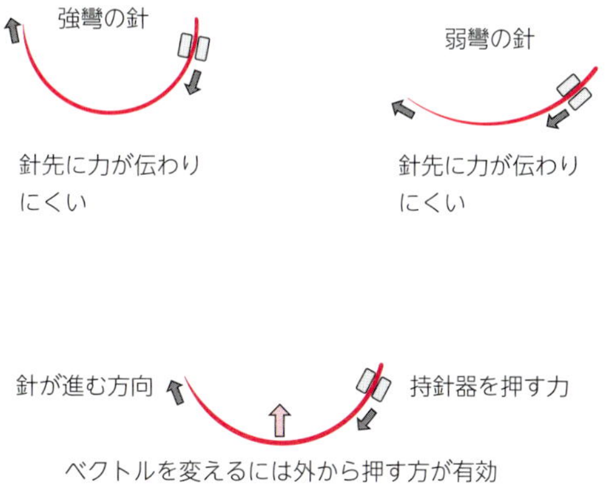

強彎の針　針先に力が伝わりにくい
弱彎の針　針先に力が伝わりにくい

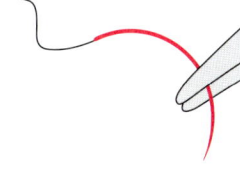

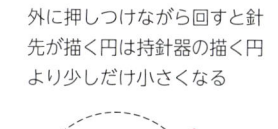

針が進む方向　持針器を押す力
ベクトルを変えるには外から押す方が有効

〈図3〉持針器と針の関係

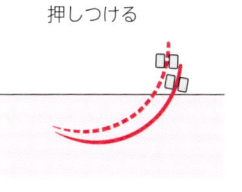

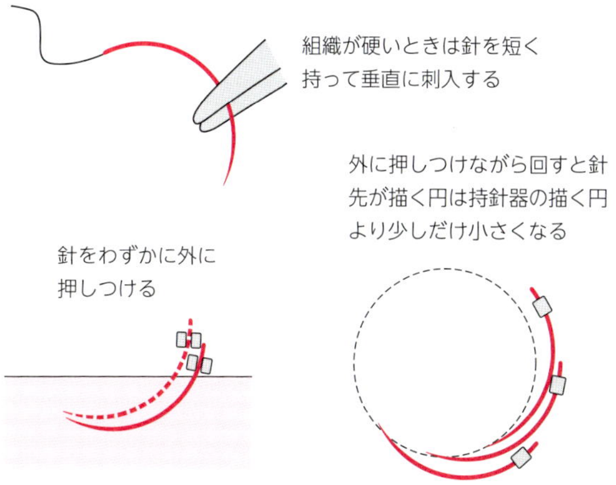

組織が硬いときは針を短く持って垂直に刺入する

外に押しつけながら回すと針先が描く円は持針器の描く円より少しだけ小さくなる

針をわずかに外に押しつける

〈図3〉針の刺入と回し方

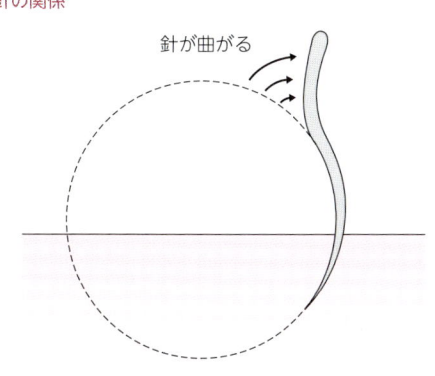

針が曲がる

〈図4〉初心者が描きやすい持針器の軌跡
針先が描く円弧では，針先のベクトルは対象物に対して垂直にかからない。針の強度の一番低い部分に力が加わり，針が外側に曲がる。

秘伝40

切開・切離
止血
結紮
縫合
把持
剥離
術野展開
吻合
おまけ

秘伝 41

縫　合
針は抜くまで円弧をイメージ

針の先端が見えたらホッとする。それで気がゆるみ，組織から顔をだした針の先端を持針器でつかんですぐ引っ張ってしまう。案の定，無理な力がかかって，針の先端が折れ曲がる。さらに針の本体で臓器を傷つける……。針を抜くときこそ円弧をイメージして滑らかに針を抜かないといけない。

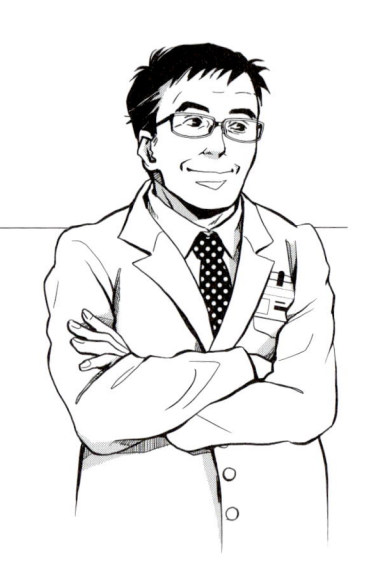

●月×日　針は万全，と思ったらまた失敗……

この連続縫合の時に針を曲げてしまうとショックですよね……。無理矢理戻して使うんですが，たまに先端がポキッと折れてしまうこともあって……。ああ，思い出すだけで泣きそう。

昨日と違って随分とネガティブだな。調子に乗りすぎてだれかに怒られでもしたのか？　それはともかく，針の先端が折れるのはよく経験することだろうね。

本当に困るんです。どうして折れちゃうんでしょう。

持針器で持っている部分は，折れやすいんだよ。針の根元が折れるのは，持針器で根元をもって組織へと針を刺し入れるときで，逆に，先端が折れるのは持針器で針先をつかんで抜くときだ。つまりは，針を抜く方法に問題があるってことになる。

針を抜くときですか。でも，針を抜くときは，針先を捕まえることに精一杯で，どんな風にしているかよく覚えてないんですよね……。

よーく思い出せ。じゃあ，針の先端はどちらに曲がっていることが多い？

うーん。たしか，刺入時は針が外側に折れることが多くて，針を抜くときは内側に折れることが多い気がします。あと，針が引っかかるように感じるときがあるような……。

つまりはそういうことだよ。針が折れる理論は刺入のときと同じで，針の彎曲と持針器の軌跡が一致しないことが問題になるんだ（図1）。まず，針先をつかんで回転させずにそのまま持ち上げようとすると，針の根元は組織に引っかかってあがってくる。針先は外に折れる方向に力が働くが，外に折れることはあまりなく，むしろ組織を傷つける形で針が抜けてくるんだ（図1B）。

そういえば，針穴からじわーと出血してくることがあります。針が引っかかる感じというのは，そういうことなんですね。

そうだな。それに，針が抜きにくいときは，針先に回転を加えると確かに抜きやすくはなる。昨日の針の根元が針先よりやや大きな円弧を描く状態だな。ただ回転させると，針を内側に曲げようとする力が働くんだ（図1C）。それで，細い針先を持っているので簡単に曲がってしまう，下手をすると折れてしまうんだ。

なめらかに針を抜くのは相当に難しそうですね……。なにかいい方法はないんですか？

基本は針の刺入時と一緒で，針の先端ではなく中央付近を持針器でつかめば，回転による力は発生しにくくなる。どうしても針の先端しか見えないときは，一気に抜かずに鑷子との協調で針を少しずつ押し出して十分先が見えてから持針器でつかむことだ。慣れれば「入れる」より出すほうが楽だよ。

A. 針を抜くときの正しい軌跡

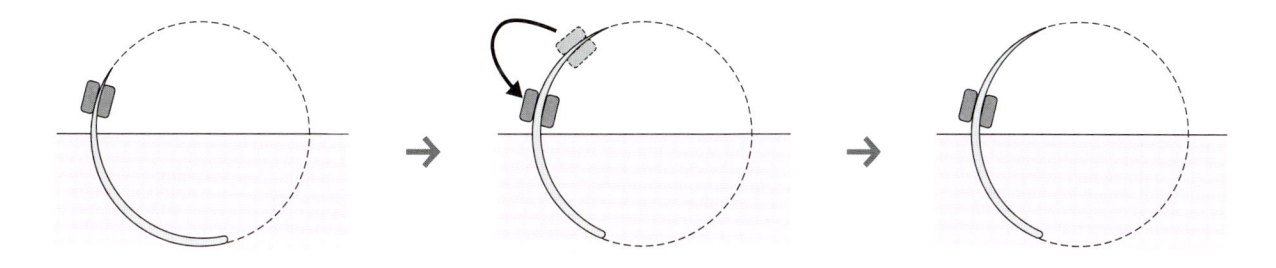

B. 針を抜くときの間違った軌跡 ①

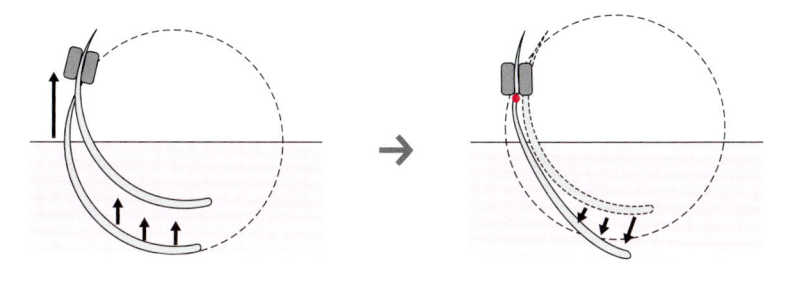

C. 針を抜くときの間違った軌跡 ②

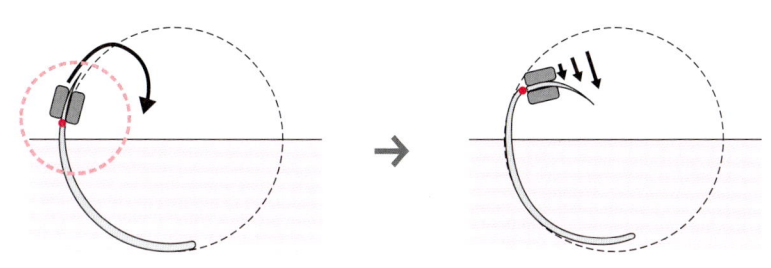

〈図1〉針の軌跡

A. 針を抜くときの正しい軌跡　持針器の針は円弧に沿って進める。端を持って一気に抜かない。少しずらしてやや中央寄りを持ち直して，針を円弧に沿って抜いていく。

B. 針を抜くときの間違った軌跡①　持針器を直線的に移動させると，針が組織内を水平移動し，組織損傷が生じる。組織の抵抗が高い場合は，このまま無理に針を抜こうとすると組織からの圧が針を外側に曲げる方向に働く。

C. 針を抜くときの間違った軌跡②　無理に針を抜こうとして，針の円弧より内側に力が加わると，持針器の把持している点を中心として内側に折れ曲がる力が加わる。

秘伝 42

縫 合
縫合線と体の向きを合わせよう

針をもっともスムーズに動かすためには，患者の体に対し，術者の身体を平行にした状態がベストだ。つまりは，縫合線は術者の身体に対して垂直に位置することになる。助手は，術者が一番動きやすい立ち位置になるよう配慮しつつ，まわりの人達のことも考えてお互い邪魔にならない動きを心掛けたいところだ。

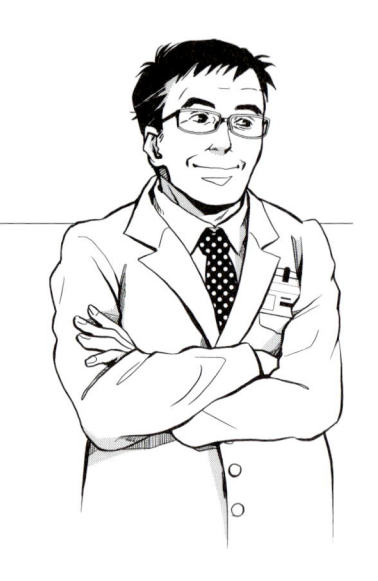

●月×日　手術は身体操法も大切だ！

　いいか？　人間に一番必要なものは思いやりだ。手術は複数の外科医でやるものだ。思いやりのない人間はだめだ！

　……今日は随分と哲学的なところから入りましたね。どうかしましたか？

　要するに，君の肘が邪魔ってことだ。「エルゴノミクス」という言葉を知っているか？　日本語にすると「人間工学」だ。要するに，動きやすさを考える学問だよ。

　その動きやすさを手術に当てはめるんですか？

　そうだ。例えば術者は，自分の右手を患者の体内で一番動かしやすい立ち位置を選ぶだろう。これも「エルゴノミクス」だ。

　はーい。……で，そのエルゴノミクスで僕の肘はどうしたらいいですか？　邪魔する気はさらさらないんですけれど……。

　いくつかあるが，まず「肘を張らない」「腋を締める」が原則だ。あとは「創」もしくは「縫合線」は体と直角になるようもってくるんだ。持針器は手首ではなく，前腕ごと回転させるのが基本だから前腕の角度が重要だ。「創」と体を直角にすると前腕は垂直となり，自然に腋が締まる形になる（図1左）。「創」と身体を水平にすると前腕も水平になって，肘が横に張り出す形になってしまう（図1右）。狭い創なら可能だが，悪癖となって体に染みつくので避けるべきだな。

　……むむむ。この向きで縫合するのは，若干，窮屈ですね……。

　腋を締めるから窮屈に感じるかもな。でも隣の人の迷惑にならないためだから多少は我慢だ。あと忘れちゃいけないのは，操作は「奥から手前へ」という原則だな。

　どうして「奥から手前へ」なんですか？

　「手前から奥へ」進むと対面の助手が縫合した糸を把持するときや，さばくときに術者の手と交差して邪魔だろ？（図2）

　確かに「奥から手前へ」のほうが邪魔にならないですね。頭ではわかりましたが，腸管吻合のときはそう思い通りの向きにはできそうにありません……。

　それこそ助手のがんばりどころだ。助手，特に第二助手は，術者が吻合しやすいように腸管を2点で把持して，術者と直角になるよう軸を合わせる（図3）とか，スムーズな手術のための振る舞いが求められるんだ。

　気遣いこそが円滑な人間関係……ならぬ，手術関係を生むわけですね。

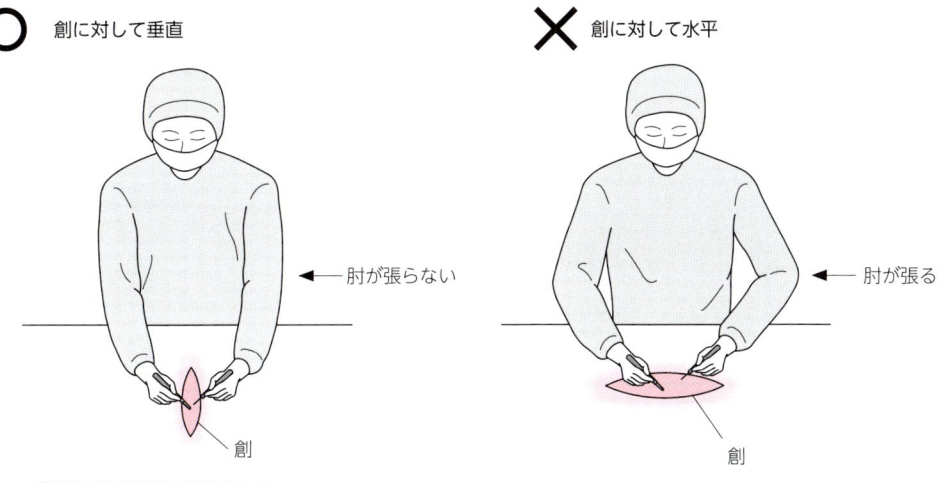

〈図1〉肘で術者の邪魔をしない
創に対して身体を水平にすると，必然的に肘を張ることになる。逆に，垂直にすれば肘を張らずにすむため，他者との不要な接触を裂けることができる。

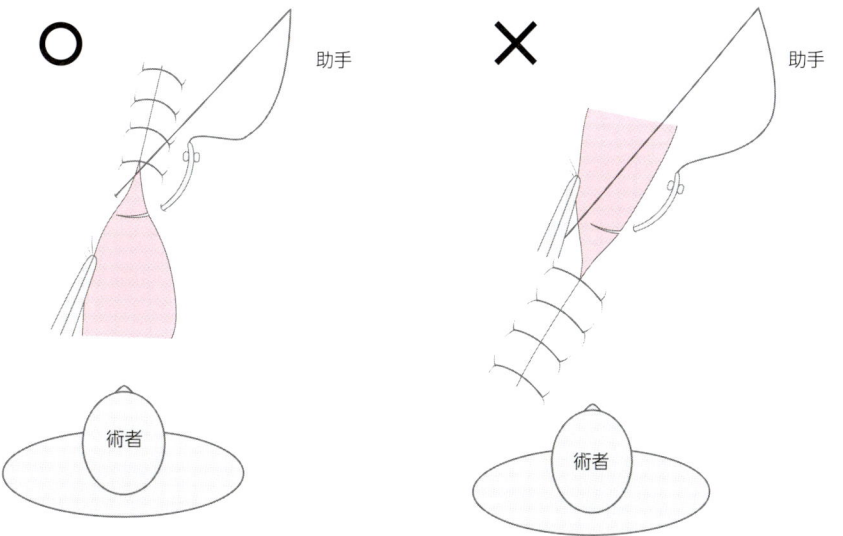

〈図2〉操作は奥から手前へ
連続して縫合する場合は，手前から奥に向けて縫合すると，これから縫合する部分が糸で隠れてしまい，術者からは見えにくくなってしまう。

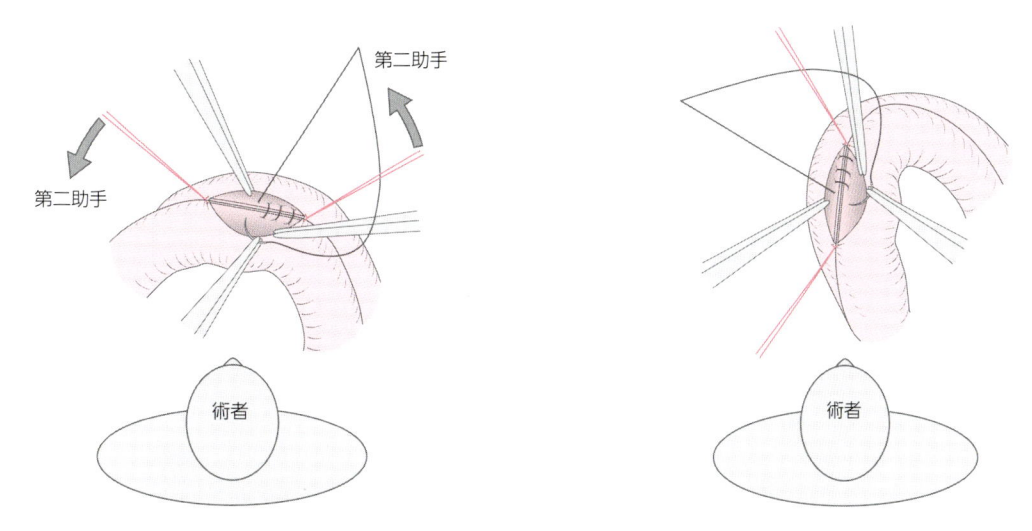

〈図3〉腸管吻合の第二助手（赤糸）
図1，2の法則に従い，連続縫合が縦方向，奥から手前になるように，術野を回転させるのは助手の仕事である。この際できるだけ低い姿勢を取り，術者や第一助手の邪魔にならないことが大事だ。

秘伝 43 縫 合
糸のリリースは助手の仕事

細かいことだがコントロールリリース針は助手が糸を引っ張って針から抜くのが理にかなっている。術者が持針器ごと針を引っ張るのは危険である。助手とのタイミングがずれたときに糸の緊張が直接臓器にかかって糸で臓器を損傷してしまう。

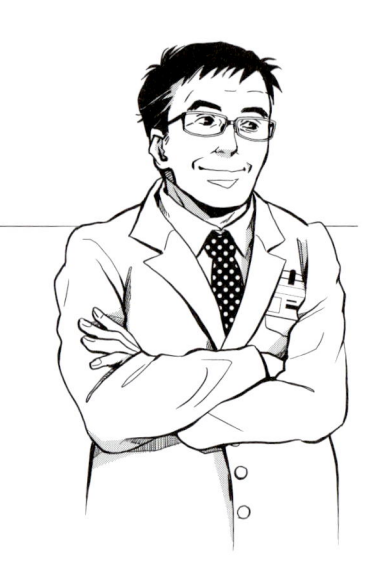

●月×日 「先生ガンコ過ぎ」と思ったら……

― このコントロールリリース針というのはいいね。僕が研修医のころは丸針には，糸が抜けない針付き糸か，弾機針しかなかったんだよ。連続吻合にはバイクリル®の長い針付き糸を使うが，漿膜筋層縫合には3―0絹糸の弾機針（図1A）を使っていたものだよ。

― 昭和の話ですね。今は絶賛平成中ですよ。

― 初めて3―0シルクのコントロールリリース針（図1B）がでたときには感動したね。あっという間に全国に広まったよ。今は何でもコントロールリリース針だもんな。本当にいいものは臨床試験も何も関係なく広まるものだよ。

― あの感動をもう一度ってやつですね。

― ……人の話を聞いているのか？ はい，糸抜いて。……あのね。さっきから気になるんだけど，針は助手である君が抜くのが仕事だぞ。

― え。でも，僕が糸を持ってじっとして，先生が持針器ごと引っ張って抜いたほうが早いのではないですか？

― 違う。断じて異なる！ 持針器は術者がじっとして助手が下方へ糸を抜く方法と，助手が糸を持ってじっとして術者が針と持針器を引っ張り上げる方法がある。しかし，前者の方が圧倒的に安全なんだ。

― どう違うんですか？

― 前者の場合，助手の手が滑っても，針がはねても組織には絶対にダメージが加わらない（図2）が，後者の場合，助手の手が滑ったときに糸の緊張が結紮しようとしている組織に直接加わって損傷する可能性がある（図3）。個人的にも組織が裂けた苦い思い出があるんだ。

― おっしゃることはわかりますが……，要するに，手が滑らなければいいってことでは？

― 通常，術者はリリースにかかる力が最小で糸が抜けるように針の根元をまっすぐ下へ向ける。しかし，この角度が変われば糸は抜けにくくなる場合もある。強い力で引っ張らないと糸が抜けないこともしばしばあるし，手が滑る危険だって結構あるんだ。

― 「フェイルセイフ」……ですね。失敗しても被害がでないような準備が必要であると。

― いい言葉だね〜。よく知っているじゃないか。手術なんて，結局どこまで「フェイルセイフ」を想定してるかで上手下手が決まるんだ。

― すみませんでした。些細なこととバカにしないで準備しておきます。

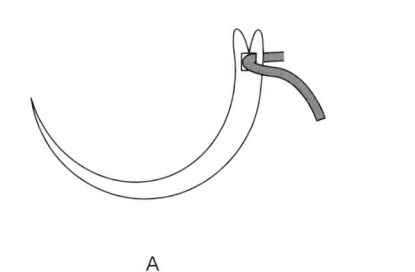

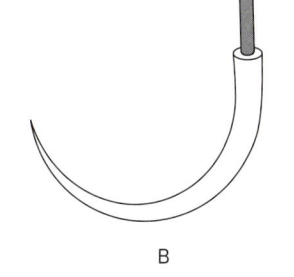

〈図1〉針の種類
A　弾機針　バネ孔に糸を上から押しつけることより，糸を傷つけずに孔へと通せる。
B　無傷針　針と糸がはじめからついているので，糸を通す手間を省くことができる。太さが一定であるため，組織を貫通する際，キズが付きにくいのが特徴。

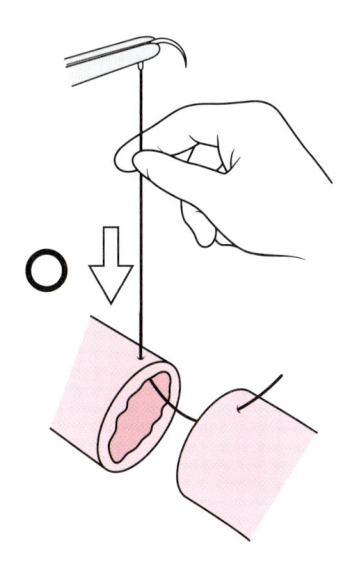

〈図2〉糸を助手が抜いた場合
助手が糸を押し下げても臓器には力がかからず安全に糸を抜くことができる。

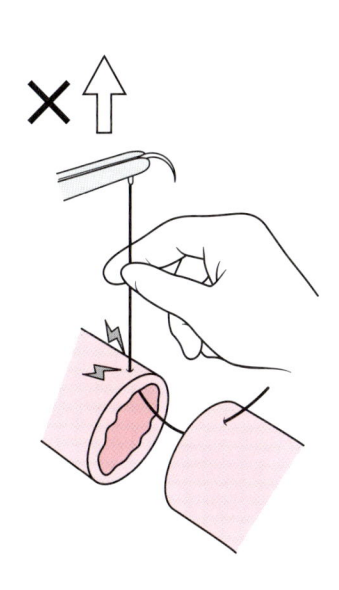

〈図3〉糸を術者が抜いた場合
術者が助手と臓器を引っ張り上げることになる。助手の支えが悪いと臓器そのものを引っ張りかねない。

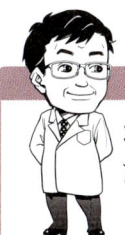

A professor's advice

コントロールリリース針はまっすぐ抜くのが正解

無傷針のなかでも，針と糸を引っ張ることで針のスウェッジ部分から糸が抜ける「コントロールリリース針」と呼ばれる針糸がある。とくに結節縫合などでの使いやすさから最近では主流となっている。
コントロールリリース針から針だけを抜く場合，位置関係は針（術者），糸（助手），臓器（患者）の順番になるようにし，針の軸が糸に対してまっすぐになるように抜く。まっすぐであれば容易に抜けるが，針が斜めになった状態で抜こうとすると，まっすぐの状態と比べて1.5倍の力が必要となる。

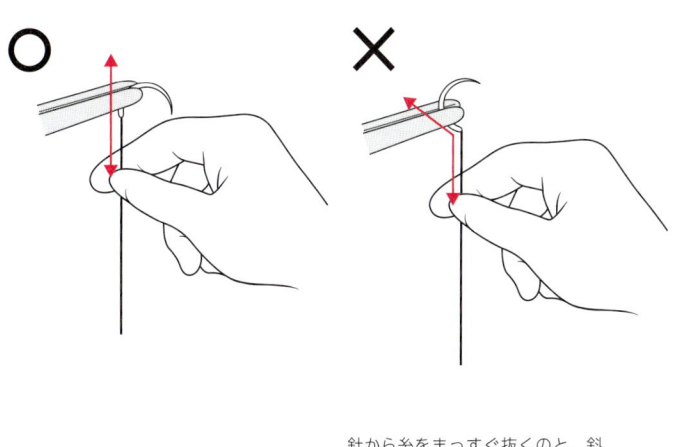

針から糸をまっすぐ抜くのと，斜めに抜くのでは，後者のほうが1.5倍ほど力がかかる。

秘伝43
切開・切離
止血
結紮
縫合
把持
剥離
術野展開
吻合
おまけ

秘伝 44 縫　合
ドッグイヤーを作らない

皮膚割線を横切る切開やカーブを描いた切開は，閉創時に皮膚のバランスをとるのが難しい。少しでも間違えるとドッグイヤー（図1）になってしまう。皮膚に緊張をかけてバランスをとる方法や，皮切前から皮膚にマーキングする方法など，いろいろあるが……とにかく，できてしまうと格好悪い！　絶対に避けたいところだ。

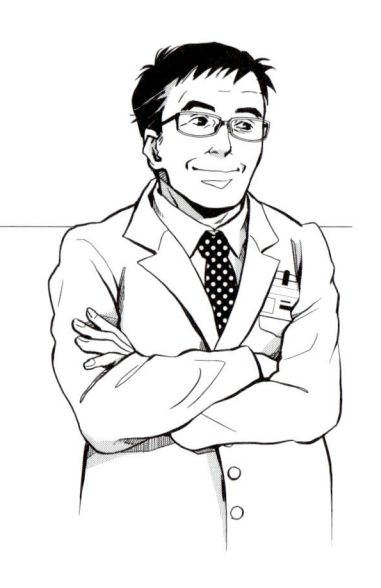

●月×日　なにより怖いのは犬の牙より「犬の耳」！

ほう。これは見事なドッグイヤー。さては，戌年の生まれだな？

すみません……。わかっていてもなってしまうんです……。

少しは頭を使え。どういうときにドッグイヤーになるか思い出せるか？

最後になって気づくことが多くて，ちょっと思い出せません……。

ドッグイヤーは，弧状の創の外側が余ったり，直線状の創でもねじれの力が加わったりするときに生じやすい。だから皮切前からドッグイヤーになりやすい創かを認識しておくことが重要だ。

はじめから考えておくってことですね。

そうだ。ちなみに私は閉創時，皮膚を等分して縫合している。先に数センチおきに縫合しておけば大きなドッグイヤーにはならないからな（図2）。認識したうえで，皮膚にマーキングしておくなどの方法もある。私はしないが，これから皮切するラインにクロスするよう皮膚に傷をつけてから，皮切する先生もいるな（図3）。

あ，僕も見たことあります。みんなちゃんと気にしているってことですか。僕のように，端からどんどん縫合していって最後の最後に皮膚のアンバランスに気づくようじゃだめってことですね……。

まったくもってその通り。そのほかにもドッグイヤーを防ぐには，創を強く長軸方向に伸張させる方法などもある。強く伸張するとねじれの影響を受けなくなるから，ほとんどの場合皮膚の左右は均等になる。ただ，一人で引っ張りながらの縫合は難しいから，引っ張る役がいる場合にのみ有用だな。

だが，どんな方法にしろドッグイヤーになりやすい創の端から縫合していくことが重要だ。創の中央付近であれば多少皮膚の不均衡が残っても，修正ができるからな。

いちいちごもっともなのですが，創を目の前にすると忘れてしまって……。

ふむ。要するに，創全体のイメージができていないってことか。まったく。目の前の数センチのことが精一杯で全体のバランスが見えていないんだよ。

木を見て森を見ず，ってやつです。昔っから「細部にばっかりこだわりすぎだ」って言われるんですよ〜。

泣き言いってないでさっさと対処！

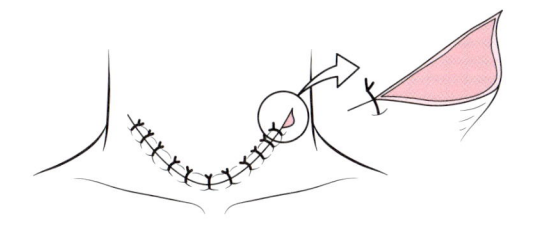

〈図1〉ドッグイヤーとは
端から縫合していった際，皮膚のずれによってできる創端の皮膚のたるみを指す。たるみの様子が犬の耳の形に似ていることから呼ばれる。

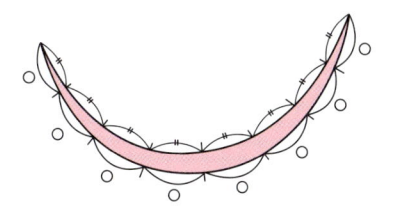

〈図2〉ドッグイヤーの解消法
上の創と下の創をそれぞれ等分して縫合することで，ドッグイヤーにならないようにする方法。ただし，難易度が高いので練習が必要となる。

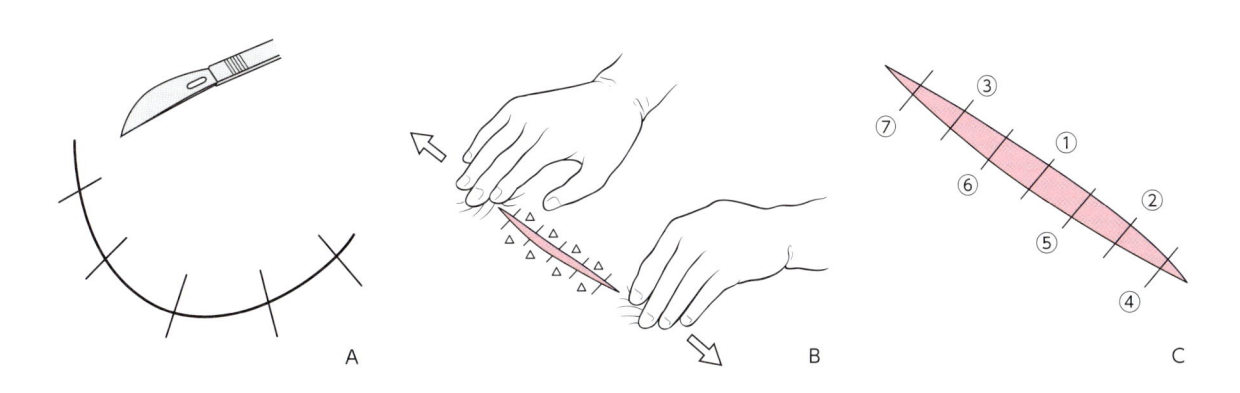

A　B　C

〈図3〉そのほかのドッグイヤー解消法
A　マーキング　皮切前にメスの峰，もしくはマジックを使って皮膚に印をつけてから切開し，縫合するときの目印にする。
B　創全体を直線化　皮膚を均等に引っ張ることで，上下の創長を等しくして縫合力所をわかりやすくする。ただし，引っ張ってくれる助手が必要
C　創の分割化　上と下の創の中心（①）を縫合する。次に①と創端の中心（②と③）を，さらに縫合部分と縫合部分の中心（④〜⑦）をといったように，バランスよく縫合していく。

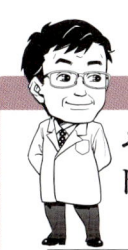

A professor's advice

それでもできてしまったドッグイヤーには……

ドッグイヤーができないにこしたことはないが，人体は凹凸や曲面が多く，バランスよく縫合することが難しいことだってあり得る。そんなときに覚えておきたいトリミング法がある。これは，ドッグイヤーの中央を把持して余分な皮膚を切離したのち，縫合するというものだ。単純ではあるが，ドッグイヤーを目立たなくすることが可能となる。

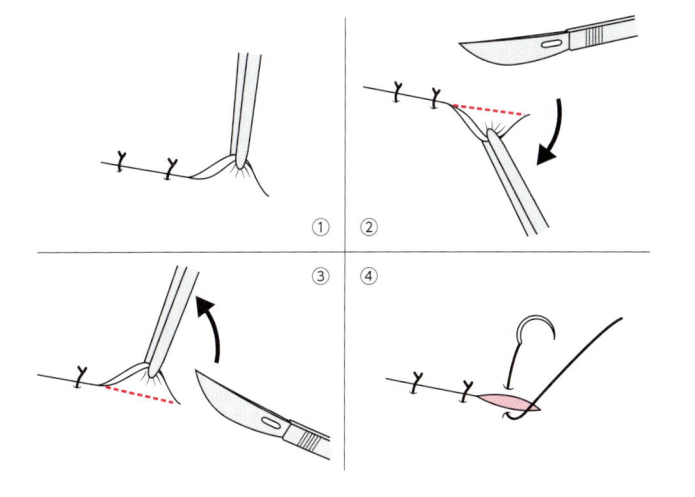

①ドッグイヤーの中央を把持。②片側に倒し，創の延長線に沿って切開。③反対に倒して同様に切開線を入れドッグイヤーを切除。④最後に縫合する。

秘伝44

切開・切離

止血

結紮

縫合

把持

剥離

術野展開

吻合

おまけ

秘伝 45 縫 合
針の持ち替えは，左手の鑷子を使う

「針の先端が見えた！」と，ほっとして持針器から針を離して先端をつかみなおそうと思ったわずかな時間に針が組織の中に潜り込んでしまった……。そんな悲しい思いはもう二度と経験したくない。針の先端が見えたらすぐさま左手の鑷子で確保をし，その根元を持針器で持ち直そう。

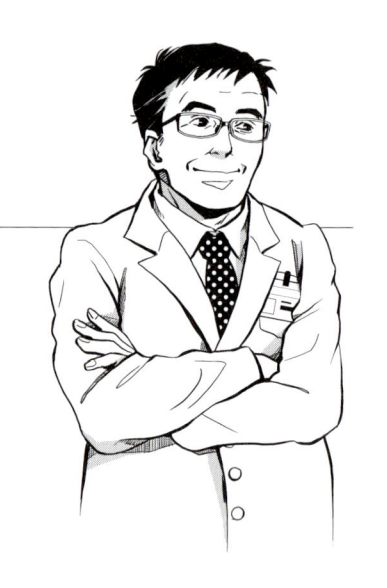

●月×日　胃切除断端の漿膜筋層の埋没縫合中…

この方の胃は，分厚いね。きちんと埋没させようと思うと大きく組織をすくわないとダメそうだ。

なんとかがんばります！　……あっ！　早速，針に逃げられてしまいました……。針先が見えたのに持針器を離した瞬間，針先が組織の中に埋もれてしまった……。

仕方ない，やり直せ。組織には弾力があって，針はいわばくさび形なんだ。持針器を離した瞬間，針の根元側はその場にとどまったままで先端だけが大きくバックする（図1）。最低でも5ミリ程度は針先がでていないと持針器を離したときに埋もれる可能性が高いからな。戻りを考えてできる限り大きく針を外に出すんだ。

針はできる限り外に出す，ですね。針を出すときのコツとかってありますか？

うむ。では，針の抜き方の前に今月の標語を伝える。「術者は左手に鑷子を持とう」だ。はい，復唱。

「術者は左手に鑷子を持とう」！　……突然標語とかいいだして，どうしたんですか。

突然じゃない！　あらゆるシーンにいえることだが，胃壁をつかんだまま片手で縫おうなど10年早い！　胃壁の把持は助手に任せて術者は左手に鑷子を持て。大事な習慣だぞ。

忘れていました……。すみません。

まったく……。さて，標語も伝えたことだし，鑷子を使った針の抜き方を説明しよう。まず，鑷子で見えた針先を軽くつかむ。つかんだら持針器を離す。鑷子でつかんだ針というのは極めて不安定な状態だから，この段階ではまだつかんだ針を抜いちゃだめだ。そして，少しだけ針を浮かせて鑷子のさらに根元側の針を持針器でつかめ（図2）。ここもミソだな。前にも説明したが，針は抜くときに折れやすい。だからこそ，できる限り根元を持つことが大事なんだ。最後に持針器で，針を回転させながら抜くんだ。

やってみます！　左手の鑷子を使うと……，針を抜くところまでがとてもスムーズですね。針を曲げる心配も少なそうです。

大事なことは，左手の鑷子かな。止血でも，剥離でも，縫合でも左手の鑷子に仕事をどれだけさせられるかが勝負なんだ。

わかりました。今月の標語「術者は左手に鑷子を持とう」は紙に書いて医局に貼っておきます！

小学生じゃないんだから……。標語は心にでも貼っておけ。

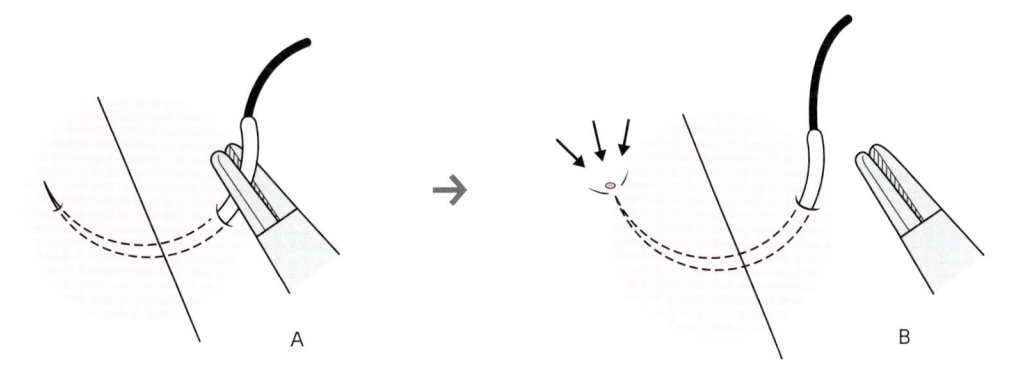

〈図1〉針先の後退
Aのように少し出ても持針器を離すとバックする。針の根本側は摩擦力でその場にとどまり，組織の弾力で先端だけが大きくバックする。

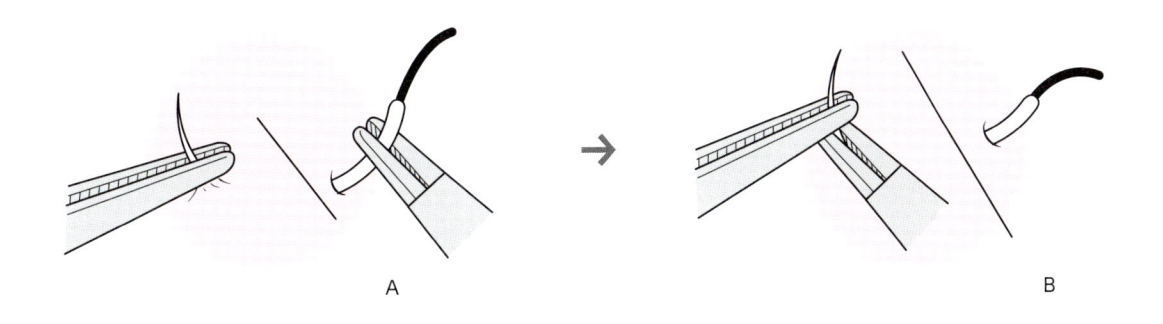

〈図2〉針先を鑷子で確保する
Aのように針先を鑷子でつかみ，持針器を離す。そして針を少し浮かせて持針器を鑷子の下の根元側に。そこから持針器で回転させて抜く。

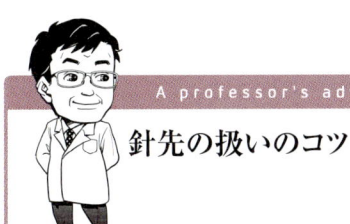

A professor's advice
針先の扱いのコツ

術者の左手が組織の把持などで塞がっている場合などには，出てきた針先を助手が把持鉗子で把持して埋没しないようにサポートする場合もある。また，針をとりにいく鑷子で刺出先の組織を押し沈めると，針先がみやすくなるという工夫もあるぞ。

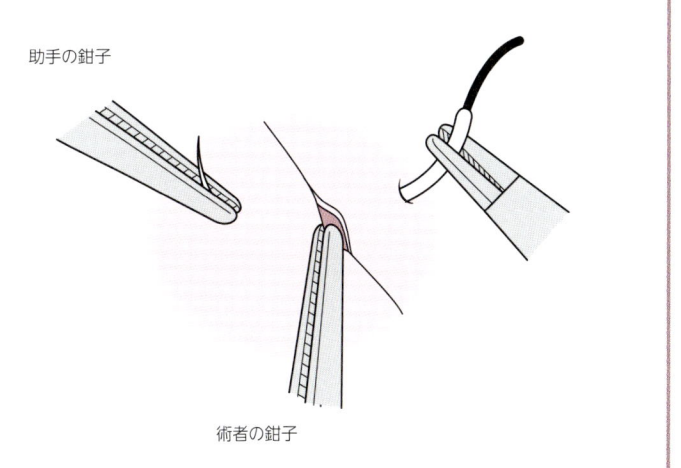

助手の鉗子

術者の鉗子

秘伝 46 縫合
マットレス縫合を使いこなす

「マットレス縫合」には，水平と垂直の2つの種類がある。「垂直マットレス縫合」は，真皮層同士を正確に合わせるので，皮膚縫合時のめくれこみや段差が生じやすそうな創に適した縫合だ。一方，「水平マットレス縫合」は，組織を分厚く抱き込めるため，幅広くゆるやかに密着させることに最適な手技となっている。

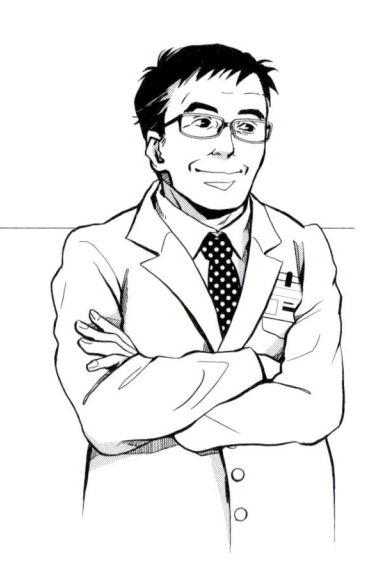

●月×日　正確性と密着性，どっちがお好み？

－今日は皮膚縫合に「マットレス縫合」を使っていいですか？　同じ皮切の再手術なのでadaptationが悪そうです（図1, 2）。

－ほう。どこかで勉強してきたのかな。

－バイト先で，かなり複雑に切れた外傷をマットレス縫合できれいに合わせているのをみまして。自分でもよく使っているんです。

－確かに段差ができそうな傷やめくれ込みに，マットレス縫合は有効だ。ただ，メスで鋭利に切った傷であれば，通常の結節縫合で十分だよ。いい加減なマットレス縫合をすると先端が開き気味になることがあるからな。

－怖いですね。でも今回は，マットレス縫合でよさそうなので縫合していきます！

－おう，がんばれ。そういえば「垂直マットレス縫合」より「水平マットレス縫合」のほうが役に立つと思うのだが，君は普段，水平マットレス縫合を使っているか？

－マットレス縫合に種類があるんですか？

－ああ。君がいま皮膚縫合に使っているのが「垂直マットレス縫合」（図3左）で，「水平マットレス縫合」（図3右）は，復路を横方向にずらして縫う方法で，張力がかかる組織を縫うときに，幅広く寄せられ，組織を損傷しにくいという効果がある。特に食道の筋層のように縦走する線維など，そのまま縫うと縦に裂けやすい場合に水平マットレス縫合が有効だ。他にも浮腫の強い腸管や，切離した分厚い筋肉を再び寄せるとき，断裂した神経線維を寄せるときにもよく使う方法だ。

－へ～そうなんですか。水平マットレス縫合って，便利そうですね。

－ただ結紮時に注意が必要で，強く締めすぎると血流障害を起こすことがあるんだ（図4）。あとマットレスの幅部分は，横への伸縮性が乏しいので拡張障害の原因にもなるな。

－そうですか。やっぱり，うまい話はないってことですねー。

－まさしくだな。あと技術的な問題をいえば，針をつけ直さない限り，マットレス縫合の帰り道（復路）では逆手に針をつけて逆に持針器を回転することになる（図5）。ある程度針糸に慣れないと使えない技術ではあるかな。

－たしかに，やってみると結構窮屈ですね……。裏技とかありませんかね。

－こればっかりは慣れだ。がんばって練習したまえ。

－結局また練習か～。

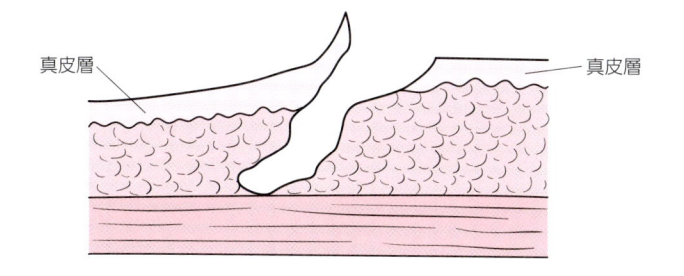

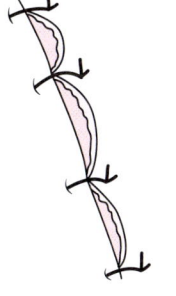

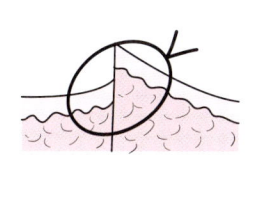

〈図1〉外傷など凹凸不整の創部
このような創は，通常の結節縫合では真皮層同士を合わせにくい

〈図2〉結節縫合でおきる段差の原因
真皮層をそろえることができず，段差ができてしまう。

垂直マットレス縫合

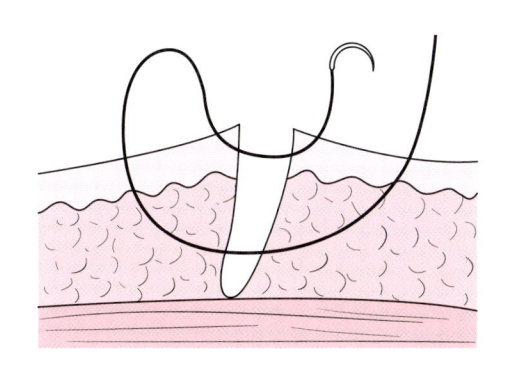

水平マットレス縫合

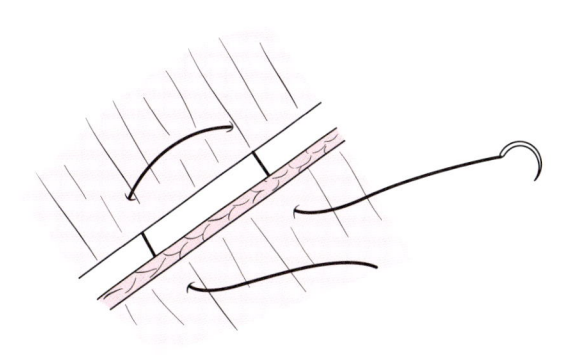

〈図3〉マットレス縫合の種類
垂直マットレス縫合（左図）は，真皮同士を正確に合わせる。
水平マットレス縫合（右図）は，切離面を密着させる。糸の張力による組織裂傷が起きにくい

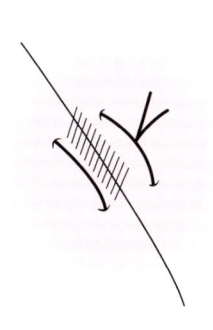

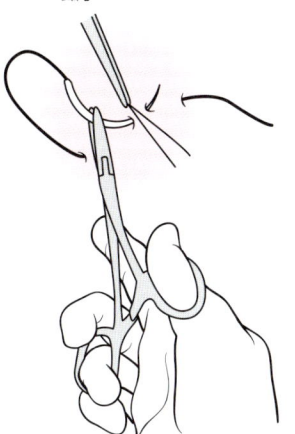

〈図4〉水平マットレスの強すぎる結紮に注意
水平マットレスでは，結紮時，糸を強く締めすぎると，縫合部に圧力がかかりすぎ，血流障害を起こす危険性がある。

〈図5〉垂直マットレス吻合の復路
返しの運針は逆手になる。針を回転させるのではなく，左手でしっかり皮膚を持ってそこへ突き刺すイメージで。

秘伝 47 縫合
ところどころでインターロック！

連続縫合は確かに楽な手段だが，糸がゆるまないか心配が常に付きまとう。そんなときは，定期的に「インターロック」を入れて糸を固定しよう。糸同士の摩擦で，糸はゆるみにくくなる。ちなみに，意図せずロックされることもあるので，連続縫合時に引っかかりを感じたら，インターロックを疑ってみるのもいいだろう。

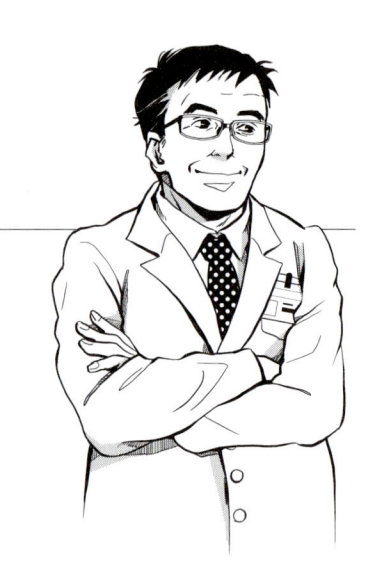

●月×日　レジデント初期のロックな思い出

そういえば，レジデントの最初のことなのですが，消化管の連続縫合中に先生から「いったんロックをかけよう」って指示がありまして。それが僕……，音楽のロックのことだと思って「どのバンドの曲をかけますか」って答えてしまったことが……。

手術中にか？　やらかしてるな。ロックといえば「インターロック（図1）」のことなのに。

お恥ずかしい限りです。「連続縫合のときに，途中まで縫った糸を緩ませないようにするときに使うんだ」って，「手術の途中で音楽の話なんかするか！」って，相当に怒られましたよ。

今はさすがにわかるだろ？

そりゃそうですよ。連続縫合の糸を，ひとつ手前の落とし込む糸の間に通すんですよね。それによって，糸同士の摩擦がかかりゆるみにくくなるってことも理解しています（図2）。

注意点はなんだ？

インターロックで固定されてゆるみにくくなるってことは，ロックの前の部分はそれ以上締まりにくくなります。なので，適切に閉めてからロックをかけることが大切です！

十分締めてからロックする，ってわけだね。ちゃんとわかっているじゃないか～。ちなみに，連続縫合で助手とのタイミングが悪いと意に反してロックがかかってしまうことがあるから注意が必要だな。連続縫合で「糸が締まらない」とか，「引っかかる」とか騒ぎになるときの多くはこのインターロックが原因だ。

それ，経験あります。団子状になっていないのに糸が引っかかって締まらなくなってしまいまして。はじめの頃は対処法がわからず困っていたら，助手の先輩が糸をゆるませて針が戻るようにくぐらせてくれました。

インターロックの注意点は，もう1つある。連続縫合でインターロックをかけるとそこだけ糸の間隔が幅広くなるから，そこは注意して間隔を短くするか，補強で一針追加したほうがいいってことだ（図3）。

それって運針のピッチが一定でもだめなんですか？

連続縫合は，糸が螺旋状になり連続的に組織を締めていくから，針を通した位置だけではなく糸が乗っている組織の位置も大事になってくる。要するに見た目にきれいに同じ幅で糸が並んでいないとダメってことだな。

いびつなところを補強するってことなんですね～。

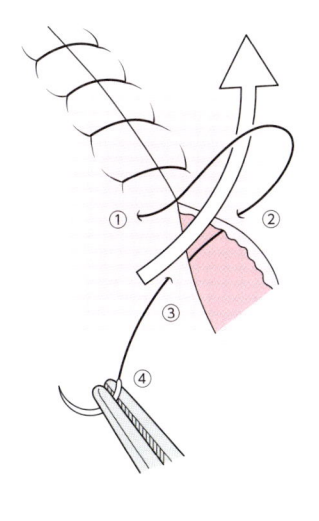

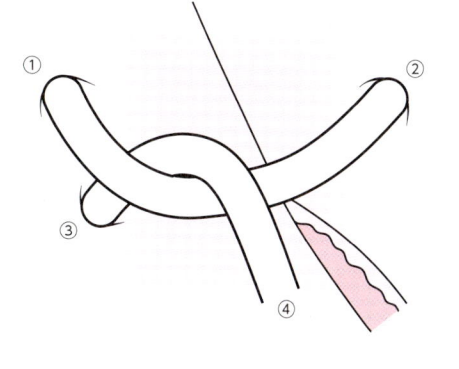

〈図1〉インターロックのやりかた
連続縫合の針糸を，ひとつ手前の落とし込む糸の間に通す。①→②→③と針糸を通した後，④針をもって，→方向に針糸を抜けばインターロックとなる。

〈図2〉インターロックの原理
糸がクロスすることによりゆるむ力がブロックされることになる。逆に，いったんロックするとそれ以上糸を締めることもできなくなるので十分に糸をゆるめてからロックすること。

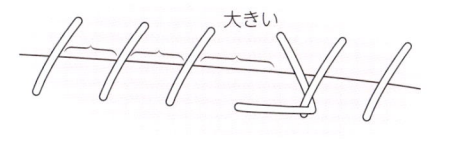

大きい

インターロック箇所は，縫合糸の間隔が大きくなる

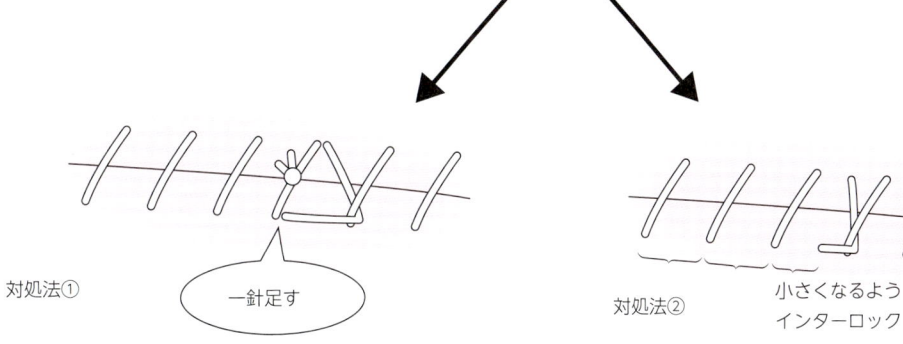

対処法① 一針足す

対処法② 小さくなるようインターロック

〈図3〉インターロックの補強

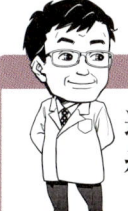

A professor's advice
連続縫合のときの糸のおろし場所

連続縫合は，糸が螺旋状になり連続で組織を締めていくので，糸が乗っている組織の位置も大事になる。鑷子で糸が降りるところを図のように誘導するのも有効だ。

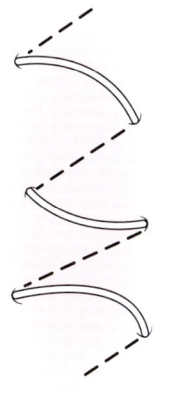

糸のおろし場所を調節しないと上図のようになってしまう

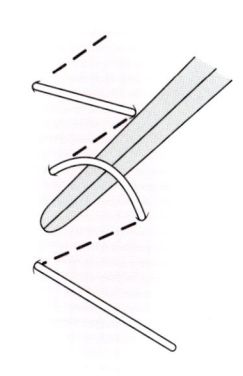

鑷子で糸のおろし位置を設定して，きれいに同じ幅で糸が並ぶようにしよう

秘伝47

切開・切離
止血
結紮
縫合
把持
剥離
術野展開
吻合
おまけ

秘伝 48 縫 合
糸の牽引は細やかかつ適切に！

連続縫合の糸の介助では，ゆるませないこと，糸を適切な位置に誘導すること（縫い目の場所を決めること）に注意したい。糸を強く牽引すればゆるまないけど，それでは術者が運針できない。術者が針を通すその瞬間に糸をゆるめ，針を抜き終わったらすぐに締め直す。餅つきのような絶妙なタイミングが助手には求められている。

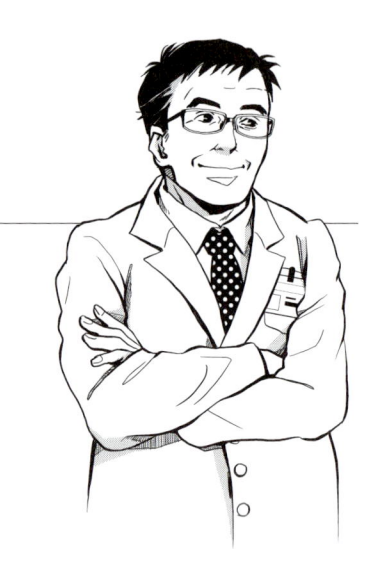

●月×日　「技は見て盗む」派？　「体にたたき込む」派？

— なんの映像を観ているんだ？

— 先日，先生がやってらした全層連続縫合の映像です。勉強用にお借りしたんですよ。

— 感心感心。ところで，こういった消化管の手縫い吻合では術者，助手の役割が明確に決められているって知っているか？

— 臨機応変にってわけではないんですね。

— こういった場合は，絶妙なタイミングが必要とされるからな。第二助手は腸管の位置，方向をキープする。第一助手は右手で連続縫合の糸を把持，左手で鑷子を持ちガーゼ術野のクリーンナップ。術者は右手に持針器，左手に鑷子だ。その際，助手の右手で把持する糸は，細かい動きが求められるんだ。

— 連続縫合の助手の糸って細かく動く必要ありましたっけ。ゆるまないように引っ張っておけばいいとばかり思っていましたが。

— そう単純でもないぞ。ちゃんと動かさないと糸がゆるんでしまうからな（図1）。映像の助手役も，こまめに動かしているだろ？

— たしかに糸を細々と動かしていますね。なにをそんなに動かす必要があるんですか。

— じゃあ，前壁の連続吻合時に行う助手の動きを説明してやろう。まず，糸を強く締め，ゆるまない程度に保ったのち，ゆるめる。ここで術者が針を通したら糸に持ち変え，前の糸を適切な場所に落とす……。

— ひえー。なんてめまぐるしい……。

— これらすべての動きに理論が存在する。まず結紮してある対側の糸と一直線になるように縫合線に沿って強く引っ張り，しっかり締める。次に，腸管内容が漏れない程度に軽く上方から内側に牽引。術者が縫おうとする瞬間は外側に糸をゆるめて針を通しやすくしつつ（図2），術者から腸管壁が見えるよう腕の向きを調整する（図3）。針が通ったらすばやく次の糸を拾って引きあげ，術者が次の動きをしやすいように前の糸を腸管壁の適切なところに落とす……といったようにな。

— これで一針分ですか！　連続吻合ですから，この作業を繰り返すんですよね……。

— 重要なのはゆるめるタイミングと方向，それから糸の腸管壁の適切なところへの誘導かな。いろいろ言ったけど，体にしみこんでいる動きだし，理屈だけでは説明しきれないから，よく他の人の動きを見ておくといい。

— こんな複雑じゃ「技は見て盗め」は無理ですよ。僕は体育会系らしく何度も練習して「体にたたき込め」路線でがんばります……。

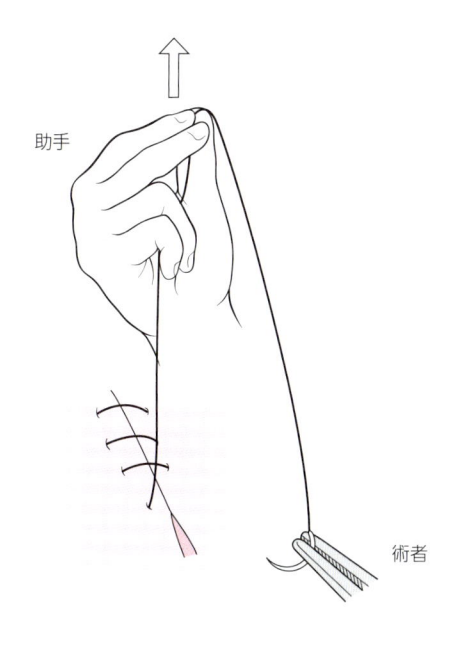

〈図1〉適切な連続縫合の必要性
連続縫合では助手が糸をゆるまないよう牽引しておかないといけない。

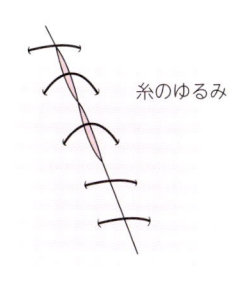

糸のゆるみ

助手の糸の締めが甘い

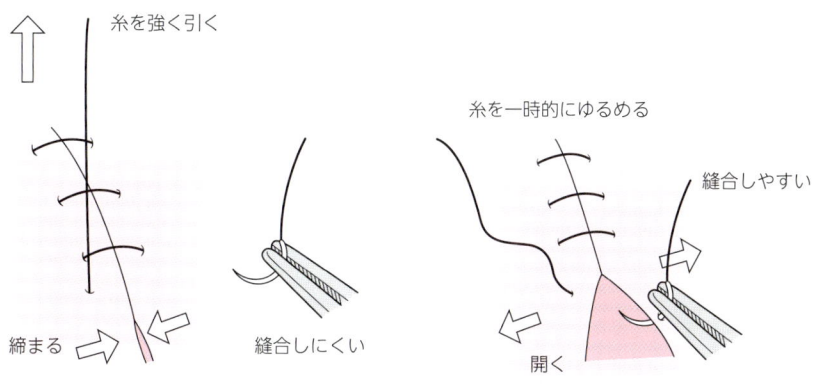

助手

術者

〈図2〉縫合時は糸をゆるめる
縫合のタイミングに合わせて引っ張る力を変えることも重要である。糸を引っ張ったままでは組織の感覚が狭くなり，次の縫合が行いにくい。一時的に糸をゆるめることで，感覚が開いて次の運針が容易となる。

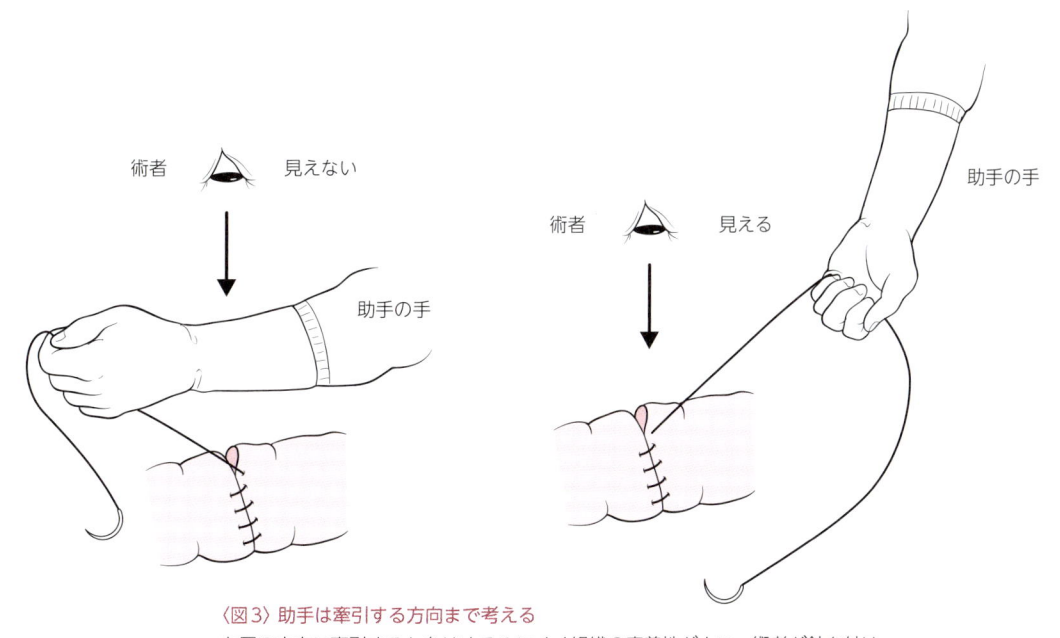

糸を強く引く
締まる
縫合しにくい
糸を一時的にゆるめる
縫合しやすい
開く

〈図3〉助手は牽引する方向まで考える
左図の方向に牽引すると糸はゆるみにくく組織の密着性がよい。術者が針を付け替えている間などはこのポジションで待つ。しかし操作時には手が術野を遮り邪魔になるので，右図のように糸を展開すると術者は操作しやすい。

術者　見えない　助手の手
術者　見える　助手の手

秘伝48

切開・切離
止血
結紮
縫合
把持
剥離
術野展開
吻合
おまけ

秘伝 49 縫 合
内翻は内から，外翻は外から

消化管連続縫合の運針には，「外内-内外」と「内外-外内」の2つがある。一体何が違うのか，素人には禅問答か早口言葉のようでまったくわからない。小さな違いのように思えるが，後者は自然に粘膜を内翻させるというから驚きだ。消化管吻合全周とまではいわないが，少なくとも両端の数針はこれでやってみよう。

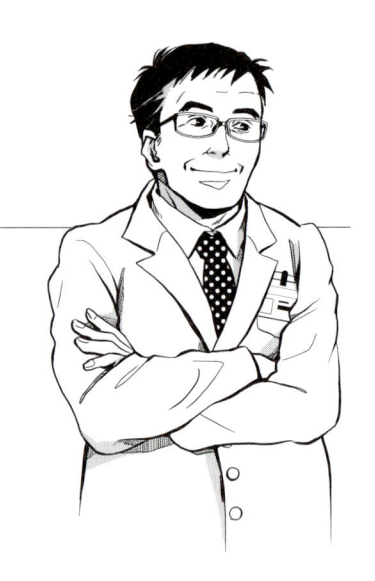

●月×日　実践派だと言い張るのは無理があったかな……？

さーて，質問だ。消化管吻合と血管吻合，この2つの吻合の方法には大きな違いがあるんだが，一体何が違うかわかるかい？

もちろんです！　消化管は粘膜が外に出ないように内翻します。逆に血管では内膜断端が内腔に出てこないように外翻します！

おっ！　わかっているじゃないか～。

（先生のご指導のお陰です！）ああ，自分の才能が怖い。ここにきて，時代が俺に追いついたようだな。

おい，本音と建前が逆になってるぞ。

おっと，間違えました。……そういえば，以前から疑問だったんですが，消化管吻合をするときに内翻させることってできるんですか？　後壁は放っておいても内翻になりますが，前壁はどうしても外翻になるんです。糸を締めるときに鑷子で押し込みながらっていうのは……違いますよね。

結節ならそんな方法もあるかもしれないが，消化管の場合は基本連続だからな。鑷子で押し込む以外にも重要なことがあるんだ。

重要なこと？　なんでしょうか。

ずばり，運針だよ。腸管壁に対して，内翻は「内外-外内」の順，で外翻は「外内-内外」ということだ。

ん？　「内外-外内」でも「外内-内外」でも，結局同じことではないんですか？

全然違う。まーったく違う。連続縫合は口側壁と肛門側壁に針を通して引っ張る，これでワンサイクルだ。そのサイクルの手順でどこを密着させるかが決まるんだ。つまり「内外-外内」は外同士を密着させるもので内翻縫合（図1）の基本だ。一方「外内-内外」との手順は内同士を接着させようとするもので外翻縫合（図2）になる。わかるか？

……何となく。

前壁で難しいというのは，糸の牽引方向だ。前壁吻合で内に出た糸を上に引っ張る壁が外側に出やすいから，前に引っ張るんだ（図3）。ここまで，わかるか？

……。

……うーん，実際にやって見せないとわかりにくいだろうね。あと，吻合の両端は縫合不全の好発部位なのでできれば内翻したい（図4）。この場合，糸を滑らせてくる操作が重要になるんだ。……わかる，か？

……はい！　さっぱりわかりません！

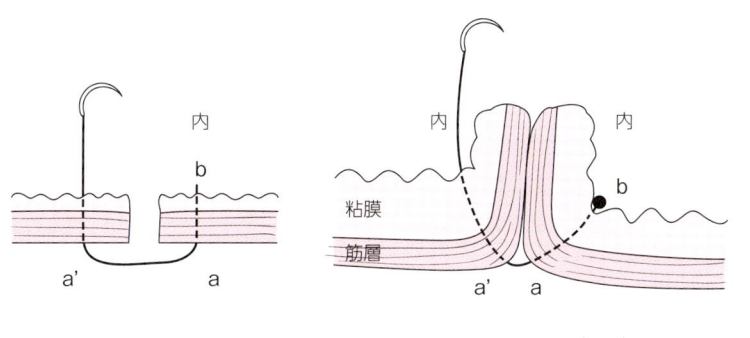

〈図1〉内翻縮合
aとa'が縮合で寄せ合わされる

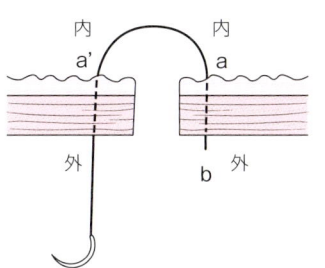

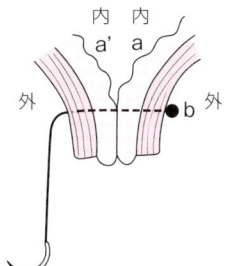

〈図2〉外翻縮合
aとa'が縮合で寄せ合わされる

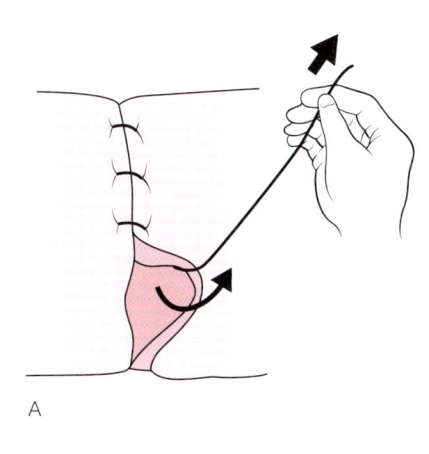

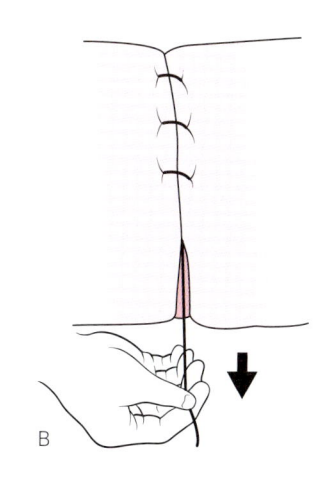

〈図3〉前壁での糸の牽引方向
前壁吻合では，糸を上方向に引っ張ると壁がめくれて外翻になりやすい（A）。そのため，糸をした（前）方向に引っ張ることで，壁がめくれることなく，スムーズに内翻の状態で糸を締めることが可能になる（B）。

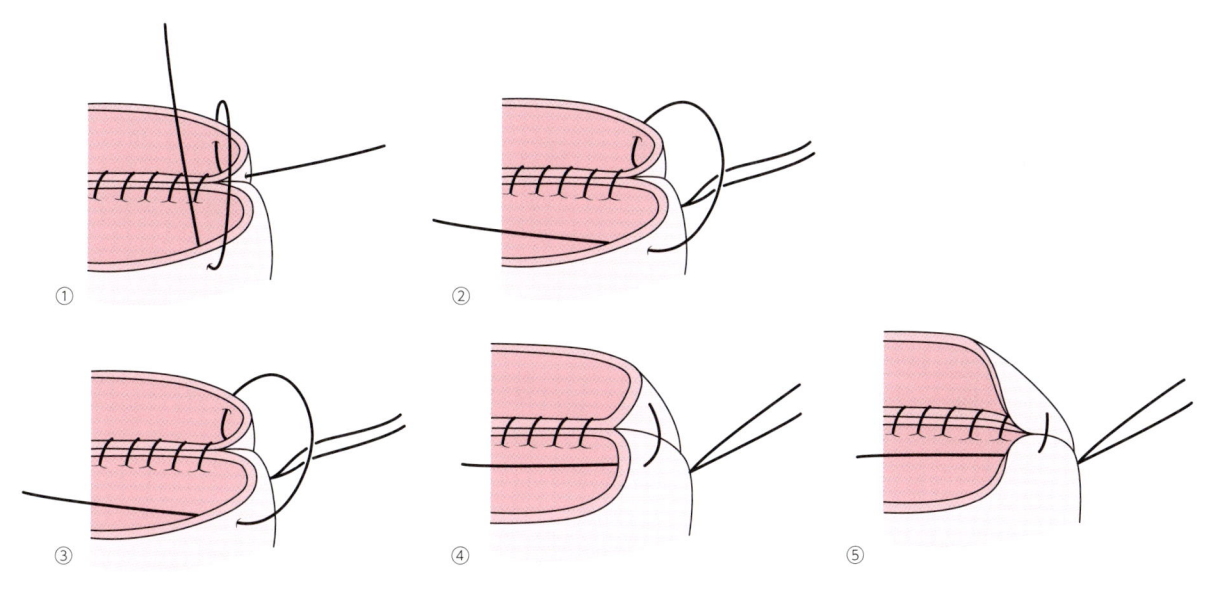

〈図4〉吻合端の内翻
吻合端はリークしやすい場所のひとつである。
連続糸を大きく内外，外内と回してくることによって糸で組織を内翻化しておく。

秘伝 50 縫合
鑷子で糸を持つなんて，言語道断

最近の糸は質が良くなったおかげなのか，簡単には切れなくなった。昔の糸は鑷子や鉗子で持つと簡単に切れてしまったものである。そのため，連続縫合の糸を鑷子で持ったら最後，ひどく怒鳴りつけられたものだ。ただし，「鑷子や鉗子で糸を持たない」のは，今でも基本。糸のキズは，切れやすさにつながるので十分注意したい。

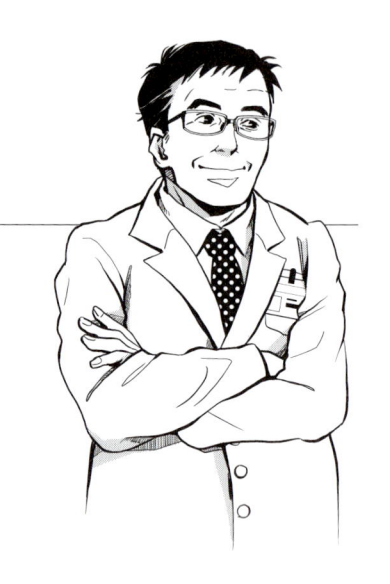

●月×日　長い手術だからって気を抜いちゃダメ

― 先ほどからずっと連続吻合……。まだまだ縫い終わりは遠そうですね……。

― ようやく折り返し地点ってところかな。もう少しがんばってくれ。

― はーい。ちくちくっと。こっちの糸をずらして……。

― あ，コラ！　ズボラをするんじゃない！　鑷子で糸を持つんじゃないよー！

― え，あ！　すみません。左手に鑷子を持っていたのでつい……。

― 鑷子やペアン鉗子，ケリー鉗子は糸を持つようには作られていないんだぞ。

― とはいっても，ちょっとだけなら，そこまでの影響はないんじゃないですか？

― 持ってる鑷子をみてみろ。接着面を広く取るようにして，その分，端（横）はシャープに曲げているだろ？（図1）こういう器具で糸を挟むと，その溝や鉤で糸が挫滅するんだ（図2）。それに，少し糸を横に滑らせるだけで簡単に糸が切れてしまうぞ。連続縫合の糸を切って泣くのは君なんだからな。

― たしかに端がシャープですね。いやもう，不徳の致すところです……。

― 糸を扱うことを想定した手術器具は金物でも横は鈍に作ってあるんだ。深部結紮鉗子（図3）がいい例だな。ほら，この鉗子を見てごらん。全然構造が違うだろう。

― 本当だ。溝も縦になっています。

― 糸の端なら鉗子でつかむこともあるが，基本的には禁忌だ。糸の把持には，専用のネラトン付きモスキートを使うんだ。糸でいうと，寄り糸よりモノフィラメントのほうが圧挫に弱い。モノフィラメントをつかむときはネラトン付きモスキート（図4）が必須だ。

― あれは糸を持つためのものだったのですか！　知らなかった……。

― 糸をよけたいとか，簡単な操作でどうしても糸を触りたいなら，鑷子を閉じたままで使いなさい。鑷子の背面は丸く作ってあるから糸は切れないよ。

― 鑷子の背面を使えばよかったんですね。

― 「鑷子で糸は持たない」と「糸を持つならネラトン付きモスキート」を心にたたき込んでおいてくれ。じゃあ，あとひとふんばり！　気合い入れていこー！

― しゃーっす！

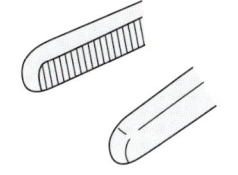

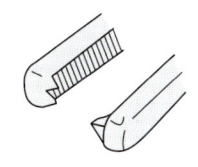

〈図1〉鑷子と有鉤鉗子の断面
端（横）はシャープに曲っていることがわかる。また，断面にぎざぎざがあることがみてとれる。

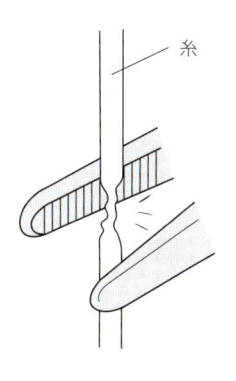

〈図2〉糸を挫滅させやすい器具
鑷子やペアン鉗子，ケリー鉗子などは，糸を挟むことを想定していないため，溝や鉤で糸が挫滅しやすい。また，糸を横に滑らせるだけで，比較的簡単に糸が切れてしまう。

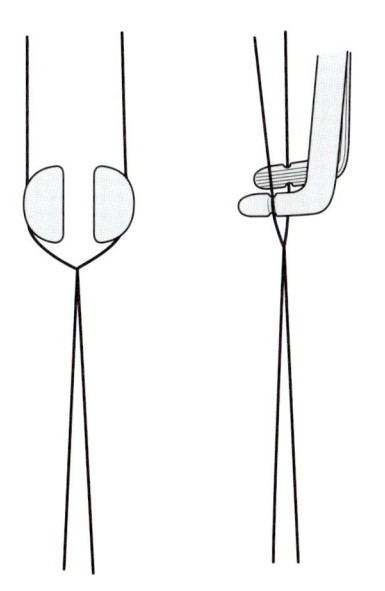

〈図3〉深部結紮鉗子
成毛式鉗子。糸を把持するので横は鈍，縦溝になっている背面にも溝あり，結紮点を押し込むのに使う。

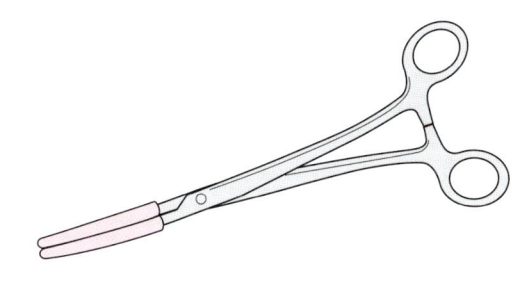

〈図4〉ネラトン付きモスキート
先端にチューブがあり，糸を傷つけない。

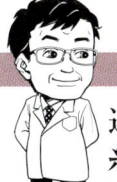

A professor's advice

連続吻合の糸が切れてしまった場合のリカバリー方法とは？

鑷子などで糸を掴んでしまい，実際に糸が切れてしまった場合はどうすればいいのか。そのような場合，切れた糸を少し抜き戻してゆとりをつくったのち，断端の糸とループ状に持ち上げた一つ前の部位とを2個一組で結紮し，残しておく。次に，反対側から新しい糸で連続吻合を行い，合流したところで結紮することで，リカバリーができる。

①AとBで結紮糸，残しておく

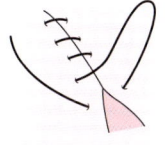

②反対側から新たに縫合する

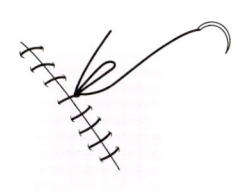

③2本の糸を結紮する

秘伝50

切開・切離

止血

結紮

縫合

把持

剥離

術野展開

吻合

おまけ

秘伝 51 縫　合
出口を探してさまよう針先はダメ

針の進路を修正することは，想像するよりも難しいものである。刺入前に進路を想定することが重要なのだが，思わぬところから針先が顔を出すことも……。針を完全に抜いて刺入からやり直すか，抜かずに組織の中で修正するか悩ましいところである。やり直したほうが被害が少ないときもあるので，注意して見極めよう。

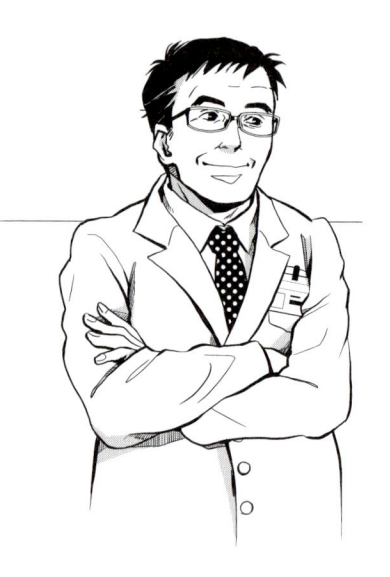

●月×日　先輩との針練習で練習機がかわいそうなことに。

皮膚縫合は見た目が大事。きれいな傷にしましょうー！

とはいっても今日は練習機ですけどね。

そんなこといわず，実際の手術だと思ってやってみなさいな。

はい。よーし，針を適度な場所に刺して……あれ？　針先が思ったより右に出てきたぞ，このままでは右側の掛け幅がかなり小さいな。じゃあ針が見えなくなるまで一回バックして，針をぐいっと押し込んで修正，……あれ？　あんまり寄らなかった。より，もう一回バックして，思いっきり引っ張って，……どうだ！　うわ，やっぱりだめだ。

あらあら，かわいそうに。実際の患者さんじゃないとはいえ，組織をグサグサと串刺しにするのはやめてちょうだい。

すみません。でも思ったところに針が出てこないんです。バックして引っ張り直しても，また同じところに出てくるんです……。どうしてでしょう。

いったん組織の中を進んだ針は，組織内部で動かしても簡単には方向を変えられないわ。むしろ組織を傷つけるだけ。針を横に動かしたとしても，動いているのは見かけだけで，中の組織が一緒に動いてしまっているの（図1）。縦方向だって，基本は針の彎曲で進路は決まっているから（図2），修正するのは難しいわね。相当に手前まで抜けば若干の進路の変更は可能かもしれないけど。

バックしても無駄ってことですか……。

そうね。それに組織のダメージも針の彎曲にそって前後に動かす分にはさほど大きくないけど，彎曲に逆らって前後左右に針先を振り回す操作は結構ダメージが大きいのよね。

刺し直ししたほうがいいんですか？

丸針の場合はそのほうがいいかもね。針の小ささが右側が少なくなっている原因のひとつだから，皮下で一度針を抜いてから，改めて左側の皮下から刺してみたら？（図3）

やってみます。……本当だ，今度は大丈夫です！　イメージ通りに針が出ました！！

練習機だからいいけど，今のは皮膚で角針なので後に残るし，患者さんだったらかわいそうなことになっていたよ。針は非常に微妙な道具で，同じ糸の太さでも大きさや彎曲の異なる針が複数用意されているから，色々試してみるといいわよ。

そうですね，試してみます。あーあ，ぐっさぐさだ。ごめんね，練習機……。

〈図1〉目的地の途中変更はできません（針を押してもダメ）
一度針を刺してしまってから組織の中で方向を変えようと動かしても，簡単には針の出口を変えることができない。これは，針を押し込んでも，組織も一緒に動いてしまうため，目的地も動いてしまうからである。

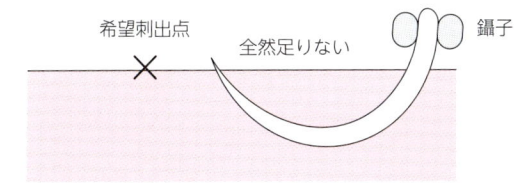

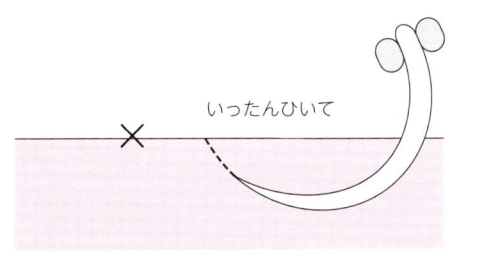

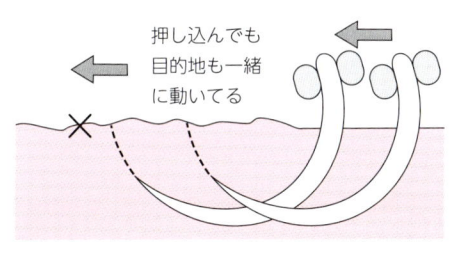

〈図2〉運針シミュレーションの重要性
刺入…と角度によって既に刺出点は規定されている。①に対して，②は刺入点を変えた場合，③は刺入角度を変えた場合，それぞれ刺出点が動くことを表している。

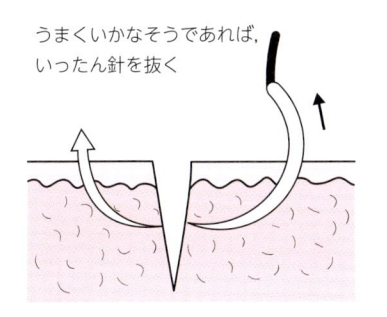

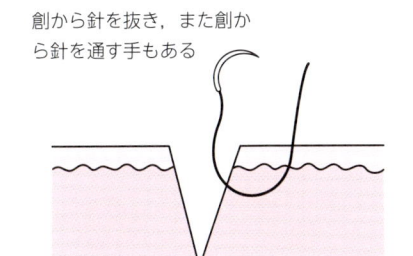

〈図3〉針を一度出すことも大切
いったん針先を戻して改めて方向を決めて運針を行う。なお，一度に縫うのが難しい場合や針の大きさが足りないときは，創などから針をいったん外に出すのも手だ。

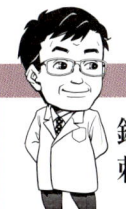

A professor's advice

鑷子で引っ張って行う刺出コントロール法

縫う相手側の組織位置は，左手の鑷子をうまくつかえばコントロールして狙った位置に出るようサポートすることが可能だ。これは，左手の鑷子で縫いたい組織を引くことで，目的の位置に出すというもの（図）。ただし，組織中から針を大きく戻すことが前提条件となる。

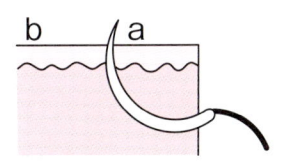

bの位置に針を出したいとき

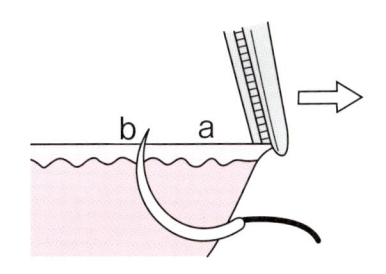

鑷子で組織を矢印方向に引く

秘伝51

切開・切離
止血
結紮
縫合
把持
剥離
術野展開
吻合
おまけ

秘伝 52

縫　合
深部の縫合は，ナナメに針をつけてみて

看護師さんは常に一定の位置で鑷子に針をつけてくれるが，達人は状況によって自分で針を付け直すことが多々あるようだ。これは，針をつける位置で，刺しやすさが変わってくるからだ。深部を縫うときは直角よりも鈍角になるように付け直し，相手が硬いときには針をより先端に近いところをもつなど，工夫をこらすようにしたい。

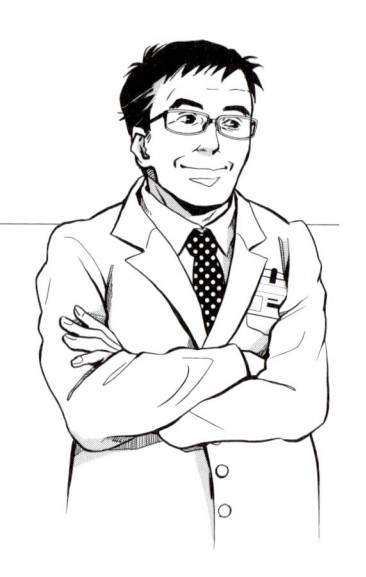

●月×日　先生がなかなかにエスパーであることを発見

細い動脈をちぎってしまったようでなかなか出血が止まらないんです。血管断端が潜り込んでしまってきれいにつかないんです。どうしましょう……。

周りの組織と一緒に縫いこんでしまうのが確実かな。4-0 PDS出してくれ。ほれやってみろ。Z縫合だ。

はい……，うーん。なかなか思うように針を運べません。術野が奥に深すぎて組織に針を垂直に入れられなくて。

おやおや。困っているね。針の持ち方を工夫してみろ。看護師さんは定型的に針をつけてくれるけど，こういうときには自分で針を付け直すんだ。持針器を貸してごらん。

あっ！　組織に対して垂直に針を入れられるようになった！　先生がエスパー！！

種も仕掛けもあるぞ。ポイントは2つだ。1つは普段は90°についている針を少し斜めにつけること。もう1つは針の一番後ろではなく，先端寄りを持つってことだ（図1～3）。

へー，そうなんですね。……あれっ。針が組織に入るところまではうまくいったけど，今度は，うまく針を回転させることができません。エスパー先生，助けてください。

そのネタを引っ張るなぁ。持針器を回転できないのは，持針器の回転と針の軸が一致しないので，組織が引っかかってしまうからなんだ。だから，もうひと工夫が必要だ。持針器を回転させるのではなく，針の回転軸に合わせて持針器で針を押すんだ。

回転ではなく，押すですか？

そうだ。そのためにも持針器の真ん中近くを持ったほうが押しやすい。場合によっては途中で持針器をお尻のほうにずらして持ち直して，さらに針を押し込むときもある。

持針器の真ん中近くを持って押す……あっ。針先が出てきました。良かった！

まだ油断しない。今持針器を離したら先端が潜り込んでしまうからな。

そうでした。こういう時には左手の鑷子でまず針先をつかむ，と。

うまくできたようだな。針を回転させるのではなく押すときには，針の中央寄りを把持するだけでなく，針を逆手につけることもある。硬い組織などではよく用いる方法だな。あーそうそう。今回のような場合，深部用の持針器があるからそっちを使うと楽だぞ。

えー！　先にそれを言ってくださいよ！

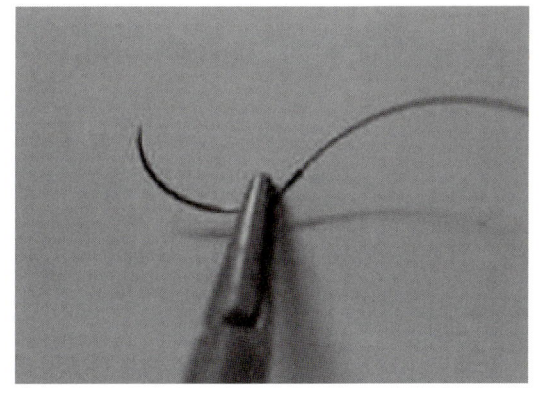

〈図1〉通常の針の把持のしかた
持針器に対して直交する向きに針を把持。針を把持する位置は，4分の3の部位で。

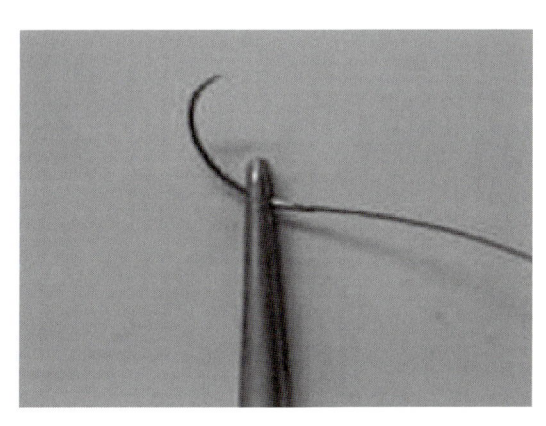

〈図2〉針の持ち方の工夫
針を持針器に対して角度を付けて把持したり，先に近いところを把持したりと工夫する。

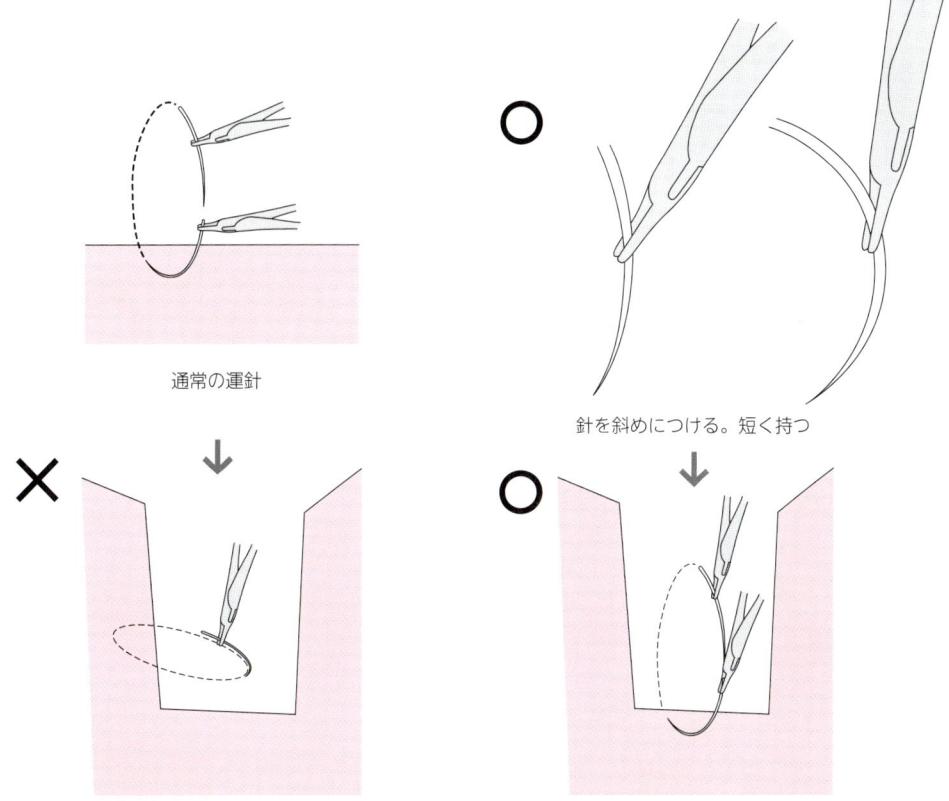

通常の運針

針を斜めにつける。短く持つ

通常の持ち方では深いところは運針できない

針を斜めにつけ針を少しずつ押し進めことで、深いところでも運針できる

〈図3〉針の持ち方による違い

大村くんマンガ⑤

大村, アウト…

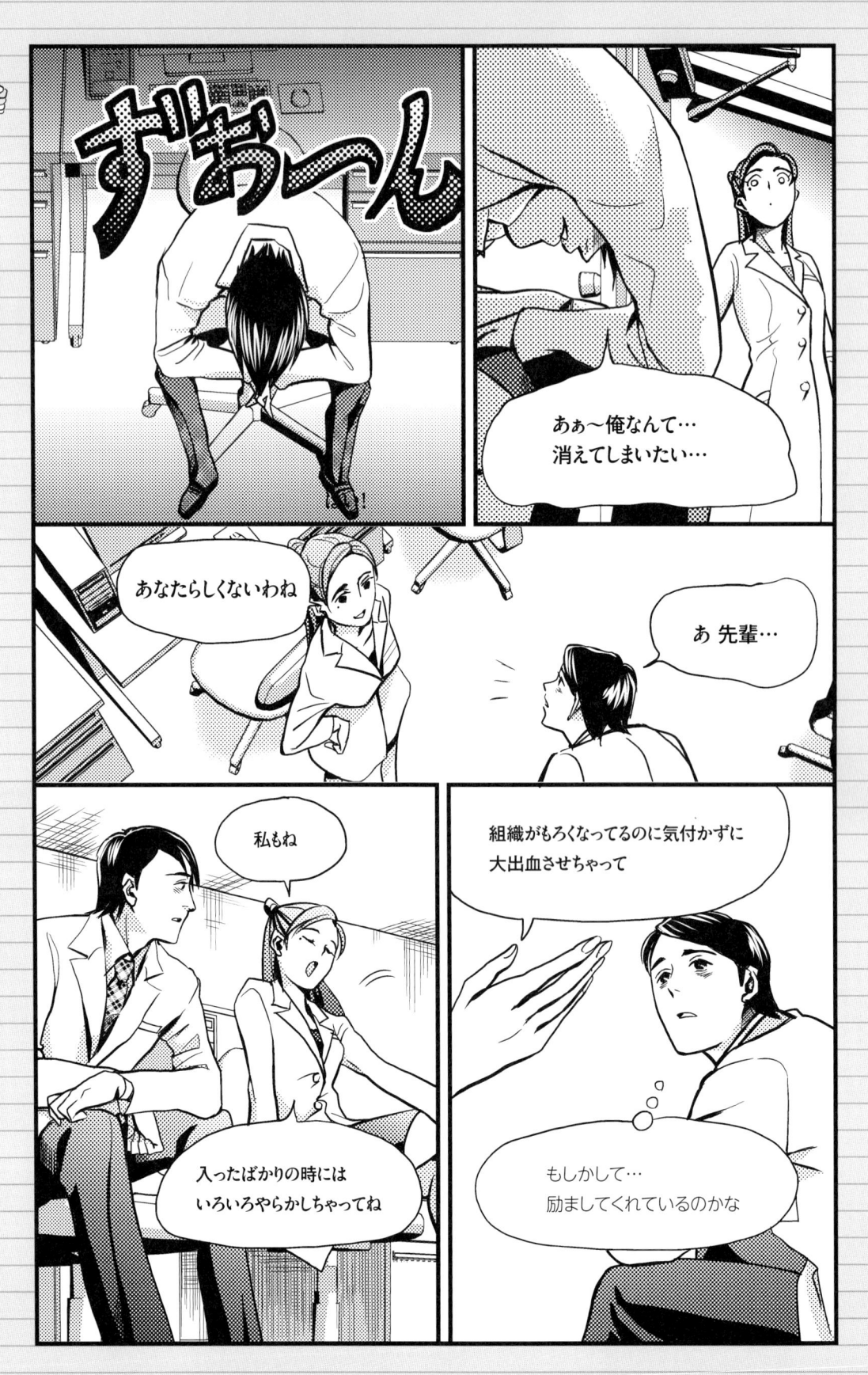

あぁ〜俺なんて…消えてしまいたい…

あなたらしくないわね

あ 先輩…

私もね
入ったばかりの時にはいろいろやらかしちゃってね

組織がもろくなってるのに気付かずに大出血させちゃって

もしかして…励ましてくれているのかな

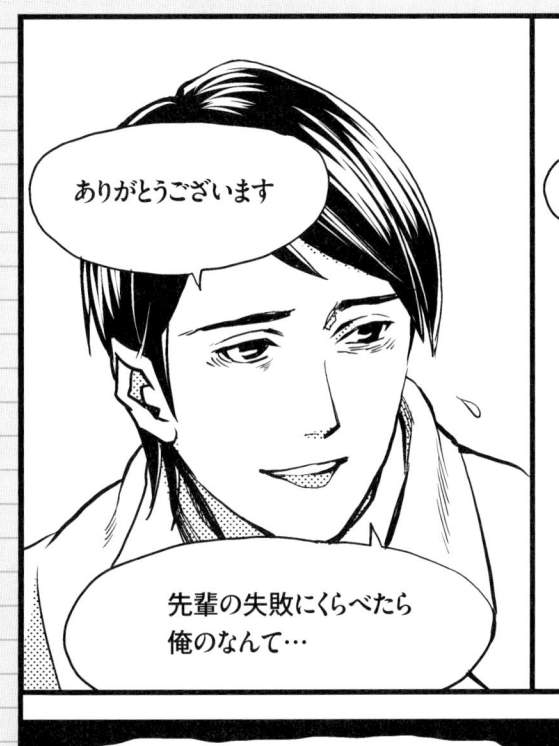

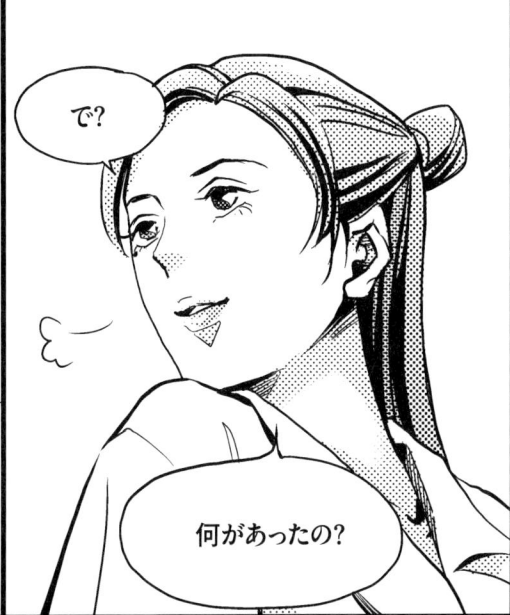

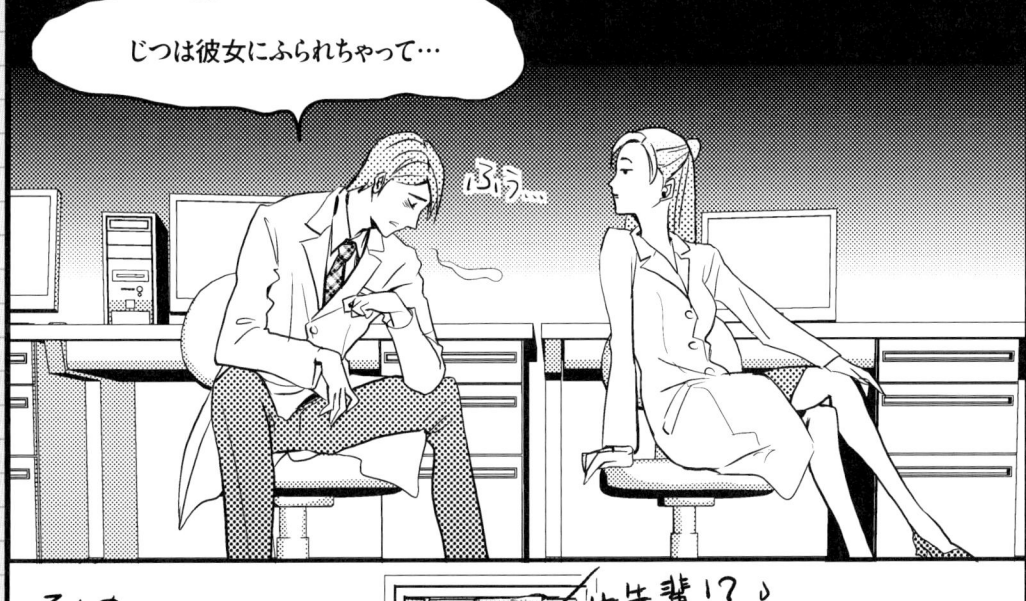

心配して大損
したわ。
次は「把持」，仕事に
集中しなさい！

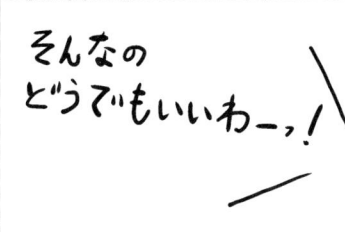

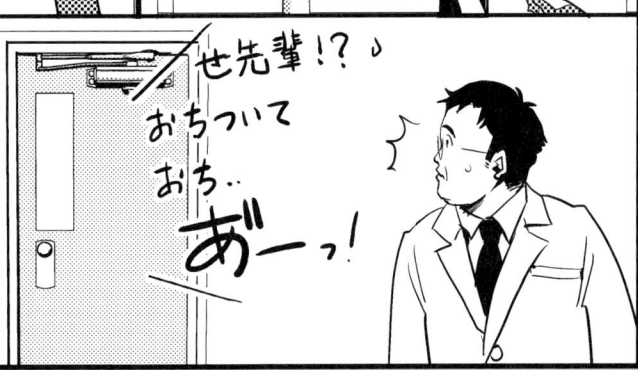

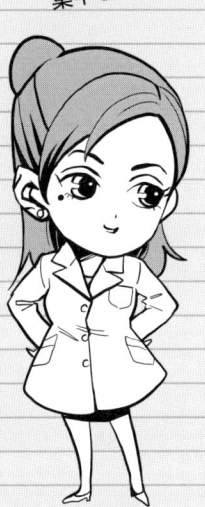

秘伝 53 把持
鉗子は先端でつかみとれ

鉗子をゆっくり閉じていくと，完全な平行でないことがわかる。先端から順に密着していき，根元はわずかに開いているのだ。つまり，鉗子の把持力は先端が一番強く，根元にいくにつれて弱くなっていることがわかる。そのため，糸やテープなどは，鉗子の根元や中心ではなく，先端で把持する必要がある。

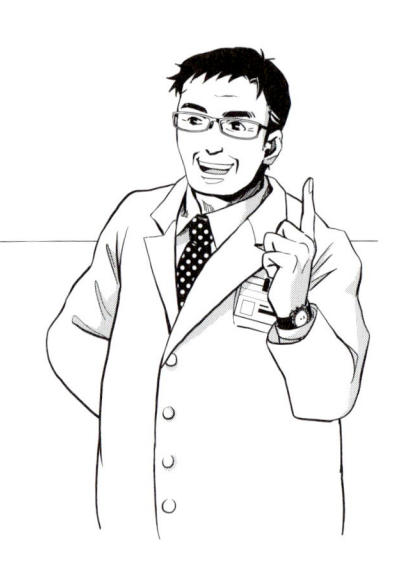

●月×日　減らず口，過ぎる口，アヒル口

― この糸をモスキート鉗子で把持して。

― はい，わかりました。この糸をモスキート鉗子で把持……っと。

― それじゃーダメダメだよ。どうしてモスキート鉗子の根元で把持するんだ。把持するときは，必ず先でしろ。

― え？　根元と先で違いがあるんですか？　ハサミでもペンチでも根元のほうがしっかりしているので力を入れるときは根元を使うものと思っていたんですが。

― 把持鉗子をよく見てみろ。どんな把持鉗子だって平行ではなく，必ず凹になっているんだ（図1）。だから，はさむ際には先から順にはさむようになっているんだよ。だから当然先のほうがしっかりと力がかかるようになっていて，強い把持ができるんだ（図2）。糸を引っかけたり，緊張がかかって糸が外れる可能性もあるわけだから，今後は必ず先端の把持力の強い場所で把持すること！

― なるほど。確かに先端からくっついていきますね。……でも先生，へりくつを言わせてもらえば，並行につくって先も根元も同時に密着すればいいんじゃないですか？

― 甘いな〜。では聞くが，君の持っている鉗子のラチェット（図3）は何のためについているのかわかるか？

― はい。鉗子の把持力を段階的に調節して，一方でゆるまなくするためですよね。

― そうだ。手術の鉗子がペンチと違うのは，それ自体が彎曲と弾力性をもっていて，それを把持力の調節に使っているからだ。そして，その弾力性による圧力を正確に反映するのは鉗子の先端部分だけ。つまりラチェットを1段だけ使って把持するときと，最後まで使って把持するときでは，目的も対象物も違ってくるんだ。先端で物をつかむ癖をつけろといっているのはそのためなんだよ。

― そうなんですねー。よくわかりました。先端は同じように密着していても力の入れ具合を調節できるんですね。……あー，でも先生，腸鉗子は全体を使うし，弾力もありますよ。これはどうします？

― はぁー。減らず口ばっかりうまくなって……。その通り，腸鉗子は分厚い組織を鉗子全体でつかむので例外だよ。分厚いから隙間があることが大前提だな（図4）。
……もうへりくつは出きったか？

― えーと，ほかになにかあるかな。

― ……口の過ぎる君の口を腸鉗子で噛んでアヒル口にしてやりたい。どうしたらいい？

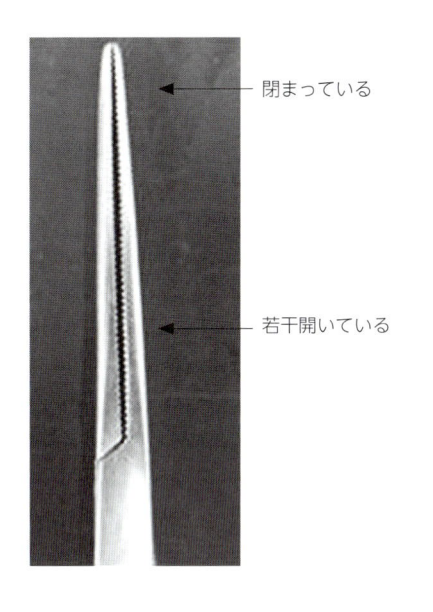

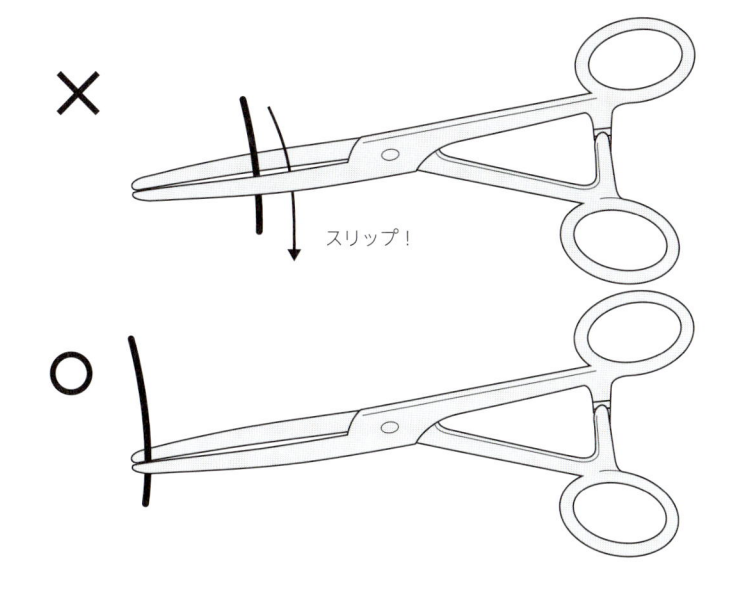

〈図1〉把持鉗子の形状
把持鉗子は平行ではない。凹凸があり，先端は閉じているが，根元や中央部分は開いている。

閉まっている
若干開いている

〈図2〉把持鉗子の使用ポイント
先端のほうがしっかりと閉まっており，力をかけられるようになっているため，強い把持が可能。根元や中心部分では，糸が外れてしまう可能性もあるので，注意したい。

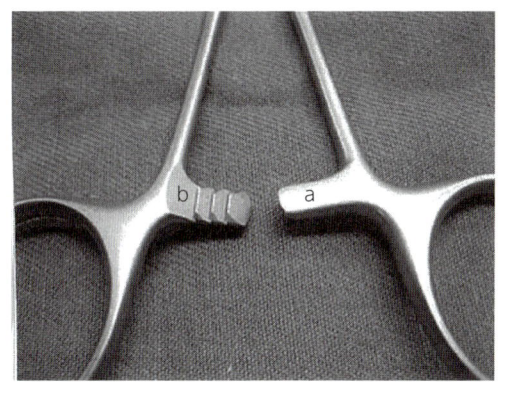

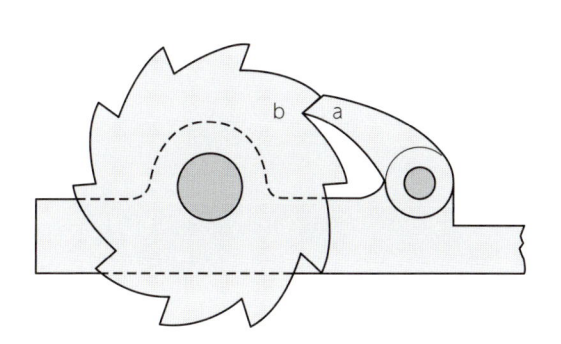

スリップ！

〈図3〉ラチェットとは
鉗子をロックして緩まなくする機構のことをラチェットという。

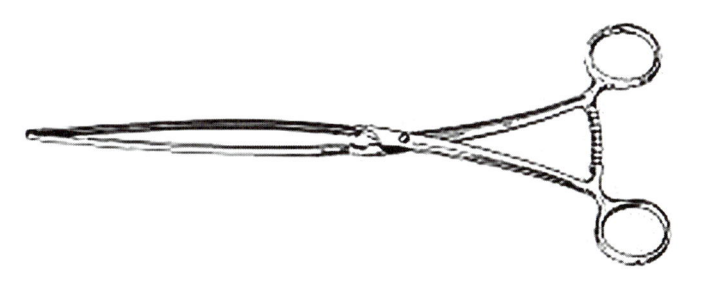

〈図4〉腸鉗子
金属の彎曲の弾力とラチェットで、弱い力から強い力まで段階的に腸を傷つけずに把持することが出来る

秘伝53

切開・切離
止血
結紮
縫合
把持
剥離
術野展開
吻合
おまけ

秘伝 54 把持
糸の端を持ってくださる？

鉗子で糸をつかんで誘導する場合，手元で糸を固定して糸をピンと張った状態でないと精密な誘導がしにくい。なので，自分の手がふさがっているときには誰でもよいからサポートして欲しい状況となる。この原則は，外科医なら誰でも知っていることだ。だからこそ，誰かに言われる前に，すばやく行動を起こすようにしたい。

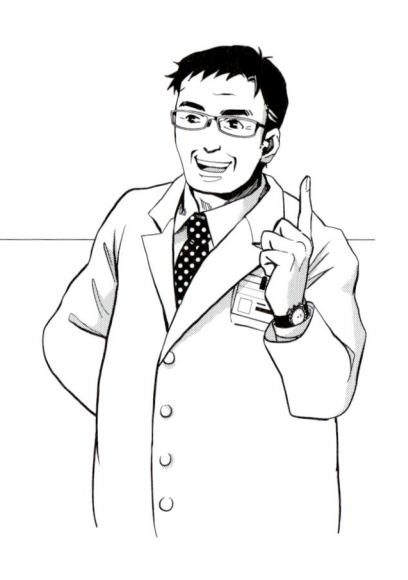

●月×日　気の付く人だと言われたいのに……

ケリー鉗子で組織を通して……，ふむ。これは血管が入っているな，くくろう。

はい。では，1-0 絹糸をください。長糸でペアンにつけて……。うわ，深くて見えにくいですね。大村君，糸を持ってくれる？

え？　はい，わかりました。ええと，ぐいっと引っ張り上げて……こうですか？

いやいや，大村君が結紮するんじゃないでしょ。私の左手がふさがっているから，糸の端を持って糸に適度な緊張をかけてほしいって意味で言ったの。

糸の端を軽く持つだけでいいんだよ。糸がピンと張った状態のほうが目的に正確にすばやく到達しやすいんだよ。

はい。わかりました。

もー。人に言われる前にさっと手を出して糸の端を軽くもつとか，気の利いた助手ならそれぐらいはできないとだめよ。

まあまあ。唐川君も最初は叱られていたよ。ところで大村君，鉗子に糸をつけて渡すときに，鉗子の先端から糸の先端が飛び出すように持つ方法と，先端が鉗子の中に隠れるように持つ方法の2種類があるが，どちらで持つのが良いか，わかるか？

うーん，先端から糸の端が出ているほうが，準備は簡単そうではありますが……。

手術する側からすると，糸の先端が鉗子に隠れる持ち方のほうが圧倒的に使いやすいんだ。ただし，彎曲した鉗子につけなければならないけどね。こうすると鉗子の先端と糸がうまく一体化して，組織を回すときも相手に糸を渡すときも圧倒的に使いやすいんだ（図1）。

逆に，鉗子から糸が飛び出した状態では糸の先端が鉗子の陰になって見えにくいし，手の動きに合わせて先端がふるえるのでつかみにくいのよ。

普段，気にしていませんでしたが，確かにそうですね。

ただ，幅広の血管テープやシリコンのテープとか，厚みや弾力のあるものを渡すときは，先端から出た状態で用意したほうがいいね。相手の鉗子に先端をつかませないと折れ曲がった状態で引き抜くことになって，テープの厚みによる損傷が懸念されるからね（図2）。

はぁ〜。奥が深いです。

ご理解いただけたところで，こっちの組織も奥が深くて見にくいもので。うまく結紮できるように，糸を持っててくれるかしら？

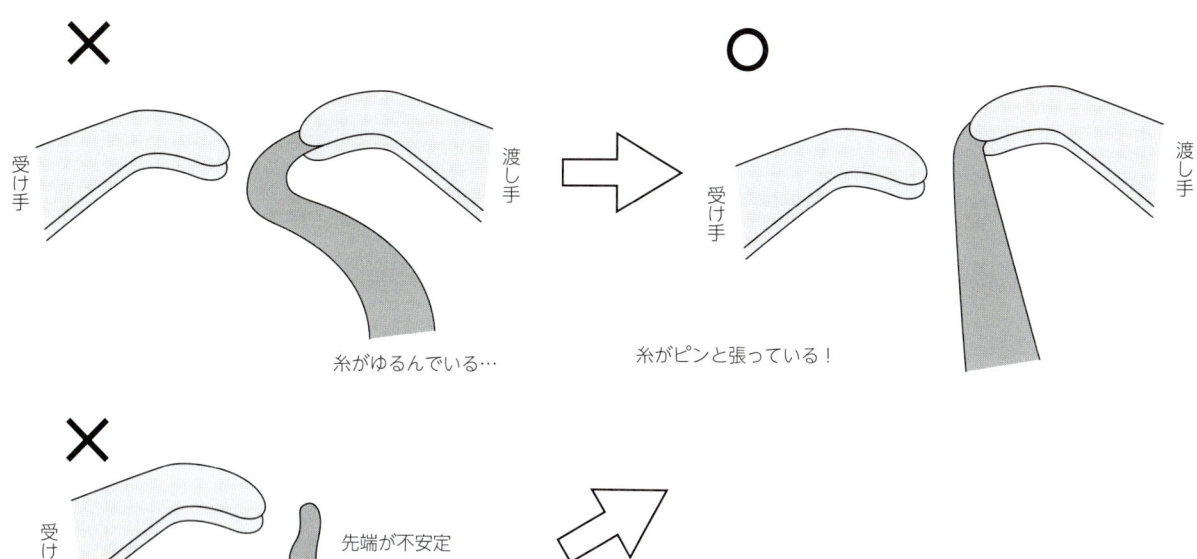

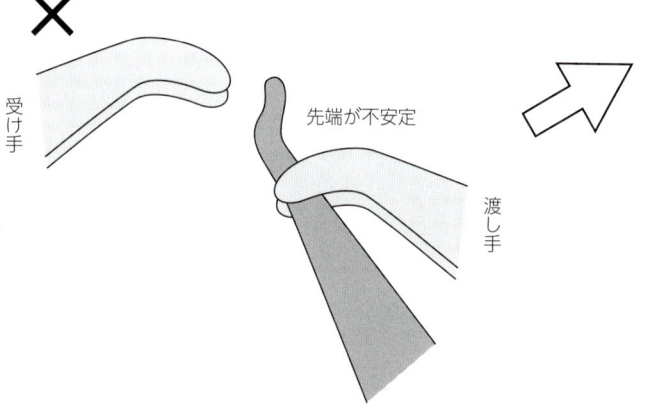

〈図1〉鉗子での糸の渡し方
糸の端を把持して適度な緊張をかけ，糸を張った状態にすると，目的の場所への到着がスムーズに行える。逆にゆるんだ状態では，糸が安定しないため，受け手がつかみにくい。先端で糸を渡そうとすると先端は不安定である。また鉗子の影になって見えにくい（下図）。

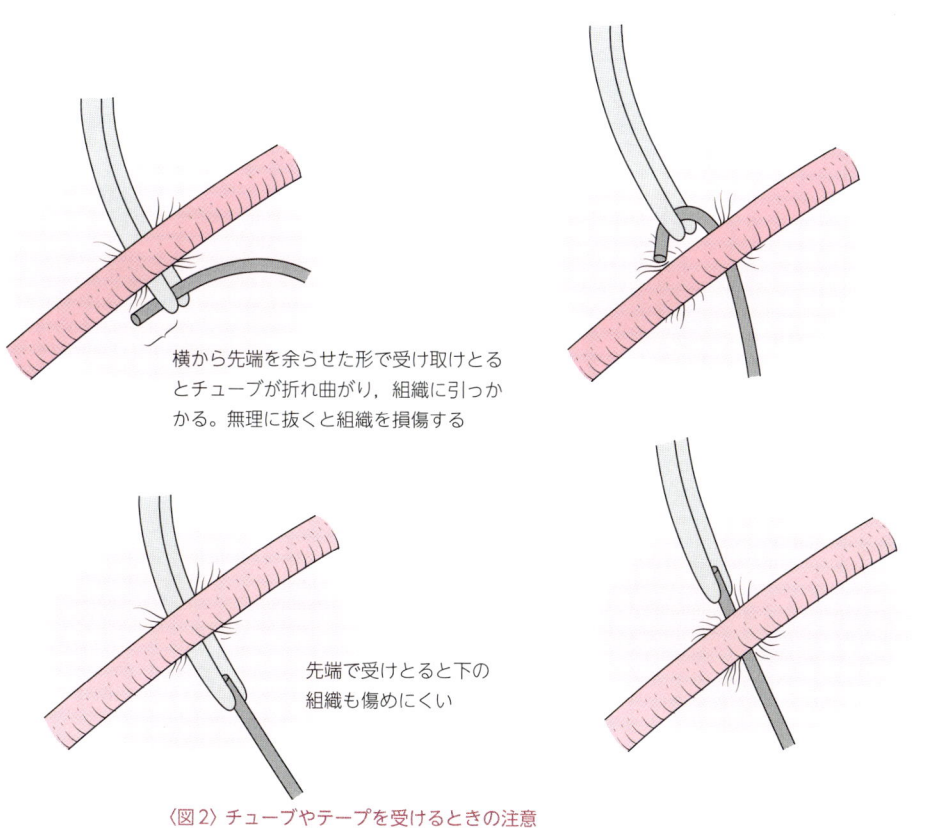

横から先端を余らせた形で受け取りとるとチューブが折れ曲がり，組織に引っかかる。無理に抜くと組織を損傷する

先端で受けとると下の組織も傷めにくい

〈図2〉チューブやテープを受けるときの注意
チューブやテープなど硬いものは厚みのあるものを受け取るときは必ず先端で把持する。

大村くんマンガ⑥
今日はホメられ記念日

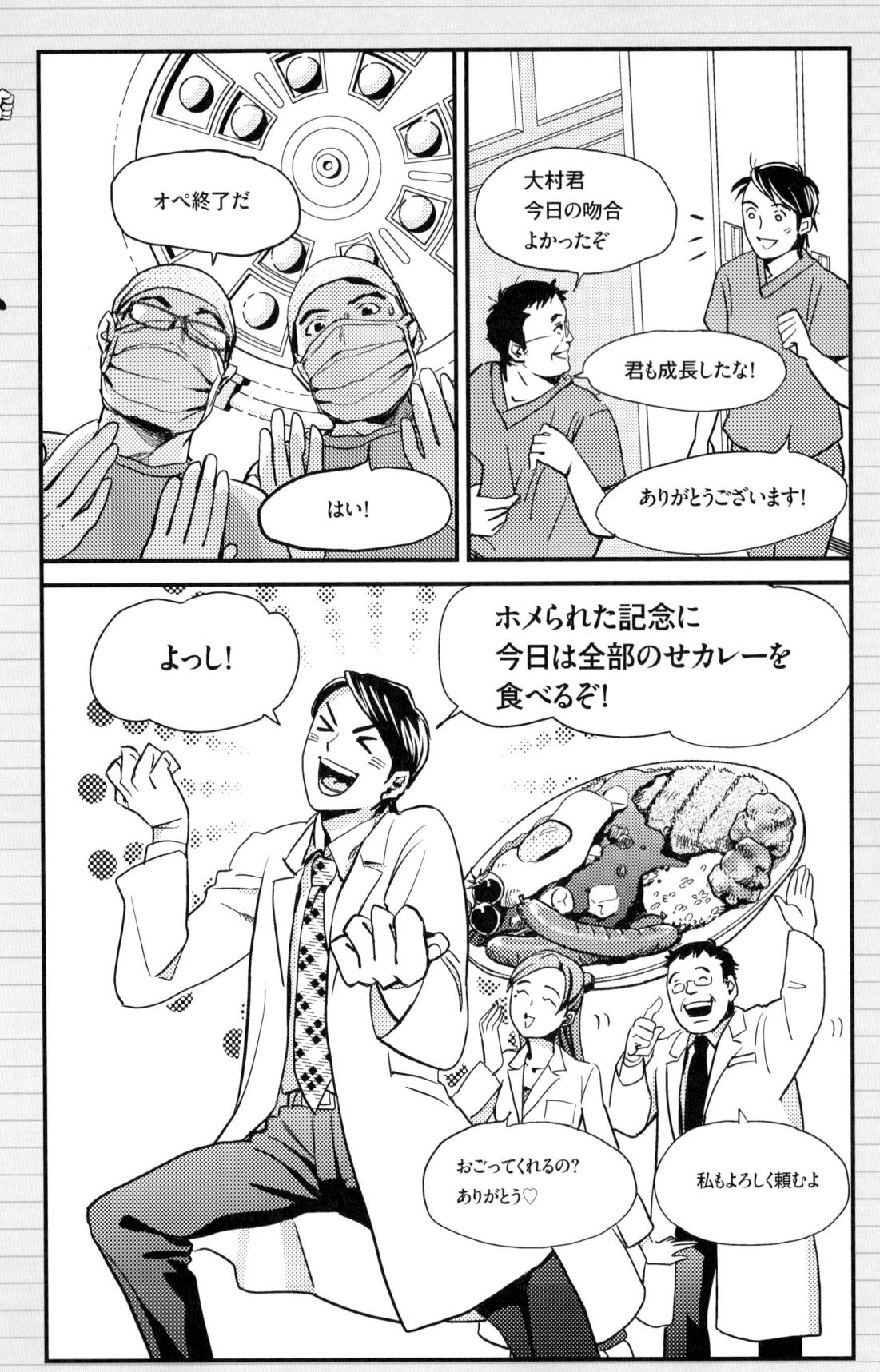

オペ終了だ

はい!

大村君 今日の吻合 よかったぞ

君も成長したな!

ありがとうございます!

よっし!

ホメられた記念に 今日は全部のせカレーを食べるぞ!

おごってくれるの? ありがとう♡

私もよろしく頼むよ

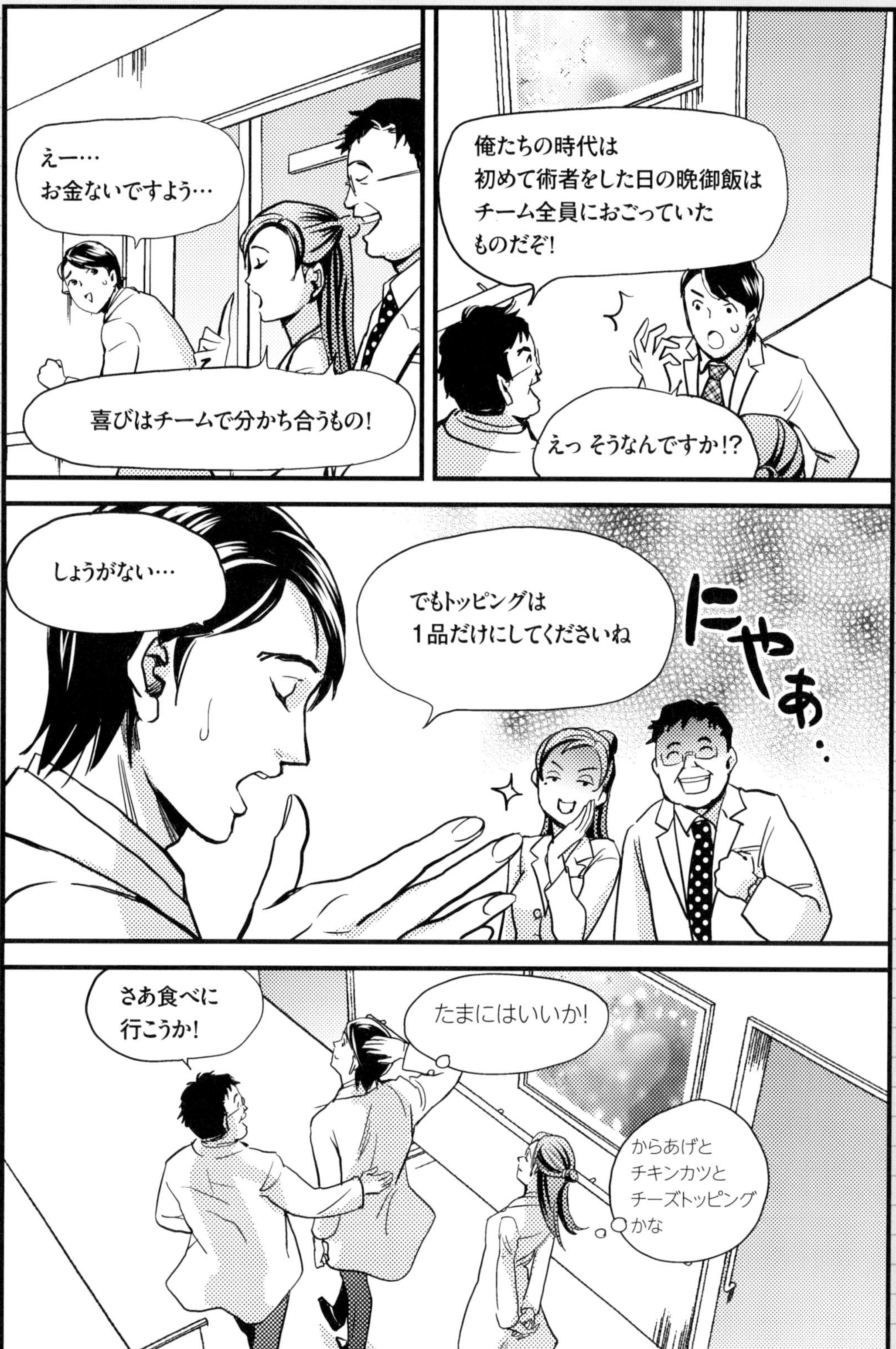

カレー，
おいしかった♡
次は「剥離」！

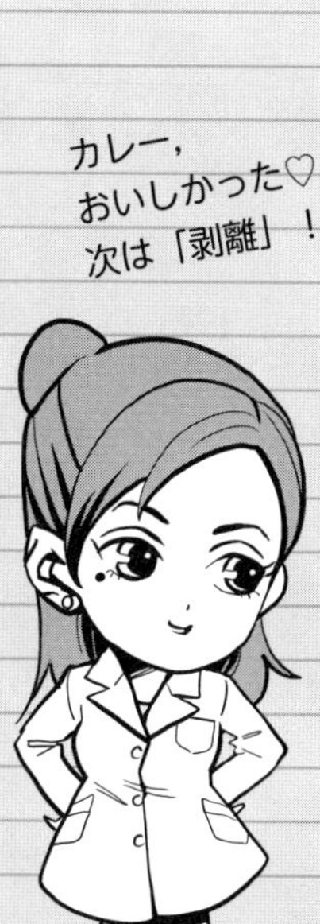

秘伝 55 剥　離
鉗子の剥離は，抵抗を感じ取れ

剥離操作で，鉗子を通す（進める）ときの基本は，組織抵抗が最小限なところをまっすぐに進むということ。この際，難しいのは鉗子の彎曲だ。鉗子の彎曲は手の平の彎曲に合わせて持ち，その彎曲をイメージしながらまっすぐに鉗子を進めていく。この線が一致しないと組織に無理な力がかかり出血してしまうので十分注意しよう。

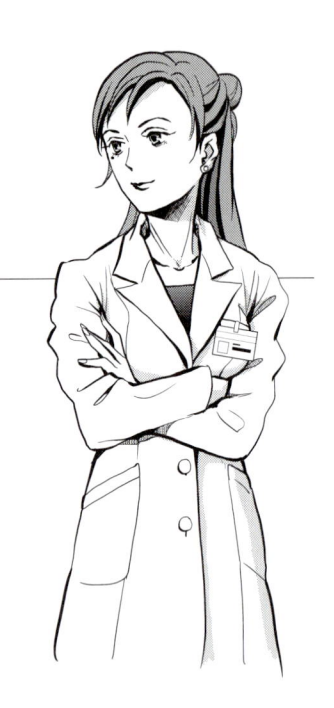

●月×日　曲がってたほうがいいと思うじゃないか？

そういえば君は，直介の看護師さんが彎曲した鉗子を渡すときに必ず同じ向きになるように手渡ししてくれているってことを知っていたかい？

え。これまで意識したことはなかったです。そういえば，必ず手の平側に先端が向いていますね。へ～，知りませんでした。

手の彎曲と鉗子の彎曲が一致するようにしているんだよ。そうでないと毎回手の平で180°回転させることになるだろう（図1）。

鉗子は手のひらの延長に，ですか。

また鉗子の彎曲はいろいろあるが，剥離操作をするときには，最初はできるだけ彎曲の弱い鉗子を使うべきだと思う。

そうなんですか？　曲がりの強い鉗子のほうが組織をすくい取る感じが出やすくって，いいような気がしていましたが。

うーん。組織をすくい取るということ自体が間違っているんだよね。剥離というのは組織をすくい取るのではなく，層と層の隙間に入って行くということなんだ。つまり，組織抵抗が最も少ないところを探して進んで行くということなんだ。そして微妙な組織抵抗を感じ取るには一番自然な方向，つまり手の平に合わせてまっすぐ押し進めることが大切なんだよ。

手の平に合わせてまっすぐですか。

そうだ。厳密にいうとごく軽く彎曲しているけどね。曲りの強い鉗子を先端の向きに合わせて進めるには手首を返す方向の力が必要になる。これでは微妙な組織抵抗は，手に伝わってこないんだ。逆に曲がりが弱ければ，抵抗は伝わりやすい（図2）。

彎曲が弱いと組織の奥に突っ込む感じがしてなんか怖いんですよね。こう，ぐっさりと刺してしまうような……。

「まっすぐ奥」でも「ななめ」でも「浅く」でも関係ないよ。組織の境目，層と層の境目だけを信じて鉗子を進めるんだ。まあそれには解剖の勉強が何より大事だけどね。

解剖ですかー。正直，複雑なんで苦手なんですよね……。

解剖がわからない人ほど目的地まで遠回りをして時間もかかる。それに，出血もするんだ。だからこそ，とにかく勉強だ！

はあーい。なんだか，大人になるほど勉強ばっかりしている気がしますー。

なにいってるんだ。一生勉強だよ。

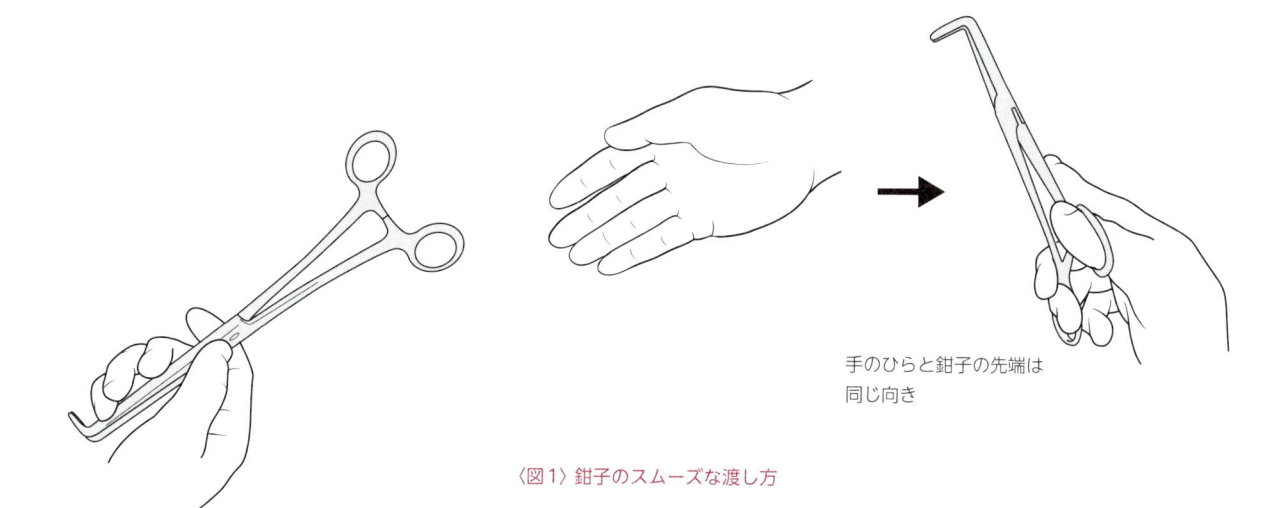

〈図1〉鉗子のスムーズな渡し方

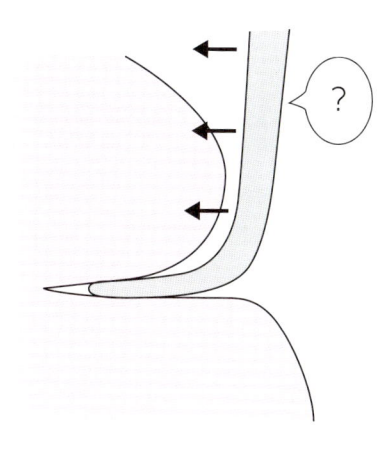

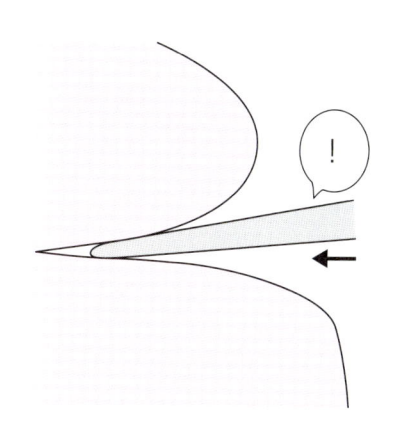

手のひらと鉗子の先端は同じ向き

曲がりの強い鉗子　　　　　曲がりの弱い鉗子

〈図2〉剥離時は曲がりの弱い鉗子を使う
曲りの強い鉗子を先端の向きに合わせて進めるには手首を返す方向の力が必要だ。そのため，曲がりの強い鉗子では，微妙な組織抵抗は手に伝わってきにくい。曲がりが弱ければ，それだけ組織抵抗が手に伝わりやすいことになる。

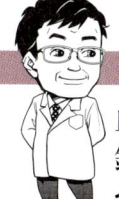

A professor's advice

血管の後ろに鉗子が通らない！そんなときはどうする？

適切な層に鉗子の先が入ると，血管に向かう方向の抵抗はほとんどなく，先端が血管の下を滑っていく。逆に血管方向に抵抗を感じたら危険サインと考えよう。この場合は，剥離層が間違っているので，無理をせず剥離鉗子の力の向きを考え直したり，反対側からのアプローチに切り替えたり，臨機応変に動くべきである。

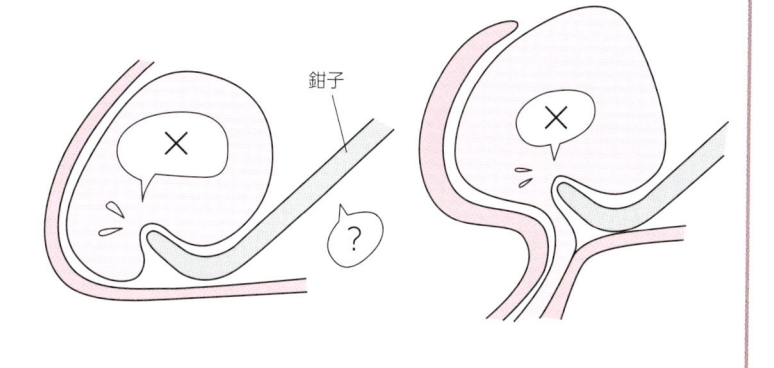

鉗子

秘伝55

切開・切離
止血
結紮
縫合
把持
剥離
術野展開
吻合
おまけ

秘伝 56 剥　離
鉗子は閉じて進んで止まって開く

剥離の基本は鉗子を「通して」「広げる」であるが，両者は決して同時に行ってはいけない。鉗子を広げながら進むと鉗子の間に組織が挟まれる。つまり組織を左右に分けるという剥離操作が完成されていないことになる。この状態で鉗子を閉じて引き抜いてしまうと，組織をちぎって大出血という悲劇に見舞われてしまう。

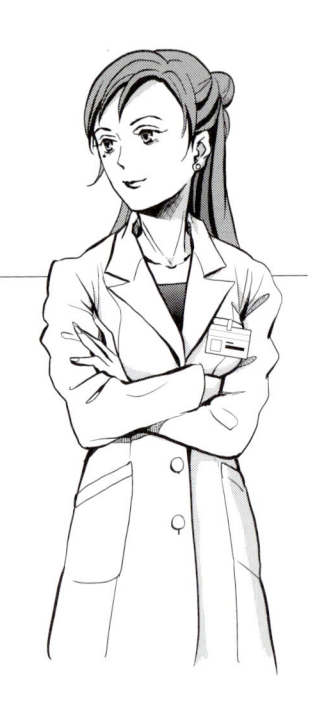

●月×日　なんでもかんでも運だよりはダメってことか

静脈の裏に剥離鉗子を通してっと。あれ，通りにくいな……。剥離が足りないのかな，もう一度やり直して……やっと通った。はい，3-0絹糸の結紮，お願いしまーす。

はいよっと。

どうもでーす。じゃ，糸をつかんだ鉗子を抜きまーす。……あれ？　鉗子が抜けませんね。硬いのかな？　……えーいっ。

あっ，待て！　糸を離せ！

えっ，なんですか。……わ，大出血！　抑えます！　ああぁ，裏に血管があったんですね……。これは予想もつかなかった……。今日は朝の占いも悪かったし，ついてないですよね……。

ばかもん！！　これは人災だ！　前から注意しているように君の鉗子操作は基本ができていないんだ！

すみません……。占いじゃなかったら，原因はなんだったのでしょうか。

はぁ～。あのな，剥離操作とは，異なる2つの操作を含んでいるんだ。つまり，鉗子を閉じた状態でまっすぐ進んで立ち止まってから鉗子を広げるということなんだ。君はその区別があいまいで，鉗子を広げながら前に進んでいるんだよ。そうするとどうなる？　鉗子の間に組織が入って，剥離面はぐちゃぐちゃになるだろ（図1）。

そうですね……。よく剥離面が汚いと叱られるのは，それが理由だったんですね。

そうなんだよ。そして鉗子の間に組織を挟んだ状態で糸をつかんだらどうなる。糸を抜くときに鉗子の間に入った組織も引きちぎってしまうことになるんだぞ。

先ほどの出血はそれが原因だったんですね。怖いことをしてしまいました……。

そうだ。糸を引き抜くときに引っかかるというのはそのサインだったんだ。糸が抜けないときは，必ず糸を離して，鉗子を絶対開かずにもう一度同じ道を通すんだ。そして先端が出たのを確認してから先端を開いて糸をもらう，これが基本だ。

わかりました。気を付けます。

そして何よりも大事なのは剥離操作の基本「閉じて進んで止まって開く」を正確に守ることだ。手術は運じゃない。基本をしっかり勉強しなおして，がんばりたまえ。

はい。出血が治まりましたので，今度は気をつけて剥離をがんばります！

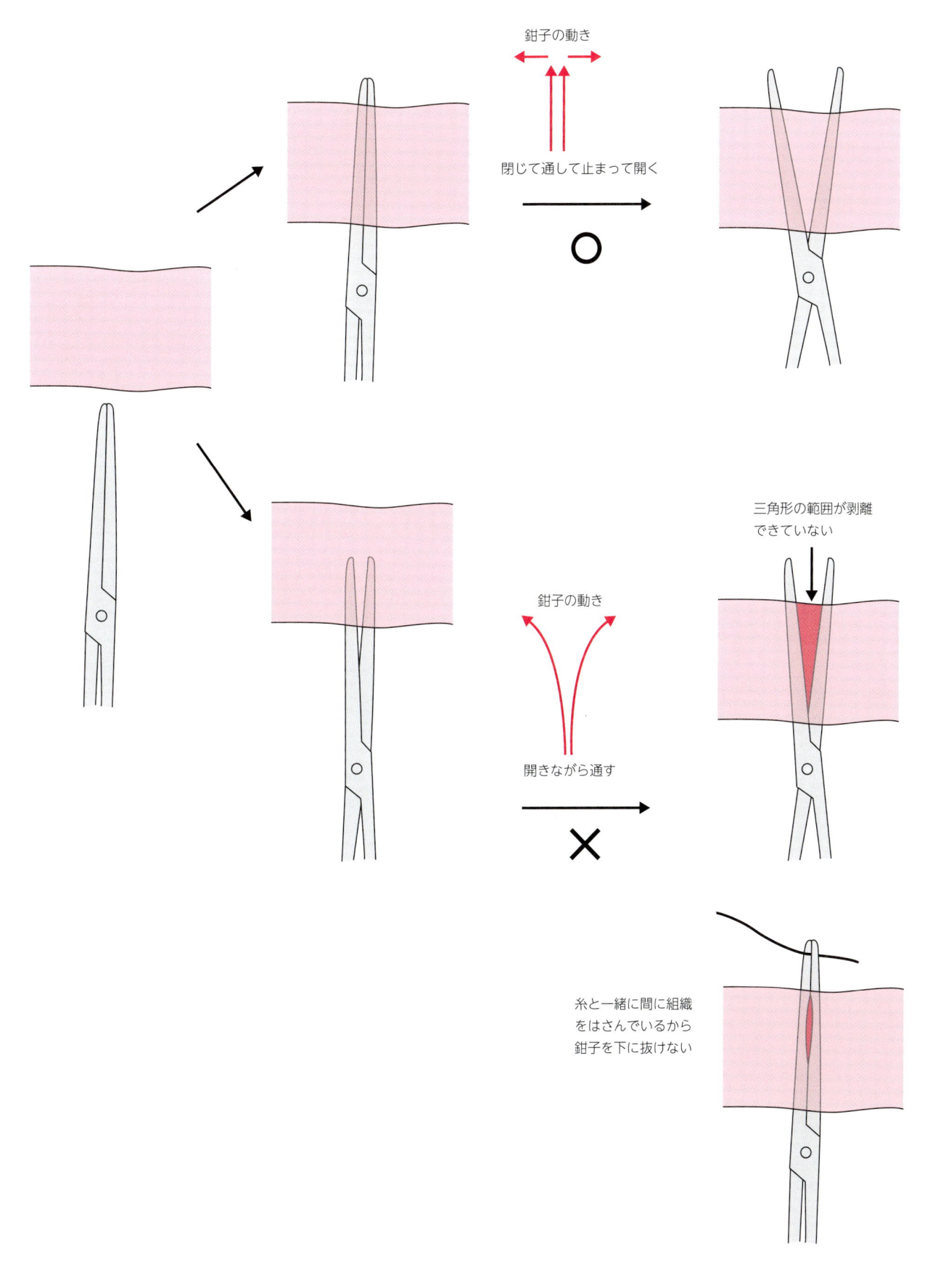

〈図1〉剥離鉗子での剥離の注意点

秘伝 57 剥　離
鉗子の開きすぎと調子の乗りすぎに注意

剥離操作では，まず鉗子を通した後，刃先を広げて組織を左右に分ける。広げる操作には必ず組織抵抗が発生する。左右に分けて残った部分を電気メスや結紮で切離するわけであるが，切離のための隙間は1cmもあれば十分だ。あまり大きく広げると，それだけ出血のリスクは高くなるので，謙虚かつ丁寧な操作が必要になる。

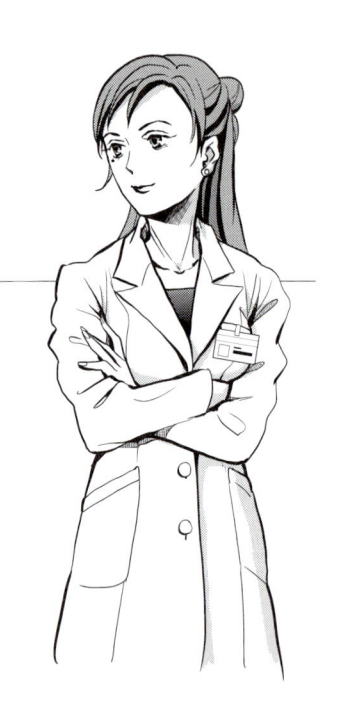

●月×日　剥離の失敗を取り戻そうとした結果がこれだ

先日は鉗子での剥離操作の基本ができていないって大分叱られてしまったので，反省して基本に忠実にやろうと思います。

なかなか良い態度だね。手術もきっと上手になるよ。うんうん。

え，そうですか？　いやあ，大先生って呼ばれる日も近いのかなぁ……。

……ほんの少し褒めただけですぐこれだよ。いいから，さっさと始めてくれ。

あ，すみません，では剥離を始めます。ええと剥離では，鉗子をまっすぐ優しく通して，そして立ち止まって広げるっと。この繰り返しですね。リズムが出てきました。ホイホイっと……，あ！　血が出ちゃいました……。こんなところに血管があるなんて……。まあ，仕方ないか。

いやいやいやいや。今の出血は防げたぞ。もう一度考えてみろ。層と層の剥離ではまず組織抵抗の少ないところに鉗子を通し，そして立ち止まってまっすぐ広げる。この時鉗子を広げる意味はなんだ？

層と層の間のスペースを広げることだと思います。

その通り。層を貫く神経や血管はさほど多くはないが存在する。全くなければ剥離とは鈍的操作だけの簡単な作業になるが，実際は層の間に残った索状物を確実に止血しながら層を広げていくものだ。

そのたまに出てくる血管が苦手で……。

鉗子を広げると層を貫く血管に長軸方向に伸びる力が加わる。確かに血管は長軸方向の力には強いから，鉗子を広げていくと血管だけが残るというのが理想だね。しかしそれも程度の問題で，調子にのって鉗子を広げすぎれば血管は切れてしまうんだ（図1）。

……おっしゃりたいこと，わかりました。つまり調子にのりすぎってことですね。

まさしくだよ。リズムよく進みすぎると，動きがおおざっぱになる。鉗子による剥離とは層の間に三角形を作ってそれをつなげていくというイメージなんだ。大きな三角形を作るのではなく小さな三角形をつなげて面を作るという操作が必要だ（図2）。

わかりました。剥離操作も，調子に乗りすぎるのも，十分に注意します。

うんうん。調子に乗らず，謙虚な手術！　索状物の処理に必要な最小限の剥離を心がけることが大切だな。

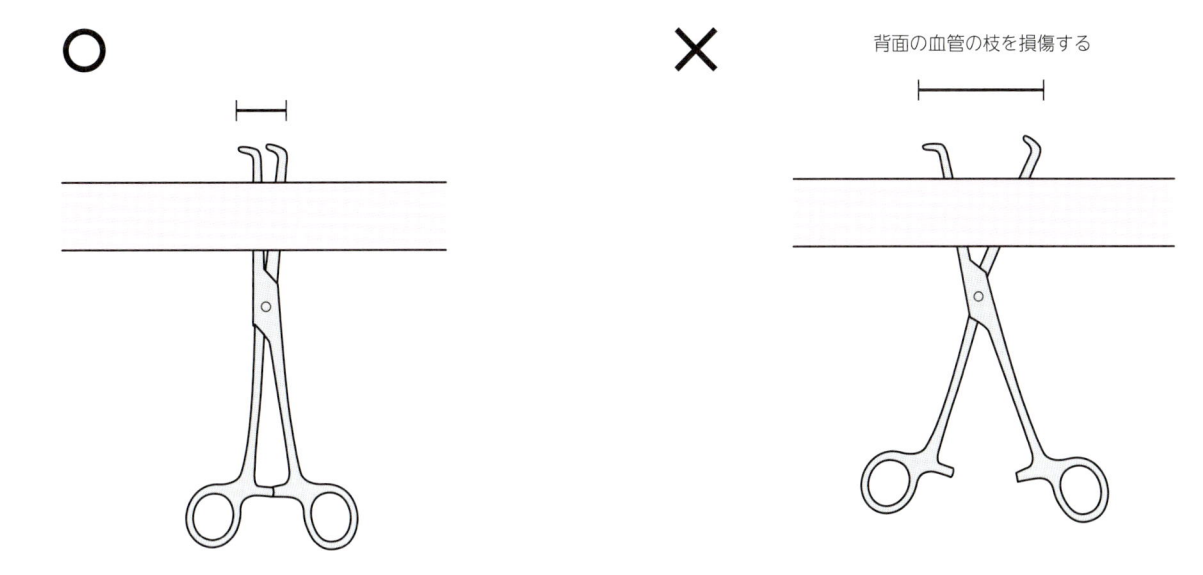

〈図1〉鉗子の広げすぎに注意

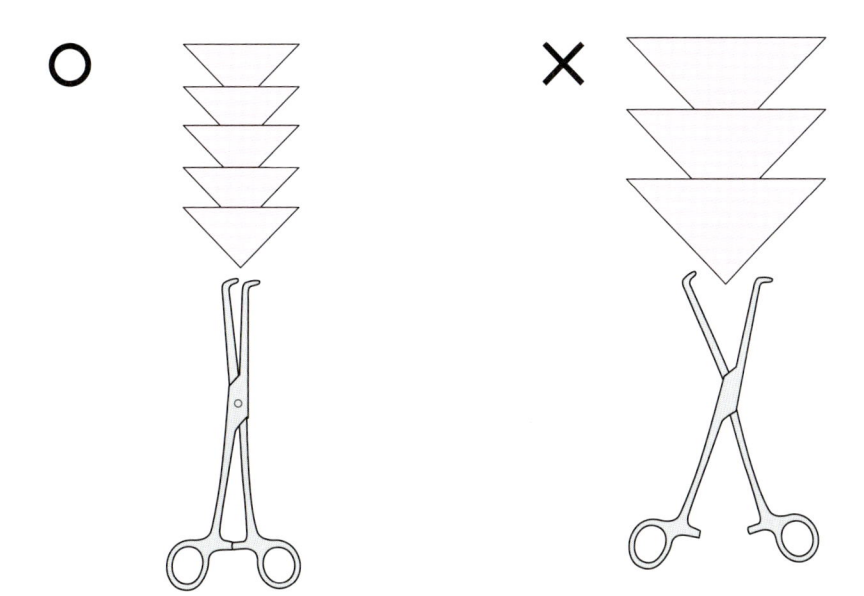

背面の血管の枝を損傷する

〈図2〉鉗子による剥離の進め方のイメージ

秘伝57

切開・切離

止血

結紮

縫合

把持

剥離

術野展開

吻合

おまけ

秘伝 58 剥　離
血管の剥離は直角がキホン

手術の達人にとっては，血管に沿ったリンパ節郭清は層を保ちやすいので，お茶の子さいさいなものである。ところが新人や素人にとっては，血管から出血させてしまわないかと怖くて仕方ないもの。ではなぜ，達人は出血させることなくいとも簡単に血管の剥離ができるのだろうか。その秘密を探ってみよう。

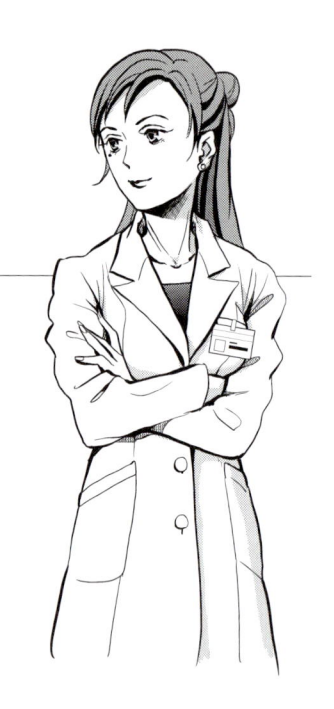

●月×日　ビビリじゃない。慎重派なんだ。

今から膵上縁の11番郭清だが，これは胃癌手術におけるリンパ節郭清において最も重要な郭清操作だ。心してかかるよーに！

出血しやすいから苦手なんですよね。ええと，まずは膵臓との境界の漿膜を切開して，鉗子で表面から順番に剥離層を広げて……。

なーんか随分と目標物のはっきりしない手術だな。郭清とは残す組織とリンパ節を含む脂肪との境界を順次広げていくことだ（図1）。11番の場合，膵実質，脾動脈，脾静脈との境界を見つけて広げろ。膵臓との境界は出血しやすいから後に回して，まずは脾動脈，静脈の層を見つけるんだ。……にしても，郭清している場所が血管から離れすぎじゃないか？

血管を傷つけてしまいそうで怖いんですよ～。先生は，血管を傷つけてしまわないかとか，怖くないんですか？

そりゃ最初は怖かったさ。ただ，動脈・静脈をきれいに露出する"層"に入れば，血管壁との剥離は簡単だ。逆に，血管から離れた明確な層のないところで剥離するほうが怖いよ。

僕が怖いのは，動静脈本管を露出する層の剥離で分枝した血管から出血させて，本管まで裂けてしまうことです。多少離れていたほうが，出血しても被害が少なそうで……。

確かに本管からの枝を損傷すると出血量が多くて，止血に難渋しやすい。だからこそ血管近くでだって枝を裂かない剥離方法を知っておくことが大切だ。その方法は……。

お。秘策伝授のお時間ですね！

まず太い血管に対して垂直に鉗子を広げて剥離するんだ。血管の表面に平行に鉗子を広げると，分枝した血管を横に引っ張ることになる（図2）。一方，血管壁に対し垂直に鉗子を広げると血管の枝に長軸方向に力が加わる（図3）。分枝した血管が裂けやすいのは，前者の横から血管に力が加わったときだ。

血管壁の表面に対して垂直のほうがいいんですか。平行のが効率よさそうなのに。

まあな。確かに垂直だと面倒くさい。ただ，正しい層に到達すれば，血管壁と周辺組織の間には分枝血管以外ほとんど邪魔する索状物はない。ほんのわずかな力でどんどん組織は離れていくんだ。あとは，残った索状物の分枝血管を確実に処理するだけでいい。

まず血管本管を見つけてそれに沿って剥離し，その際枝をちぎらないように……。うーん。頭ではわかっていても，体がついていかない場合の秘策ってありますか？

そればっかりは，練習しかないな～。

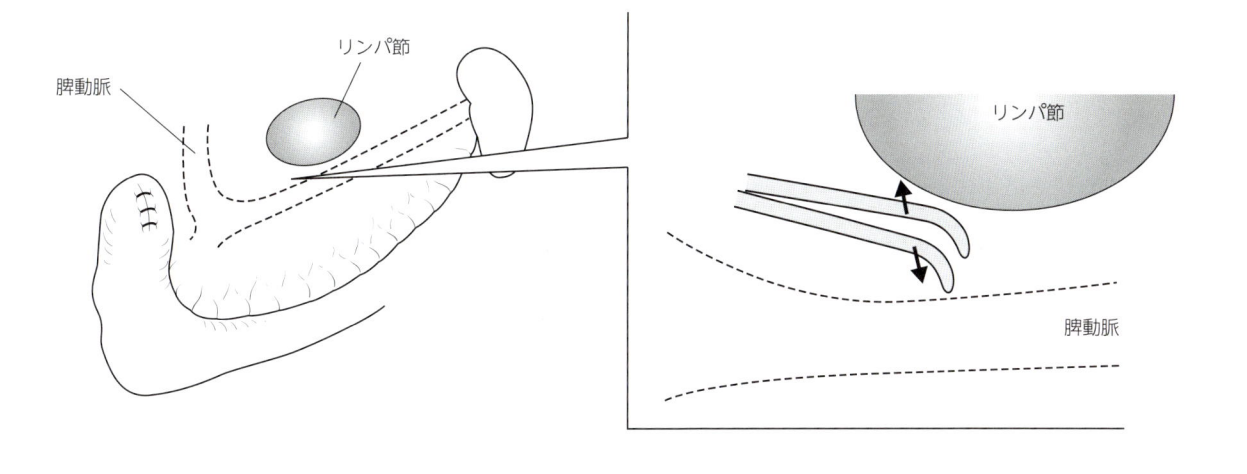

〈図1〉No.11リンパ節郭清のための剥離

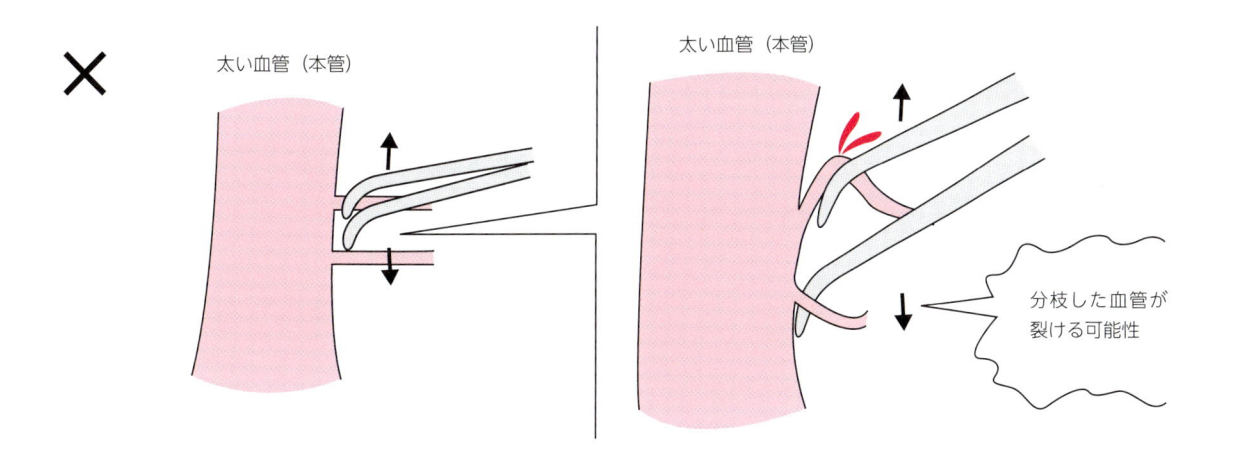

〈図2〉本管に対して水平に鉗子を広げた場合

分枝した血管が裂ける可能性

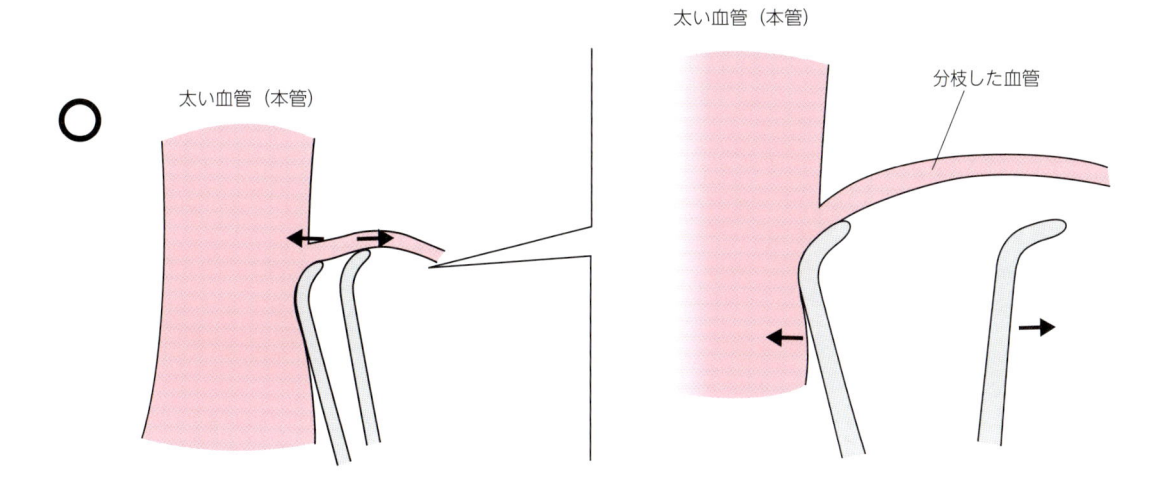

〈図3〉本管に対して垂直に鉗子を広げた場合

秘伝 59 剥離
血管剥離のコツは中枢から末梢！

血管は，末梢へ向かうに従って分枝をし，徐々に細くなっていく。血流の点から，通常この分枝は中枢側からみれば鈍角（末梢側から見れば鋭角）となっている。当然，血管の股裂き，引き抜きといった危険は末梢から中枢に剥離すると大きくなる。そのルールを念頭に置きつつ，恐れずに根部の剥離を攻めていきたい。

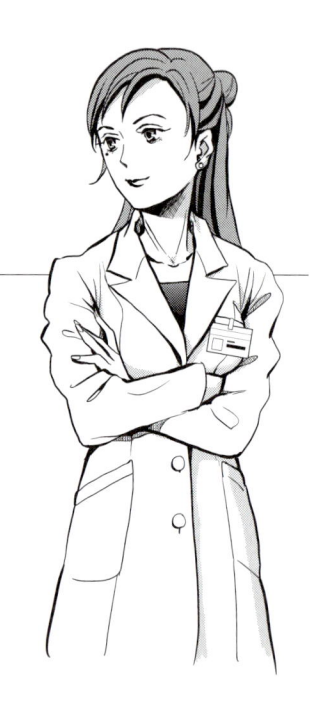

●月×日　怖い怖いじゃ剥離はできない！

― 小腸切除の手術は比較的簡単なので，執刀させてもらえることが多くって，ありがたいんですけど……。

― おや。なにかご不満でも？

― いやいや，とんでもない。ただ，この小腸間膜根部での血管処理には気を使うんです。特に静脈がよく出血してしまいまして。

― そうか。じゃあ，みせてみろ。直せそうなところがあったら指摘してやるから。

― お願いします。でははじめますね。うん，今日は痩せている方なので静脈が見えやすいですね。では，まず静脈の表面を露出して血管に対して垂直に，鉗子を広げすぎないように……。ああ〜ダメだ〜。やっぱり血が出てきた……。

― あらら。でも，惜しいな。かなりいい線をいっている。ところで血管を3cm露出しようと思うときに，君はその3cmの間の中枢側，末梢側どちらから剥離を始めてる？

― え。考えたことなかったです。うーん，おそらく末梢側ですね。中枢側から始めたら出血させたとき，さらに中枢で止血をしないといけないので，どんどん中枢に行ってしまいそうなところが怖いので。

― まあ，一理ある。ただ私は3cmを決めたら，その中枢側から剥離を始めているよ（図1）。

― それはまたどうしてですか？

― 怖いのは血管の枝だ。血管の枝は必ず中枢から末梢へ向けて鈍角に，逆に末梢からみると鋭角に分枝しているんだ。枝を見つけようと思ったときに末梢から剥離すると血管の股を裂くかたちになって，同じ剥離操作をしてもより出血しやすくなるんだ。

― 血管の枝分かれの角度ですか。

― 血管を露出して，剥離が足りないからって中枢に剥離を進めるとこの股裂きが起きやすい。これは，ベテランでもしばしば経験することなんだ（図2）。

― ベテランの先生でも，ですか。ほっ。良かった。僕だけじゃないんだ。

― まとめると，血管の処理は必要以上に中枢にゆく必要はないが，中枢側をまず決めてそこから末梢へ剥離するということだな。

― 血管の剥離は中枢側から末梢側へ……ですね。わかりました。じゃー，心配事が減ったところで，手術がんばります！

― おう。未来の達人，がんばれ。

秘伝 59

切開・切離

止血

結紮

縫合

把持

剥離

術野展開

吻合

おまけ

〇
中枢 → 末梢

鈍角

末梢

中枢

剥離を進める方向

↓

×
末梢 → 中枢

鋭角

末梢

中枢

剥離を進める方向

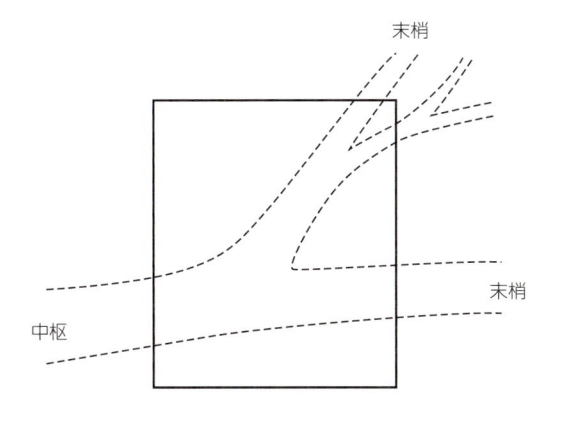

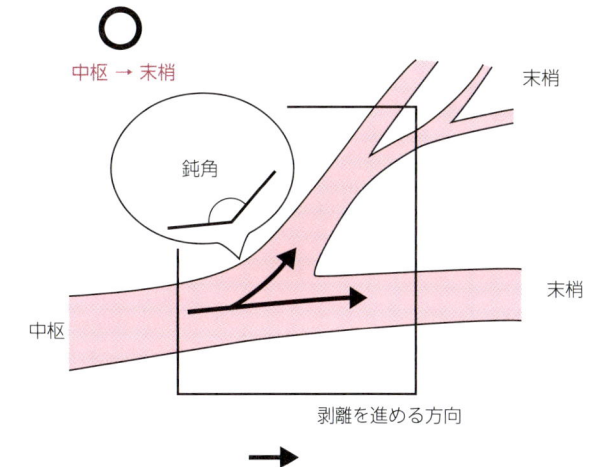

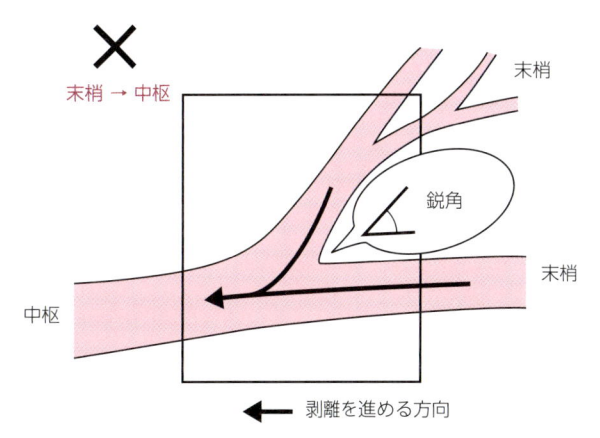

末梢

中枢

末梢

〈図1〉中枢から末梢か、末梢から中枢か
血管の枝を損傷するリスクないので「中枢から末梢へ」が基本である

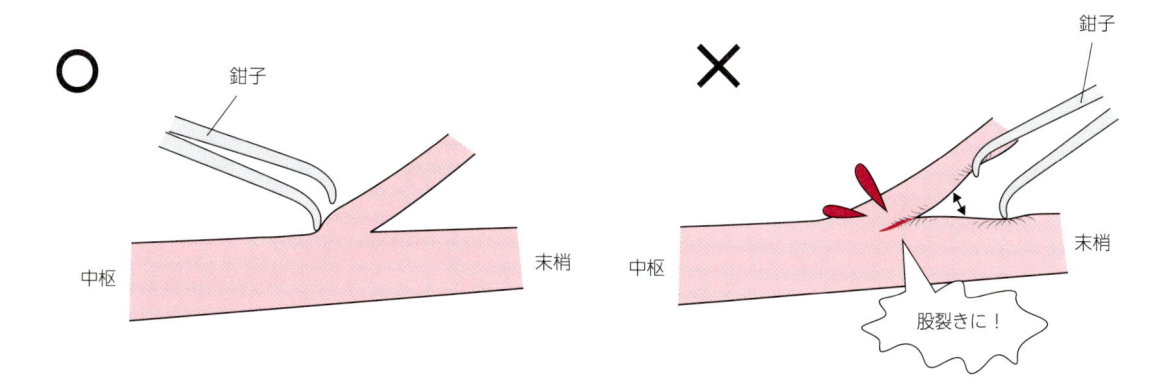

〇
鉗子

中枢   末梢

×
鉗子

中枢   末梢

股裂きに！

〈図2〉股裂きに注意！
血管を露出して中枢側へ剥離を進めると枝別れの角度によっては股裂きになって出血する。

139

秘伝 60 剥　離
血管は動かさないよう出口を剥離

血管の確保，テーピングでよく出血させるのが，鉗子による剥離を全周に進めてもう少しで鉗子の先が出そうというときの一押しだ。これは，無理に鉗子を通そうとするために，血管に負荷がかかり，血管の形状が変形してしまうことで起きやすい。先に出口周辺を剥離しておくだけで副損傷を減らすことができるので覚えておきたい。

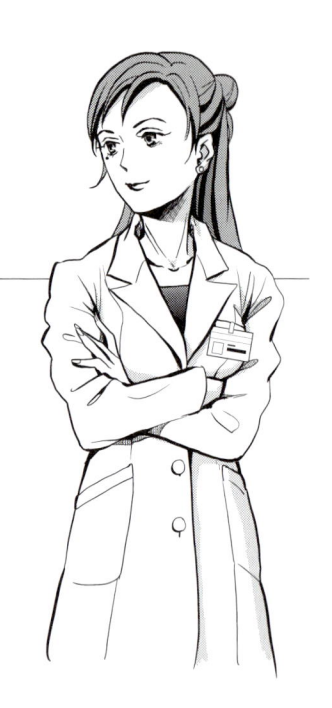

●月×日　ワイルドをはき違えないようにしよう！

いよいよ左胃静脈の処理だ。この患者さんは組織がもろいので十分注意しろよー。

はーい。まあ，よく見えているので大丈夫ですよ。まず静脈の右側を血管壁に垂直に剥離して……と。血管壁は十分露出できたので，静脈に糸を回しまーす。

なに鉗子を使う？

奥に深いので曲がりの強い直角鉗子を使います。よーし，鉗子の先端が左側から見えてきました。……あれ。見えてきたけど，なかなか出にくいな……。えいっ！　……うわ，出血だ！　圧迫します。

あーあ。やると思った。

ええええ。わかっていたなら言ってくださいよ〜。あああ……，理由のわからない出血が僕を襲う！　怖い！

いや，理由は明確だよ。右側の剥離と鉗子の挿入まではOKだったし，層も間違っていない。なのに，左から先端が見えつつも鉗子が出てこなかったことがポイントだな。

薄い皮を一枚かぶっていましたが，その皮自体は血管ではありませんでしたし。……うーん。後ろ側にあった枝が裂けたんでしょうけど，なんで出血したんでしょうか。

正解は，左に見えた薄皮を破るために血管全体が大きく左に動いたからだ。過剰な力が加わらないようなるべく本来ある位置から動かさずに剥離することが大事だ。だから，右側を剥離した後に左側も剥離すればよかったんだ（図1）。少なくとも薄皮の存在を認めた時点で引き返すべきだったな。出口を先に剥離するというのはそういう意味なんだ。

ただの薄皮でしたし，押し切ってしまえと思ったんですが……。ダメでしたか。

あの薄皮自体は何でもない。ただ左側からも剥離すべきだったな。左にあるものを右側から血管壁を乗り越えて剥離する操作には無理がある。組織をバネと考えれば，バネが直列すると同じ重りでも伸びは2倍になる，あれと一緒だ。左の組織と右の組織という2本のバネがあると2倍伸びないと剥離できない。左右半分ずつ剥離すればバネの伸びは半分で済む（図2）。小学校の理科だな。

血管は本来の位置からできる限り動かさずに剥離って教わりました。そのためには入口と出口の両方から剥離しておく必要があったんですね。ワイルドがすぎました……。

ワイルドじゃなくて，雑だったな。よーし，そろそろ出血が止まっているはずだ。凹んでいる暇はない。気を取り直していくぞ。

〈図1〉血管を動かさない剥離

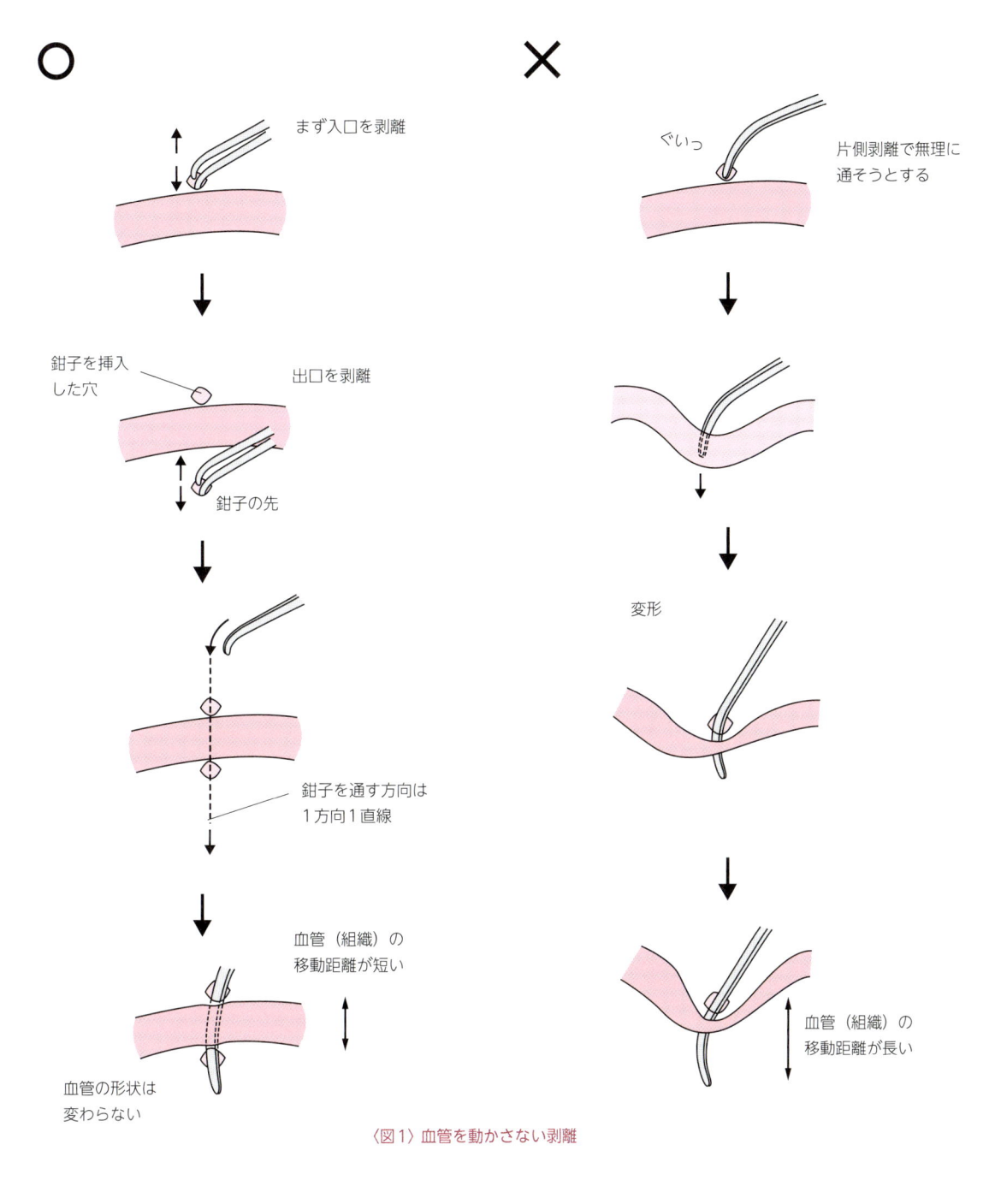

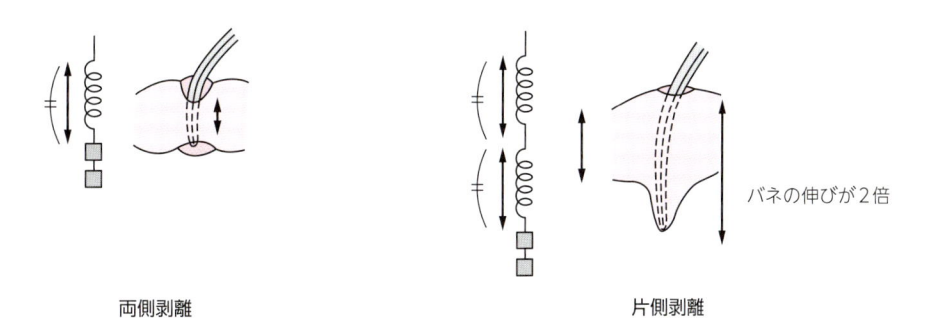

○
まず入口を剥離
鉗子を挿入した穴
出口を剥離
鉗子の先
鉗子を通す方向は1方向1直線
血管（組織）の移動距離が短い
血管の形状は変わらない

×
ぐいっ
片側剥離で無理に通そうとする
変形
血管（組織）の移動距離が長い

〈図2〉バネでわかる剥離

両側剥離　　　片側剥離　バネの伸びが2倍

秘伝60

切開・切離
止血
結紮
縫合
把持
剥離
術野展開
吻合
おまけ

秘伝 61　剥　離
神経はつまむな，押すな，引っ張るな

神経は圧挫に弱いもの。だからといって力を加えずに手術ができるわけではない。最もダメージが大きいのは，硬いもので挟むことで，次は押さえつけることだ。つまり横方向からの圧迫に弱い。逆に横や縦に引っ張る力に対してはまだマシだ。だからか，郭清終了後の反回神経がビローンとたるんでいることもしばしばみかける。

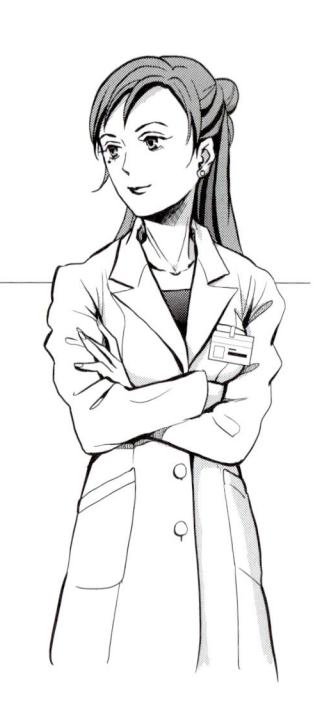

●月×日　三種の禁忌に右往左往……

次は左反回神経リンパ節の郭清だ。かなり神経が磨り減ったところで左反回神経というのは結構つらいな……。

左気管傍の脂肪組織を気管から離して，その脂肪組織の中から左反回神経を探すんでしたね。見つかりはするんですけどね〜。

まあ，見つけるところまでは誰でもできるからな。差が出るのはここからだ。麻痺を起こさないような郭清を頼むぞ。

どう気を付ければいいんでしょう。力を加えずリンパ節だけ取るなんて無理ですよ。

基本，神経は圧挫にはきわめて弱いが，多少の張力には耐える。だから，鑷子とか硬いもので挟む状態は禁忌だ（図1）。それに，一方向でも鉗子で押さえつけるなど横から硬いものが当たる状況も推奨しない（図2）。剥離方向は血管と同じように神経に対し垂直に鉗子を広げることだ。すると残るのは神経の枝なのでそれを切ればいい。

テーピングはどうですか？　学会のビデオでは反回神経にテーピングしているものをよくみかけますが。

うーん，私は使わないな。張力はさほど心配していないが，細いテープが当たる一点に横から強い力がかかって圧挫と同じことになる（図3）。やわらかくて幅の広いものならいいが，基本的に直視下に反回神経が見えていればテーピングの必要はない。神経周囲の組織をリンパ節を含む組織をやわらかくつかんで軽く手前上方に牽引する（図4）。それで，神経とリンパ節との間に鉗子を入れて神経に垂直に鉗子の先を広げるってとこかな。

リンパ節を牽引するってことですね。ええと，このあたりの脂肪がリンパ節かな？

あーダメダメ！　神経が見えていないじゃないか。絶対に神経を含まないというリンパ節の端っこならいいけど，脂肪やリンパ節越しでも神経の可能性のある索状物は鑷子でつかんではダメだ！（図5）

神経を引っ張っていると郭清が終わったときに，反回神経がビローンと長くなっていることがありますがあれはいいんですか？

難しいね。エビデンスはないが神経が伸びたからって麻痺が増える印象はないかな。

それにしてもこの左反回神経周囲は頭側へ行くほど郭清しにくくなりますね。

適当なところで諦めてクリップしておくんだ。あとは頸部層からクリップを回収して連続性を保ちながら郭清していく。いずれにせよ厄介だよ。

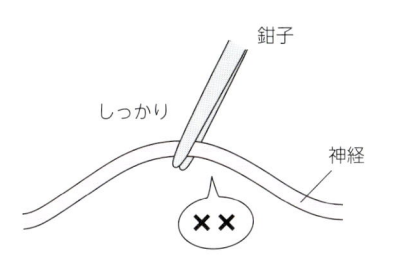

神経をつまむ：×× 　　　　　　　　　　　　　神経を押さえる：×

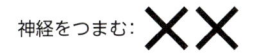

鉗子
しっかり
神経

ぎゅっ
鉗子
神経

〈図1〉神経を硬いもので挟むのはダメ 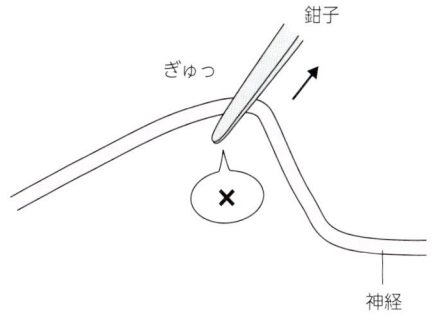　　　　〈図2〉神経を硬いもので押さえるのもダメ

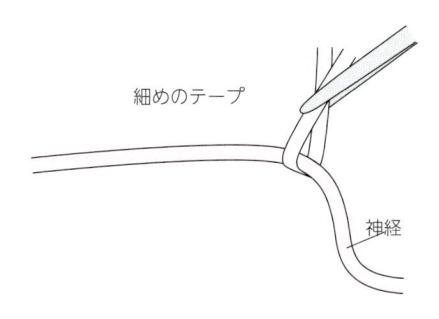

神経をテープで引っ張る：△　　　　　　　　神経の周囲を引っ張る：○
（やわらかい幅広であれば○）

細めのテープ
神経

リンパ節を含む組織

〈図3〉テーピングの牽引は難しいところ　　　〈図4〉やさしく周囲の組織をひっぱる
細いテープを引っ張ると結局強い力がかかってしまう。

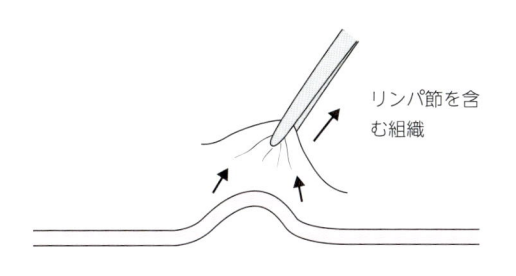

多分神経はない
だろう
脂肪
神経

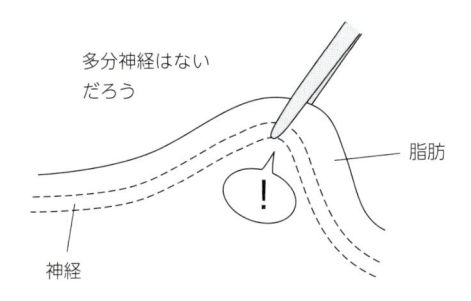

〈図5〉カンは御法度
脂肪をつまんだつもりでも神経のあることが多い。要注意だ。

秘伝61

切開・切離

止血

結紮

縫合

把持

剥離

術野展開

吻合

おまけ

143

秘伝 62 剥　離

癒着剥離は裏から裏から……

腸管や腹壁の癒着で，硬いのは瘢痕部分である。一方，漿膜同士が接しているところには，癒着はほとんどない。あったとしても，ゆるやかなことが多いため，硬い部分からではなく，癒着の軽い裏からはがして最後に瘢痕部分を外せば，いとも容易に癒着剥離が完了する。多少のやりにくさには，目をつぶりたい。

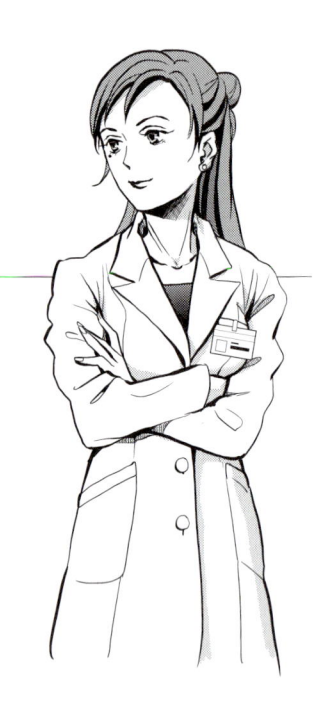

●月×日　べったり癒着の手術にもうぐったり

　今日は幽門側胃切除だが，開腹胆摘の既往があるから癒着は覚悟しとけよ。

　はい。前回の創に沿って筋鞘を切開して，腹膜前腔は……あー，やはり小腸が腹壁についています。少し尾側まで切開を広げて……。こっちは癒着がないので開腹できましたが，上腹部はべったりです……。

　こういうときは「癒着は裏から剥離」と覚えておくといい（図1a）。癒着には腹壁創直下とか，腹腔内でも漿膜同士の癒合部分とか，癒着が非常に硬い部分がある。そこを乗り越えると，もともと漿膜を有した面同士が柔らかい線維素性の癒着をしていることが多い。

　線維性と線維素性の癒着ってやつですね。

　この硬い部分は臓器の境界がわかりにくいので，先に攻めると臓器損傷を来しやすい。逆に後ろの柔らかい臓器の境界から攻めると，臓器部分は離れて硬い癒着部分のみが残るかたちになるので，最後に硬いところを切離すれば臓器を損傷せずに剥離できるんだ（図1b）。

　裏からですか。正中創を正面攻撃するのではなく，いったん腹腔に入って正中から離れたところで小腸と腹壁の癒着を外し，だんだん正中創側に戻ってくるってことですね。

　そうだ。最初は視野が悪いから，コッヘルで腹壁を上げて外側から入るといいよ。

　はい。……何とか中心部まできましたが，裏から正中創を攻めるってやりにくいですね。

　まあな。実はこの部分は腹腔鏡で外側から正中創へ向けて剥離を進めるのが一番やりやすいんだよ。ただ開腹既往のある人は正中創以外にも様々なところに癒着があるから腹腔鏡が良いかどうか賛否両論あるんだがな。

　そうなんですね～。ところで，肝床部もべったりついています。外しますか？

　B-I予定だから外そうか。このときも基本は同じだ。馬鹿正直に硬いところを正面突破するのではなく，癒着のゆるいところから剥離を進めて最後に硬いところを切り離せ。

　了解しました。ちまちま剥離剥離……。ふー難しい。先が思いやられます。

　代わろうか？

　めっそうもない。こんな経験を積めるチャンスはなかなかないので，完投しますよ！　……それにご老体にはこのやりにくい体勢での作業はおつらいでしょう？

　年寄り扱いするんじゃない！　はぁ～。志はいいんだが，一言が余計なんだよ。

図中ラベル (a)

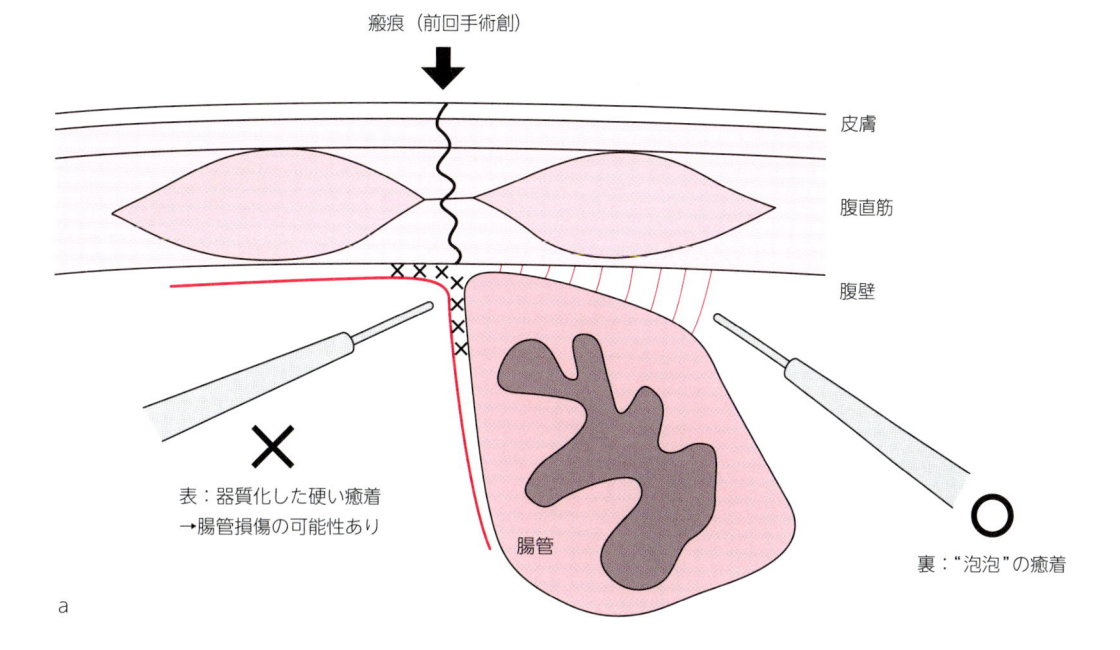

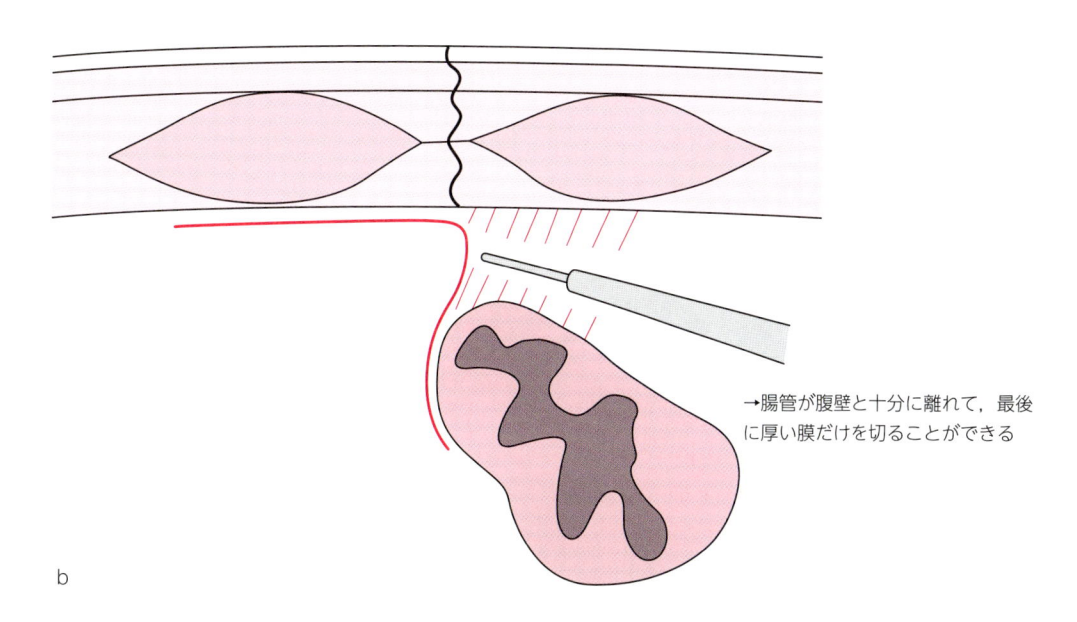

- 瘢痕（前回手術創）
- 皮膚
- 腹直筋
- 腹壁
- 表：器質化した硬い癒着
  →腸管損傷の可能性あり
- 腸管
- 裏："泡泡"の癒着

図中ラベル (b)

→腸管が腹壁と十分に離れて，最後に厚い膜だけを切ることができる

〈図1〉腹部正中切開創の癒着剥離
　癒着は繊維性（fibrous，コラーゲン）と繊維素性（fibrinous，フィブリン）に分類される。前者はより器質化した筋状であり，後者はいわゆる泡泡の癒着である。しばしば癒着の表面（創面，腹腔面）は硬い繊維性癒着でその後ろは繊維素性の癒着である。裏から剥離することにより繊維性の癒着部分が確認しやすくなる。

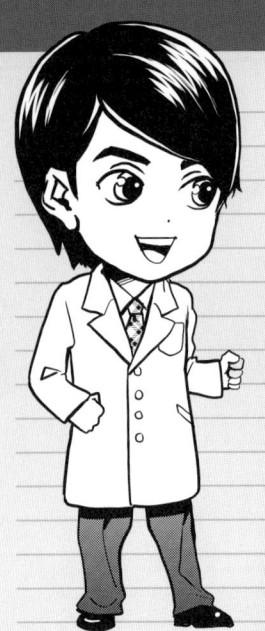

大村くんマンガ⑦
医局旅行でのめざめ

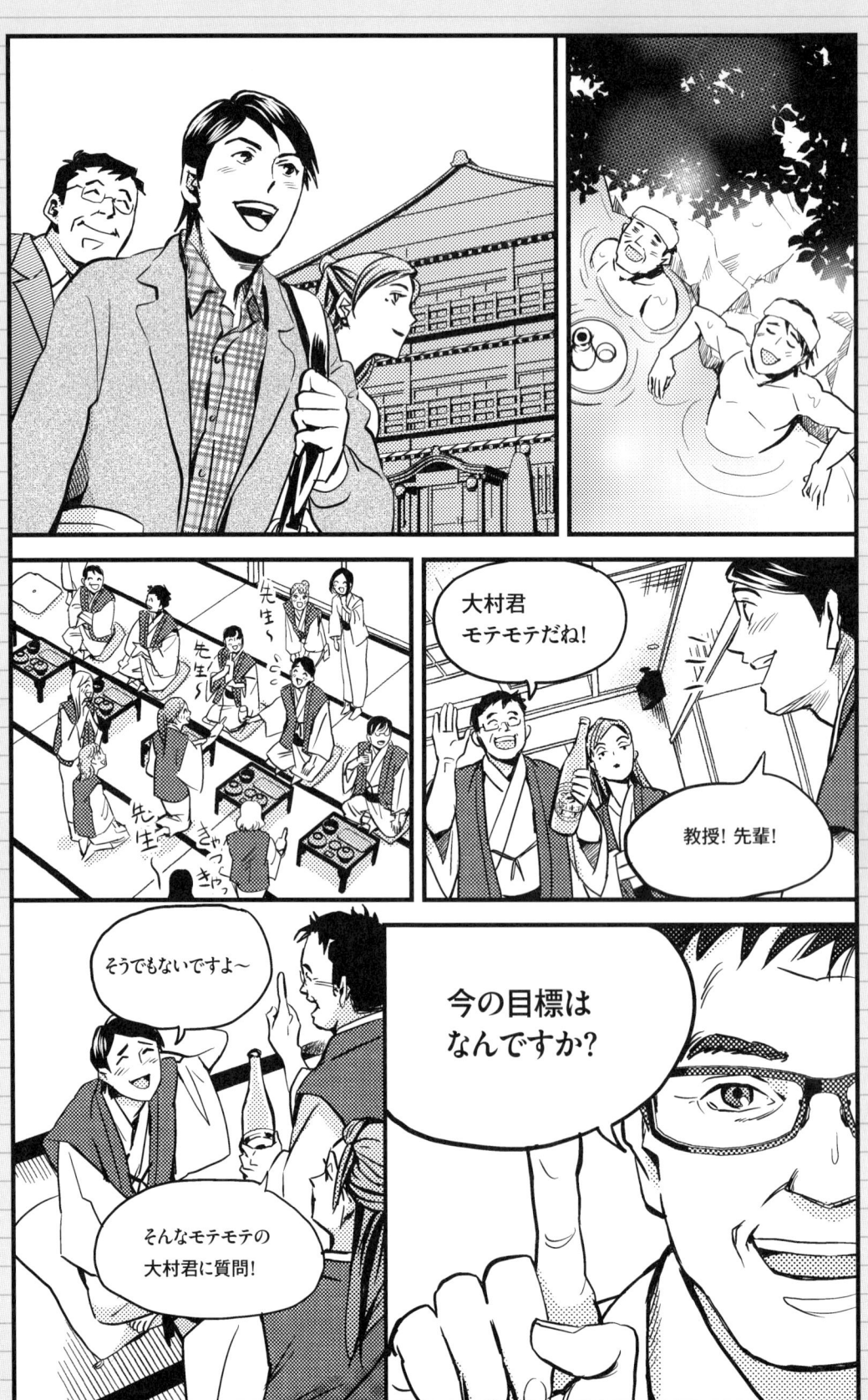

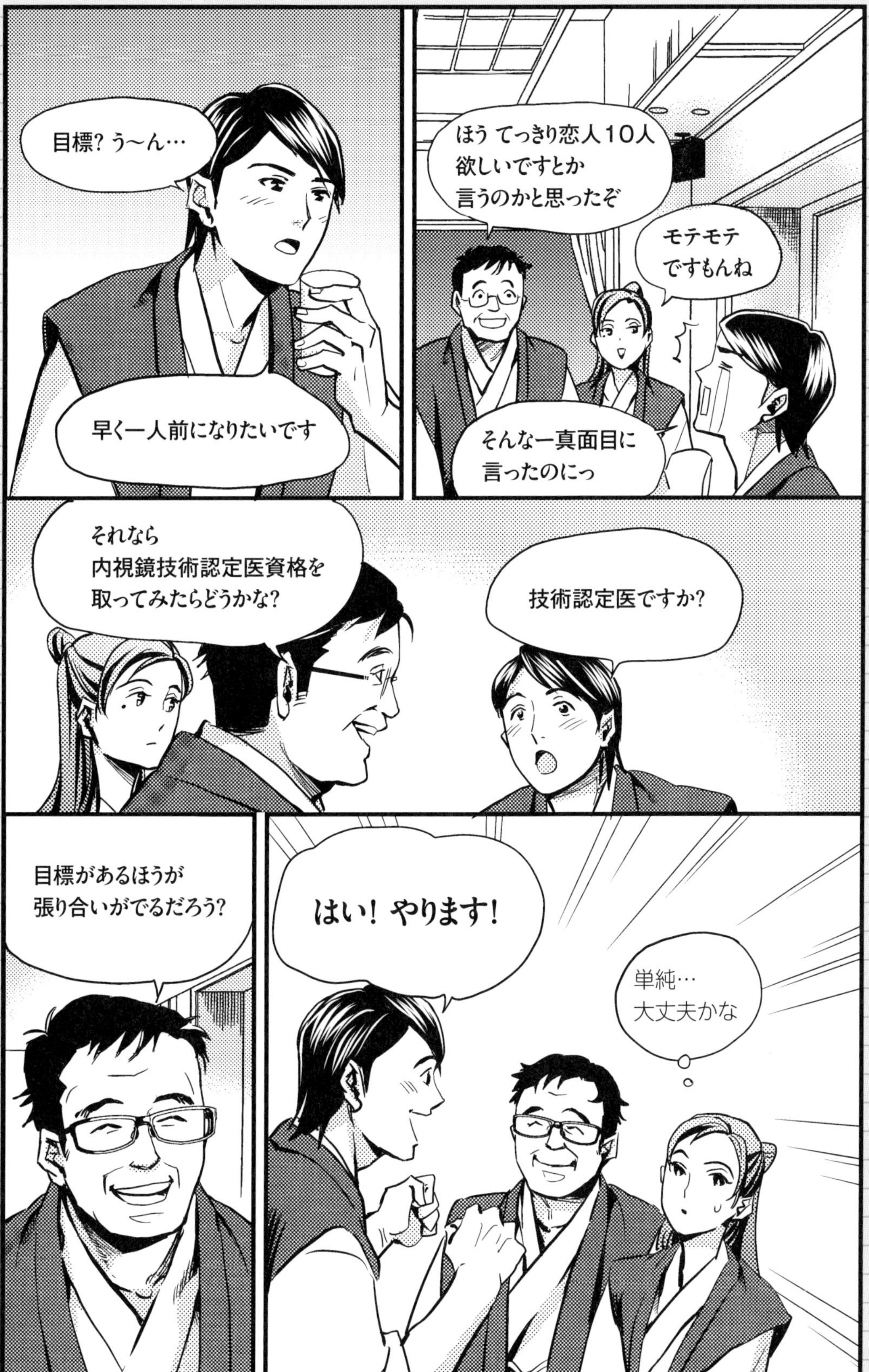

しっかりして
きたのかどうなの
か……。次は
「術野展開」で一す。

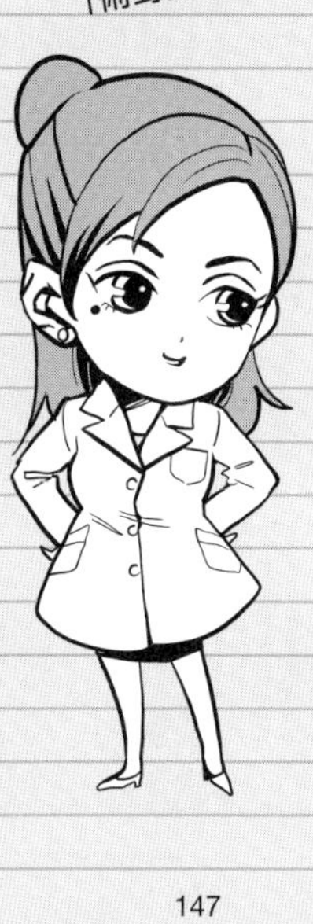

秘伝 63 術野展開
展開した場は保存が命！

助手の一番の仕事は安定した動かない術野を作ることだ。術野を固定している手を外して，糸を結紮しようとし，術野が乱れて結局術者が視野を出すというシーンを見かけることがある。このときばかりは，助手の仕事「術野の固定」のほうが重要性が高いのである。そんなときは，糸の結紮を術者に行ってもらう。

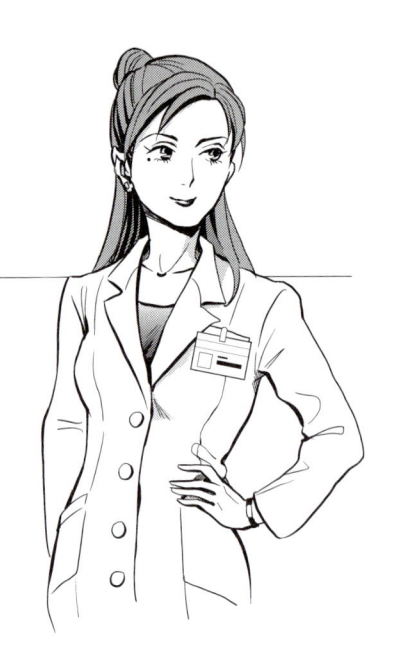

●月×日　君は優先順位をしっかり理解しているか？

今日の幽門側胃切除は先生が術者，先輩が第二助手，僕が第一助手。ドキドキだけどガンバっちゃうぞ。

いよいよ郭清も佳境だな。では，君は柄つきガーゼで膵臓を尾側に引き下げてくれ。……左胃静脈が見えたか？　よし。それじゃあ，これを結紮切離しよう。

あ，僕が結紮しますね。3-0絹糸をください。先輩，この膵臓の柄つきガーゼをもっておいてください。

あっ，手を離すんじゃないよ！　あーあ，せっかくいい視野が取れていたのに。

でも，結紮は第一助手の僕の仕事ですよ？　先輩は片手で肝臓を圧排しているけど，もう一方の手は空いているので，膵臓を持ってもらえば僕が結紮できます。

んー，違うな。手術における役割分担は重要だが，それにこだわって円滑な手術の遂行に障害を来してはダメだ。手術で最も優先されるのは安定した動かない視野を作ることだ。君の仕事は結紮ばかりじゃない。結紮したいのはわかるけども，こういう場合は，術者が結紮すればいいんだよ。膵臓の圧排はこの時点では最も重要な仕事なんだよ。

……はい。つい，自分の仕事だからやらないと，と思ってしまいまして……。

気持ちはわからんでもない。だが助手の仕事は安定した視野の確保で，これができていないと術者の左手まで視野の確保に参加することになり，その結果術者は右手一本で手術をすることになる。できる限り術者の左手がフリーになり鑷子が持てるように助手は視野の確保に努力しなければならないんだよ。

術者の左手に鑷子が持てるようにですね。

また，術者が自分で結紮をするかどうかのポイントは助手との信頼関係にもよるね。助手が信用できないときや重要な血管は術者が自分で結紮することが多いな。

……信頼関係ですか。

そうだ。信頼関係は大切だぞ！

あの……。では先ほど，左胃静脈を先生がご自分で結紮するとおっしゃったのは，信頼関係の問題ですか？　それとも安定した視野のためですか？　どちらですか？

あ。そっ，それは……。もちろん視野の確保を優先したからだよ！　いやだな，決まっているじゃないか～。ははは……。

そうですか……。そう，ですか……。

第一助手右手

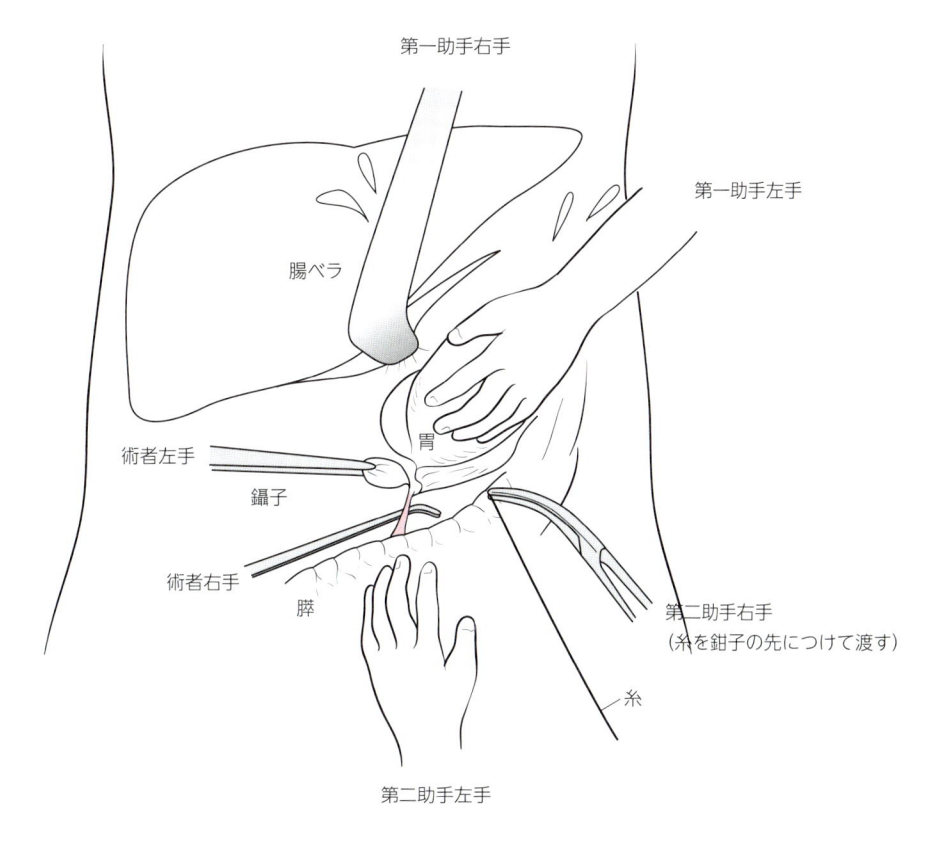

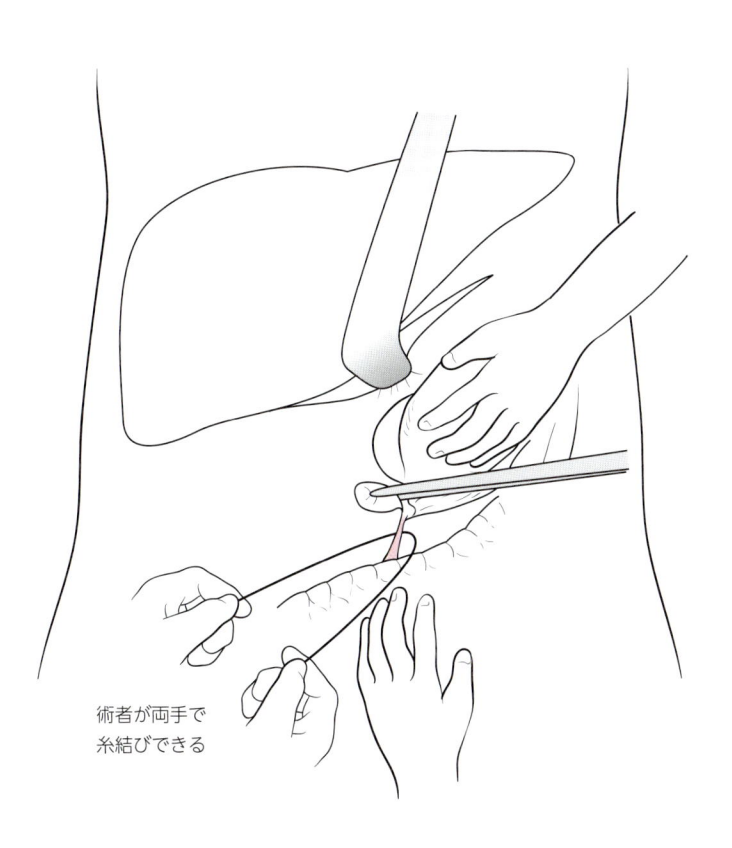

第一助手左手

腸ベラ

胃

術者左手
鑷子

術者右手
膵

第二助手右手
（糸を鉗子の先につけて渡す）

糸

第二助手左手

術者が両手で
糸結びできる

〈図1〉誰が結紮する？

秘伝63

切開・切離

止血

結紮

縫合

把持

剥離

術野展開

吻合

おまけ

秘伝 64 術野展開
「違う」と思ったらまず癒着をはずせ

癒着による可動性の低下は，手術の進行を妨げることがある。特に腹腔鏡手術では，全体像が見えにくいため，方向や位置を見失いやすい。少しでも違和感があるようであれば，癒着を疑っておこう。例えば脾臓の下極，胆嚢周囲，網嚢内など，考えられる癒着は手術操作を開始する前に十分はずしておくとよいだろう。

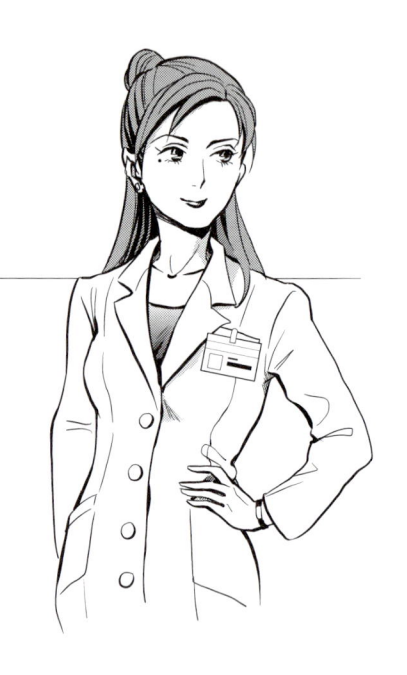

●月×日　太めさんの腹腔鏡下幽門側胃切除術に挑戦するも……

－ まず，大網の処理をします。……出血しやすいので脾臓の下極の癒着を外しておきますね。うーん，なかなか左胃大網動静脈が出てきませんね。先生，胃の後壁を持ち直してもらえますか？

－ 手前から上へ……，こうか？

－ うーん，なんか窮屈なような……。

－ 網嚢内がくっついているんじゃないか？　先にはずしたらどうだ。

－ 本当ですね，結構くっついています。きっと患者さんが太っているせいですね。

－ ……違う。網嚢内の癒着を外さないと胃が持ち上がらなくて左胃動脈は出てこないんだ（図1①）。

－ え，そうでしたか。……ようやく血管が出てきました。これで処理できます。続いて手術は右側に移ります。……あれ。おかしいな。大網を右へ外しているんですが，なかなか大網切離が終わらないんです。本当に脂肪が多い人だな～。もう大胆に進んでみます！

－ 危ない！　それは横行結腸だよ！

－ え，本当ですか？　なんでこんなところで，結腸にあたるんでしょう……？

－ はぁ……黙ってみてたけど，危なくて仕方ないな。君のイメージと実際の解剖が合わないのはどうしてかわかるか？

－ やはり肥満ですか。この方，脂肪が多いんですよ。だから方向を間違えるんですね。

－ いや待て。なんでもかんでも肥満のせいにするんじゃない。解剖のイメージがずれているのは癒着のせいだ。肝床部を見てみろ。

－ え，肝床部？　……うわ，肝床部から右に大網が癒着しています。

－ 先にその肝床部の癒着を外してから，もう一度大網切離に戻ってみろ。

－ え，はい。……本当ですね！　今度はスムーズに十二指腸が見えてきました！

－ OK。さっきは大網を斜めに切離して結腸のほうへ向かっていたんだ（図1②）。癒着は手術の解剖を狂わせる。特に全体視に弱い腹腔鏡手術ほど，癒着の影響を受けやすい。だから，開腹でも腹腔鏡手術でも，まず腹腔内の癒着をできる限りはずしておけば，解剖が自分のイメージ通りになりやすい。いつもと違うと思ったら，まず不自然な癒着を疑ってみろ。

－ はい，よくわかりました。脂肪に癒着に……。肥満患者の手術は本当大変ですね。

秘伝64

切開・切離
止血
結紮
縫合
把持
剥離
術野展開
吻合
おまけ

↓

癒着箇所の実際のようすは？

①

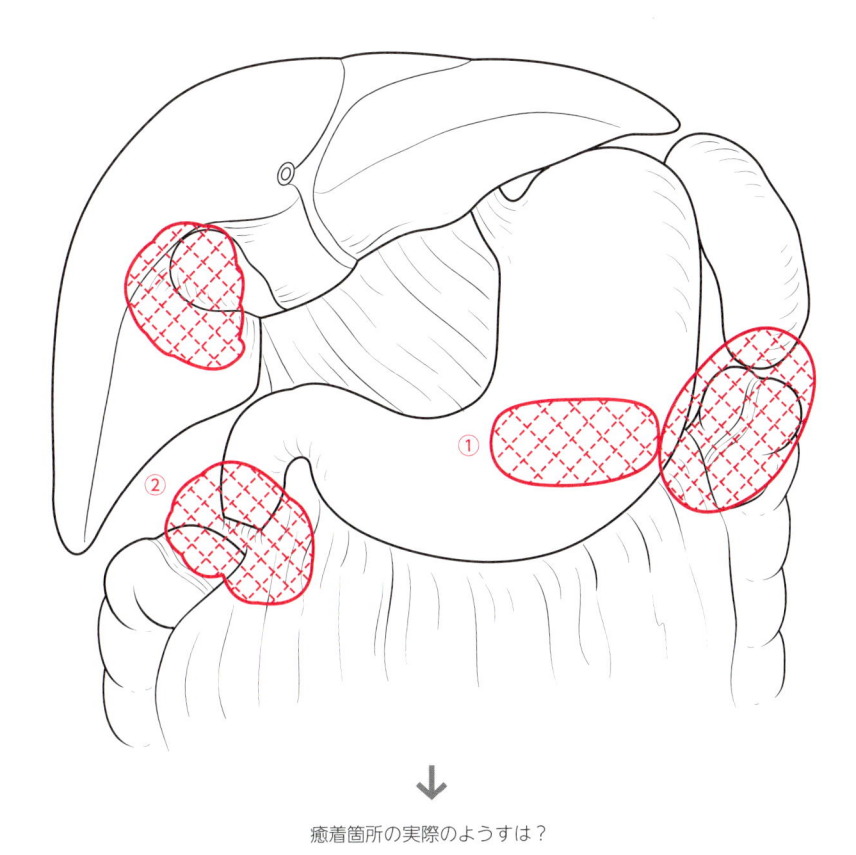

鑷子
ハサミ
網嚢内

網嚢腔の癒着のために左胃大網動脈の根部が出せない。

動脈根部が確認できる

②

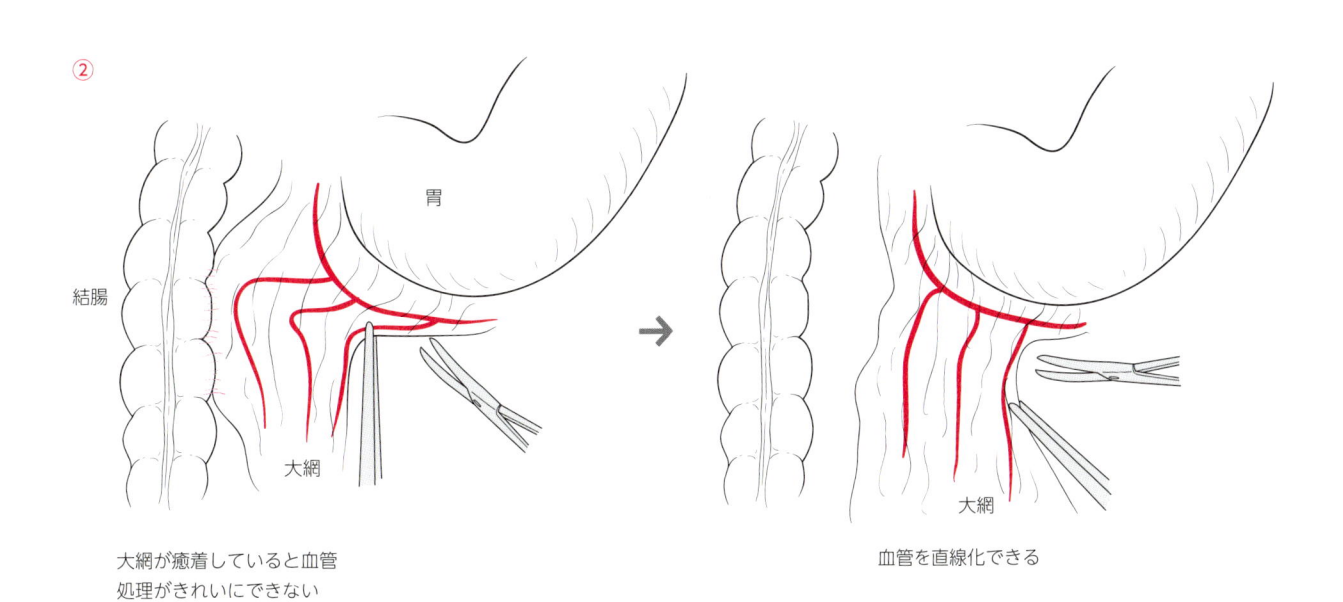

結腸
胃
大網

大網が癒着していると血管処理がきれいにできない

大網

血管を直線化できる

〈図1〉臓器どうしの癒着をはがすことで解剖がわかる！

151

秘伝 65 術野展開
自分ではなく「術者目線」の視野展開

手術ではみんなが目的のために力を合わせることが重要。だからこそ助手は，自分から手術箇所が見えるようにではなく，術者の位置から見えるように場を展開することが大事である。展開がうまくいっているかを確認したい場合は，邪魔にならないタイミングで一瞬だけ頭に入れて確認し，すぐに退くという気遣いを常に心掛けたい。

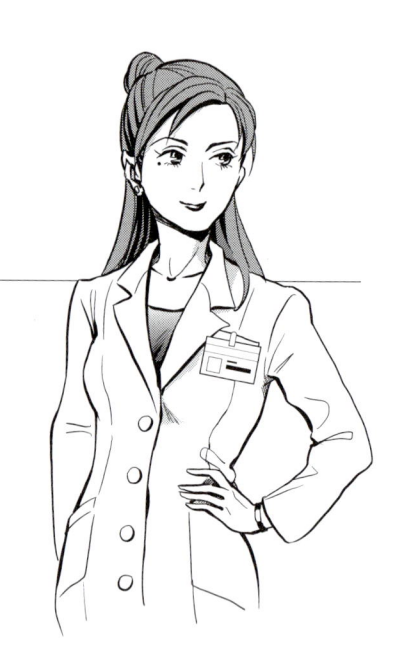

●月×日　開腹で幽門側胃切除中にコワイ！

- こらこら，そんなに頭をつっこまれると何も見えないよ。
- すみません。どうしても見えなくって。
- ったく。ろくな脳みそが入っていないのに器だけ大きいから迷惑だね。
- おっと先生，さてはパワハラですね。PA・WA・HA・RA！　コワイ！
- なんか君，今日テンション高いな……。あーもう，わかった，私がわるかったよ！　大村君，その形の良い頭をもう少し手前に引いてもらえるとワタクシの視野がふさがれずに助かるのですが？　……まったく。術者の私より前に，助手である君が頭を持ってくるのはどうかと思うぞ（図1）。
- すみません。自分の持っている腸ベラがちゃんと視野を展開できているかどうか確認したかったんです。
- それも大事だが，一瞬で確認して，すぐに頭をひっこめなさい。ほら，私を見てみなさい。きちんと背筋をのばして，視野を広くとっているでしょう？
- （看護師さん，先生ったら老眼だから僕らと焦点距離が違うみたいだよ）コソコソ
- 何か言ったかね。
- いえ，なにも！　気を付けます！
- まったく……。ほら，唐川先生の鉤引きをみたまえ，彼女のは合格点だよ。
- 僕のとどこが違うんでしょうか？
- 確かに彼女もタイミングをみて一瞬頭を突っ込んでくる。ただ，その後は術者の私の視点をイメージして腸ベラを私の目の方向に合わせてきている。君の場合は自分が術野を見たいので自分の方向に腸ベラを向けて引っ張っている。術者の反対側に立つ助手が自分が見えるように鉤を引くと術者には見えにくい状況になるんだ，わかるだろう（図2）。
- 確かにそうですね。先輩の鉤は常に術者のほうを向いています。
- 自分ではなく術者に見せようという意識が大事だ。気配りこそが外科医の基本だよ。助手をやり，術者をやり，また助手をやるとそのあたりの機微がわかってくるよ。
- おっしゃる通りです。調子に乗りすぎました。頑張りますのでまた執刀させてください。
- うんうん。大事なのはガッツだ，頑張れ！

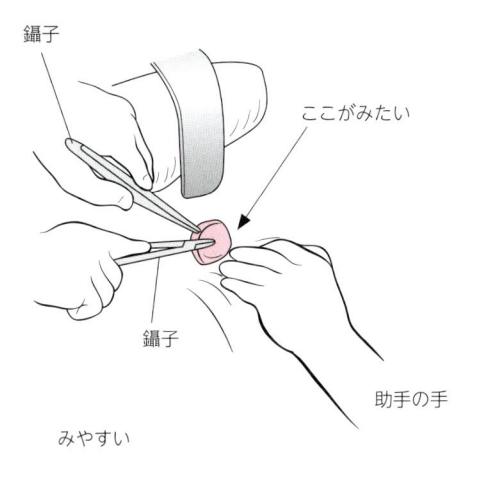

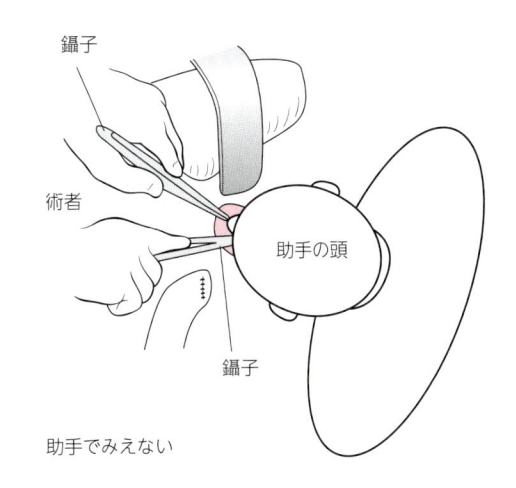

〈図1〉術者の視野を頭で邪魔しない

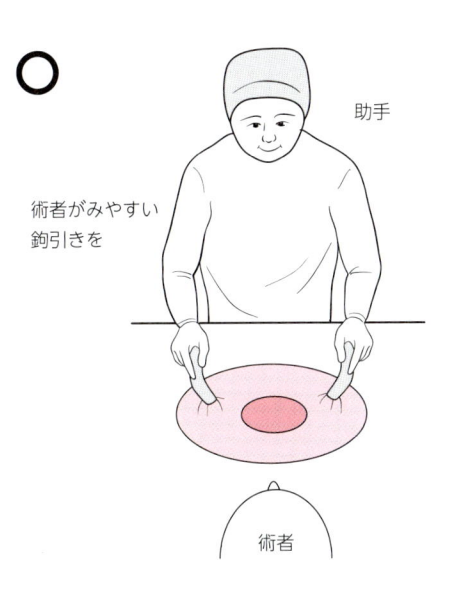

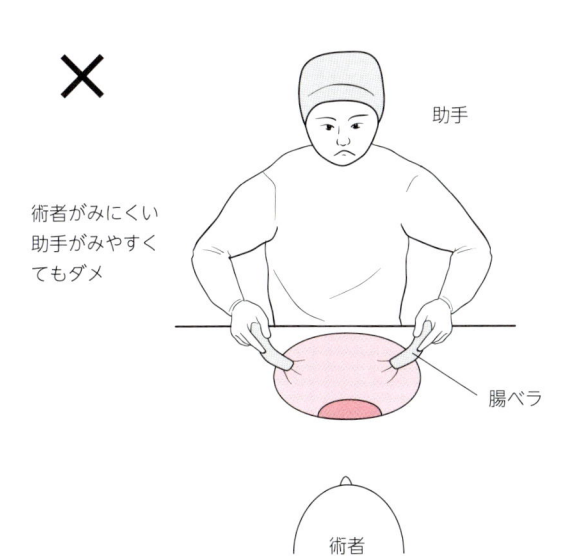

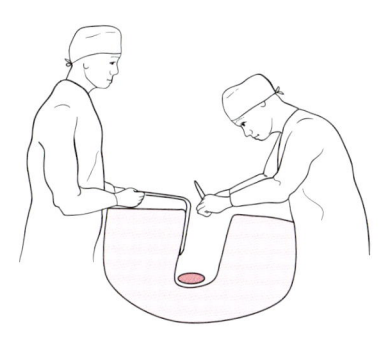

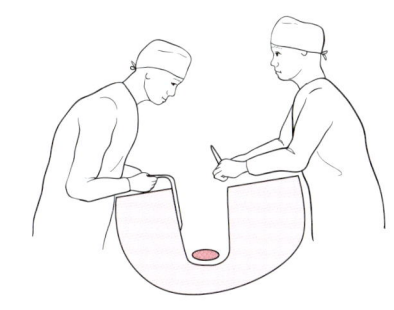

〈図2〉術者が見やすい鉤引き

秘伝 66 術野展開
吸引は，すばやく，すばやく！

吸引なんてただ吸い取るだけの単純な器具と思っているかもしれないが，使い方ひとつで術野をクリーンアップする速さだって精度だってまったく変わってくる。そのポイントはできる限りすばやく動かすこと，だ。手の動きを正確に伝えるためにプラスチック製ディスポより金属製を好む人が多い。意外に繊細な手術器具である。

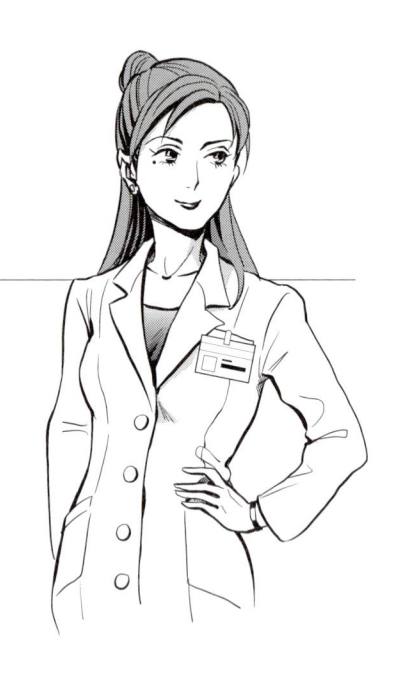

●月×日　合い言葉はガンガン行こうぜ！

（肝切離手術中の出血……。空気が緊迫しているな……）ドキドキ

私が出血している血管をつかむから，君は血液の吸引を頼む。

はい，わかりました。では，吸い取りますね。吸引器で，ズズズズズ……。

おいおい。そんな吸引方法じゃだめだ。日が暮れちまう。吸引器を貸してみろ。……サッサッサッって動かして，吸引OK。出血点は……よし，ここだ。さあ，出血箇所をつまんだから，電気メスで焼いてくれ。……OK，出血が止まったか。ふう。

……あの，先生。

なんだ？

僕の吸引操作はよくなかったですか？

あー。よくないというか，あんなやり方じゃいつまでたっても出血点は見えないよ。

血液の吸引なんて誰がしても同じだと思っていましたが，なにか違いがあるものなんですか？

そりゃもちろん違いはあるよ。吸引の目的はいかに早く術野から血を除去するかだ。確かに大したコツはないんだが，君は動きが遅いんだよ。

動き，ですか？

ああ。血液は液体だから，動かさなくても1カ所で吸いつづけていれば，排水溝のようにいつかはなくなる（図1）。しかし，粘稠だから集まりが遅い。だから，掃除機のように自分から動いて血液を迎えにいかないと迅速には減らないんだ（図2）。

血液を迎えにいくんですか。

そうだ。小刻みにすばやく。吸引先端の動きは目にも止まらないほどすばやく，だ（図3）。

小刻みに，すばやく，血液をお迎えに……。サッサッサッ，こんな感じですか？

んー，大分よくなったな。
吸引といえば，最近はプラスチック製ディスポの吸引嘴管が出てくるけど，私はあまり好きじゃないんだよね。吸引嘴管を鈍的剥離にもよく使うんだが，プラスチックでは微妙な弾性があって組織抵抗がうまく伝わってこないんだよな〜。人それぞれかもしれないけれど，やはり私は昔ながらの金属が好みだな（図4）。

そんなに違うものなんですね。今度，金属製とプラスチック製を比べてみます。

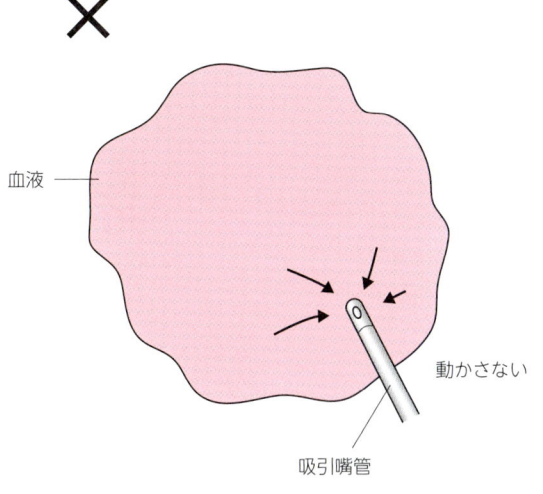

〈図1〉吸引器は1カ所で吸うだけではダメ
血液は粘稠なので1カ所では吸いきれない。

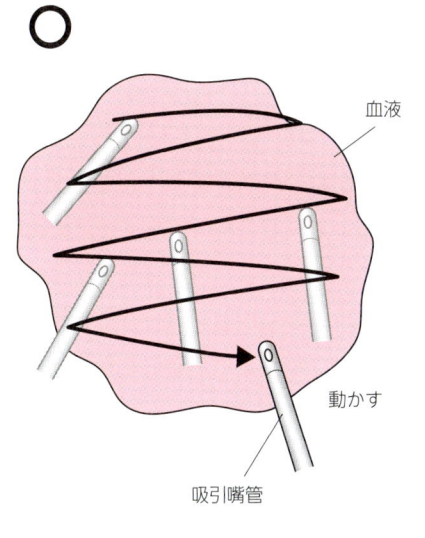

〈図2〉吸引器を動かして血液を迎えにいく
サッサッサッと素早く動かす。先端で組織を損傷しないように十分に注意する。

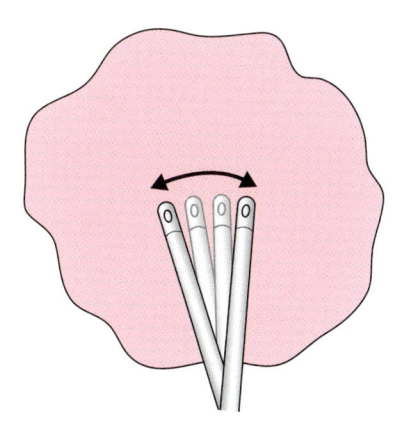

〈図3〉さらに吸引器の先は細かくすばやく動かす

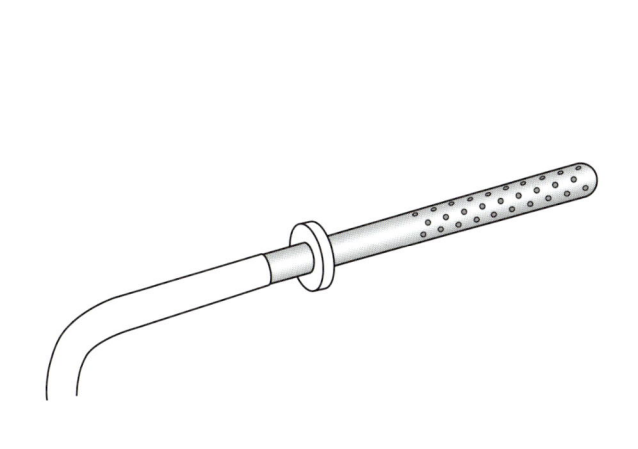

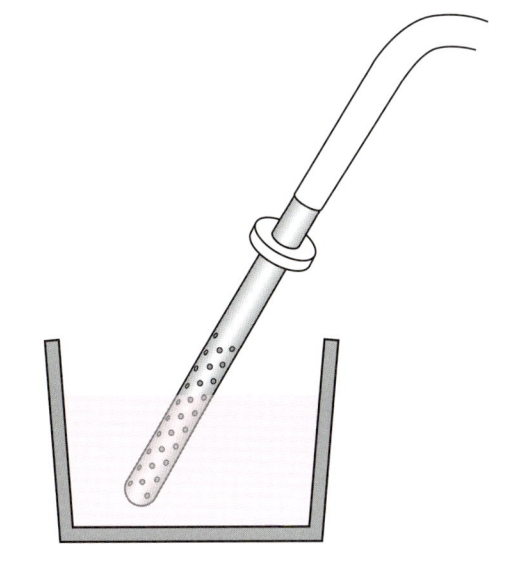

〈図4〉外套付吸引しかん
多孔の外套をつけることにより洗浄中や，消化管内などでも孔が閉塞せずに吸引を続けることができる

秘伝66

切開・切離

止血

結紮

縫合

把持

剥離

術野展開

吻合

おまけ

秘伝 67 術野展開
ガーゼでこするな！

組織にたまった血液をガーゼでこすってとろうとすると大変なことになる。ガーゼの目によって組織の表面を削ってしまい，さらなる出血を起こしてしまう可能性があるからだ。組織にたまった血液を除去したい場合には，ガーゼでこするのではなく，組織を傷つけないようやさしく吸わせることが重要だといえる。

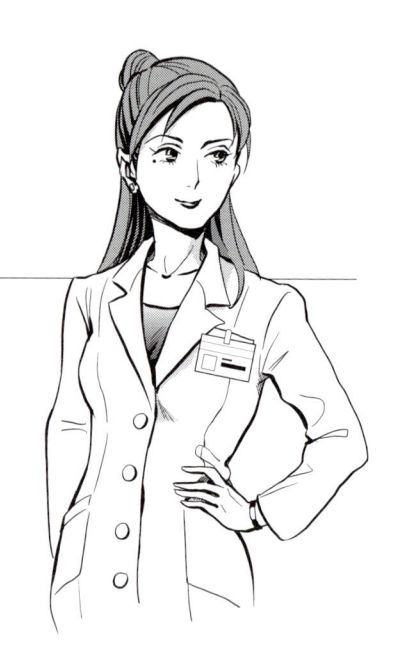

●月×日　不意のカミナリ・スイッチにご注意あれ

よーし，手術もおおかた終了だな。では止血を確認して洗浄しよう。……おや，この後腹膜を郭清したところに少し血がたまっているね。拭いてみてくれる。

はい。ガーゼと鑷子でふきふき。

大丈夫みたいだね。

いやいや肝機能が悪いようですし，慎重にいきましょう。もう1枚ガーゼください！

大体でいいよ，大丈夫だよ。

ほら，先生ここにoozingがあります。ほらっ！　焼きましょう！

……ガーゼでこすりすぎだ。そんなにこすったらどこでも血が出る。一時止血の段階だと血小板が血管の表面を覆っているだけだから，外れたら簡単に再出血するんだぞ！

すみません，心配だったので。

……すみませんじゃないよ！！（スイッチ・オン）　ガーゼで組織をこするなんてもってのほかだ！　ガーゼはじっとおいて自然に血を吸わせりゃいいんだ（図1）！　トントンとおくのまではOKだが，こするのはNG！（図2）組織のダメージも大きいんだぞっ！！

ひゃあああ……。す，すみませんっ！

……はっ。ああ，いや，わかってくれればいいんだ。……少し言い過ぎた。

いえ，僕が悪いんで大丈夫です。それに怒鳴られるのは，慣れてます！

慣れられるのは，困るんだが……。
じゃあ，このoozingはしばらくガーゼで圧迫して自然止血を待とう。で，あとで戻って来て止血を確認しよう。膵臓の表面もあるからやたらと焼きまわるのはよくないからな。

ちなみに先生は，微小な出血では，電気メスで止めるか，圧迫のみとか，放っておくとか，なにを基準に決めていますか？

明らかな基準はないが，生理食塩水で洗ってるときに赤い血液が渦をまいて立ち上るようなら電気メスで止めているよ。自分でもよくないと思うんだが大概のoozingは放っておくんだ。肝不全患者の手術でもない限り，oozingが原因で再手術になったことはないからな。

こういうとき，経験の差は大きいと感じますね。僕はどうしても心配になって，しつこく止血してしまうので……。

まあ，若いうちはそのほうがいいよ。

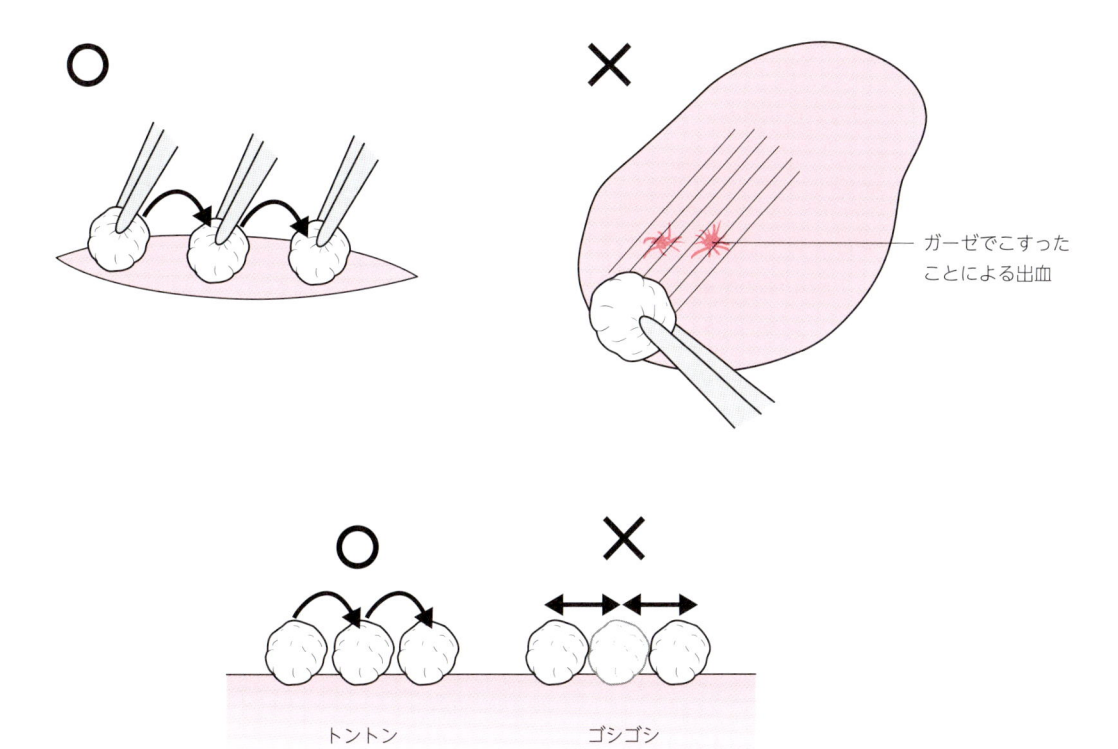

ガーゼでこすった
ことによる出血

トントン　　ゴシゴシ

〈図1〉ガーゼの正しい使い方
組織をガーゼで強くこするのはNG．出血や組織のダメージをまねくことも．
じっと置いて血を吸わせるのが基本．そこからトン，トン，トンと移動する．

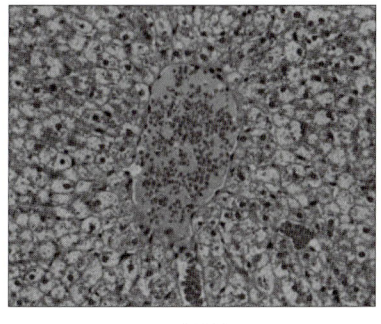

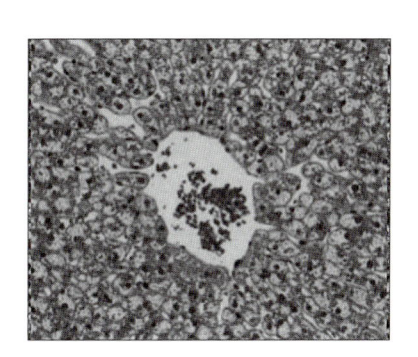

こする前　　　　　　　　　　　　こすった後

〈図2〉摩擦を受けた病理所見

秘伝 68 術野展開
腸ベラの先をしっかり効かせる

助手の第1の仕事は術者に安定した視野を提供することである。とはいえ，助手だって段々疲れてくるし，ずっと安定した視野を提供し続けるのは簡単なことではない。さらには疲れきったときにこそ，その手術の佳境を迎えているものだ。ヘラの先をちゃんと効かせて，術者へと良い視野を出せるようにがんばりたい。

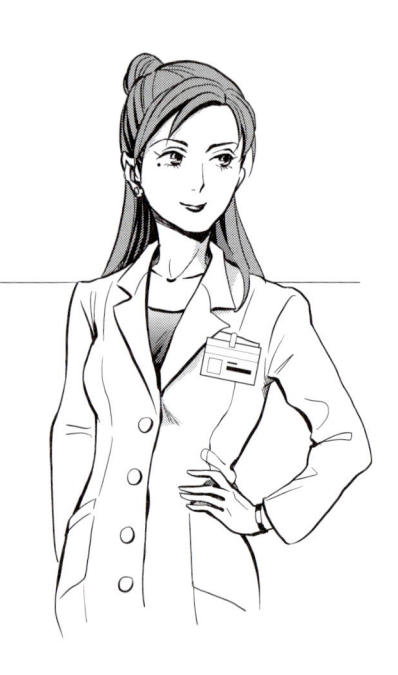

●月×日　スキルス胃癌の胃全摘で腸ベラ大活躍！

先生，断端陽性です！　粘膜下層や筋層に多くの印環細胞を認めるそうです。

まずいな。よし，あと3cm切り足す。

開胸しますか？

いや，経裂孔でいこう。まず三角靱帯を外して……，横隔膜を正中に切開して……，心嚢の後ろを剥離して……。大村君，腸ベラで心嚢を圧排してください。

こうですか？　視野は大丈夫ですか？

今のところOKだ。食道周囲を剥離して……，下肺静脈が見えたな。ここまで剥離したら大丈夫だろう。……よし，触診したがやわらかいし，浸潤はなさそうだ。ここで食道を切離しよう。……大村君，腸ベラの先をもう少し効かせてくれ。これじゃ断端鉗子が入らないよ。

先を，こうですか？

だめだめ，全然先が効いていない。

先を効かせて……，ヘラを曲げました。

先は効いているが，壺状になって今度は視野が良くない。唐川君に変わってくれ。

ちょっとコツがいるのよ，下縦隔の術野の展開は。先生，どうぞ。

よく見える。ここで食道の切り足しだ。じゃ，ゲフリールもう一度頼む。今度こそ陰性になってくれよ。

……先輩，僕の圧排は何がダメでした？

最初のは，肝臓の左葉を押さえるばかりで，肝心の操作部分が全然見えてなかったのよ。次のは腸ベラを曲げすぎて先は効いているけど手前で視野をふさぐ形になっていたのよ。結局，ヘラはあまり曲げずに肝臓，心臓をバランスよく圧排して，先端を少し効かせることが大切ってことかな。

微妙なバランスなんですね。さすが先輩っす。先生に褒められるだけありますね。

でも，やりすぎても今度は心臓を押さえ過ぎて血圧が下がったりするのよ。あ，ゲフリールの電話報告がかかってきた。

もしもし，……はい。先生，OKです！　今度は陰性です！

良かった。では再建に移ろう。

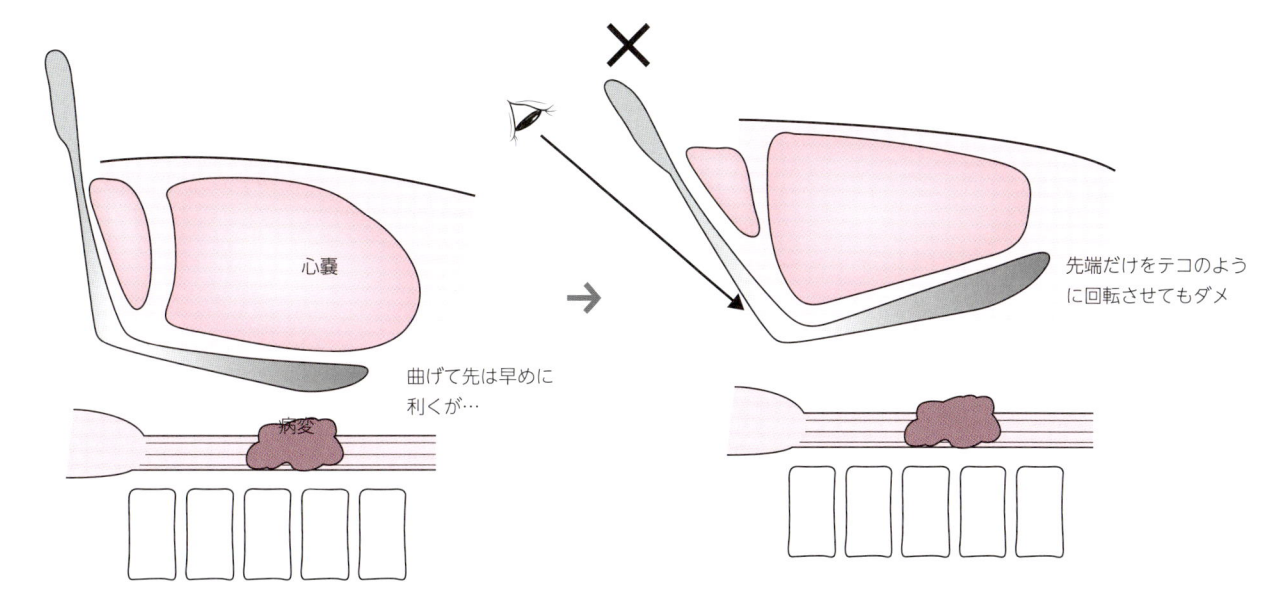

〈図1〉誤った下縦隔深部の視野確保
腸ベラを曲げて持つと，助手の手は楽であるし手前の操作はしやすい。しかし，奥の操作の時に視野を取ろうと先端だけを回転させてしまう人が多い。これでは，空間をつくることはできても，術者は何も見えない。

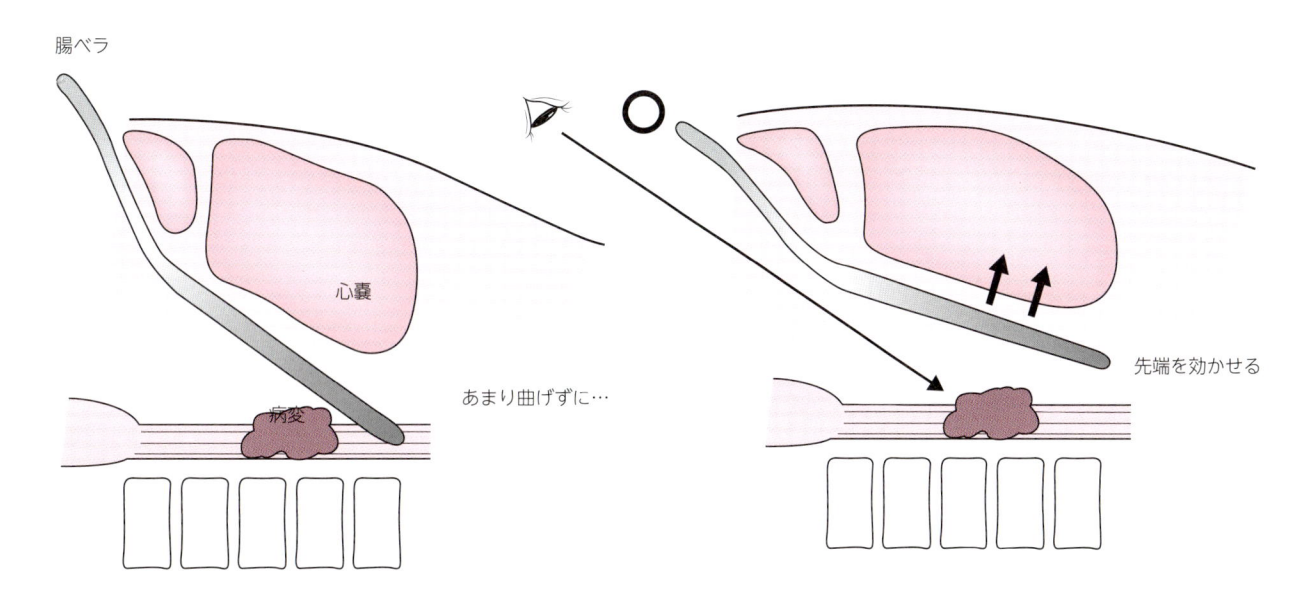

〈図2〉正しい下縦隔深部の視野確保
腸ベラをあまり曲げずに全体を持ち上げるようにすると深いところがよく見える。ただし，助手の手はかなりつらい。普段から握力を鍛えよう。

秘伝 69 術野展開
すばらしきガーゼの摩擦力

ガーゼなどの布は，組織に対して微妙な摩擦がある。この摩擦力を利用することで，傷つけることなく，組織の牽引が可能となる。このように，ガーゼの摩擦力は手術のさまざまな場所で応用できる。柄付きガーゼ，ツッペル，腸ベラカバーなどを上手に利用して視野を展開させよう。膵臓，小腸，気管などさまざまな臓器の展開が可能だ。

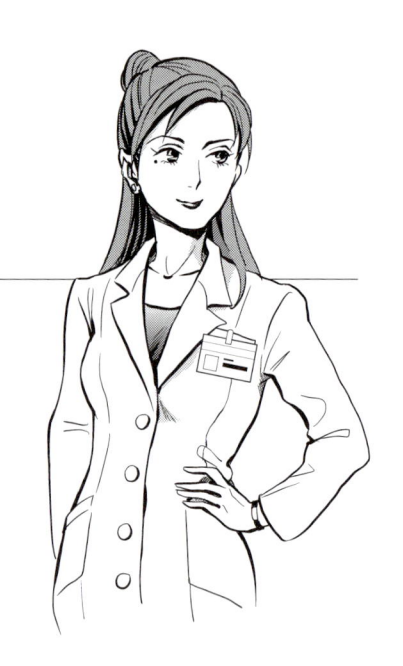

●月×日　一日の終わりは，ガーゼ賛歌で締めくくられた。

ガーゼって便利ですね。

どうした唐突に。

いえ，今日はガーゼが大活躍だったなと思いまして。幽門側胃切除手術では，膵上縁の郭清のときに，膵上縁を切離するからと，柄付きガーゼで膵臓を押さえて回転させてくれとおっしゃったじゃないですか（図1）。

ああ。膵臓は非常に繊細な臓器で，傷害されると膵液瘻や膵炎といった恐ろしい合併症に繋がる。ガーゼだと，摩擦力を利用した最小限の圧力で膵臓の回転ができたり，鉗子や指で局所的に膵臓の圧挫を避けて広い面で圧力を受けられたり，浸出液や少量の血液を吸収したり，様々なメリットがあるからな。

ただ，押さえる側は結構気を使います。

まあ，私の手術で膵臓の圧排を任せられるのはそう多くはない。本当に信頼できる助手だけだよ。今は唐川君か君ぐらいかな。よっ！　名助手！

おだてても何もでませんよ。ところで，食道癌手術でもガーゼを応用してましたね。

胸腔内で腸ベラカバーで肺を押さえてもらっているときだな。中下縦隔の郭清に入る際，肺が邪魔になるのでしっかり押さえて欲しくてな。あれは，腫瘍がかなり大動脈に近いんだよ。肺の圧排は食道外科における永遠の課題のひとつだ。滑って圧排がやりにくいだけでなく，長時間の圧排は術後の肺合併症とも関連するという報告があるんだ。

でも，肺の表面はぬるぬるしていてヘラがすぐにずれてしまうし，創も小さいし……，視野の確保は本当に困難ですよね。

そこで腸ベラカバーだ。ストッキングみたいだろ。履き心地はどうだった？

なんだか女性的な気分になりました。すみません，ウソです。腸ベラカバーのお陰で肺が滑らず視野の確保が簡単になりました。

あとは，左反回神経周囲リンパ節郭清で気管を回転させる操作をしたときもだな（図2）。

ガーゼによる気管ころがしですね。やわらかく，脆弱な細胞だからガーゼの摩擦力がいちばん適していますね。

ガーゼは，押さえる，滑らない，血が止まる，血がたまらない，乾燥しない……など，本当にいろいろな目的で使えるからな。まさしくガーゼ様様ってやつだ。

ああ，ガーゼさん，ありがとう！　今後ともよろしくね！

〈図1〉膵上縁のリンパ節郭清

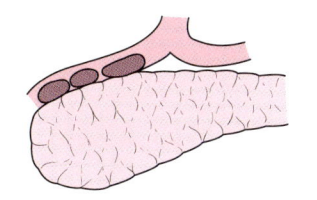

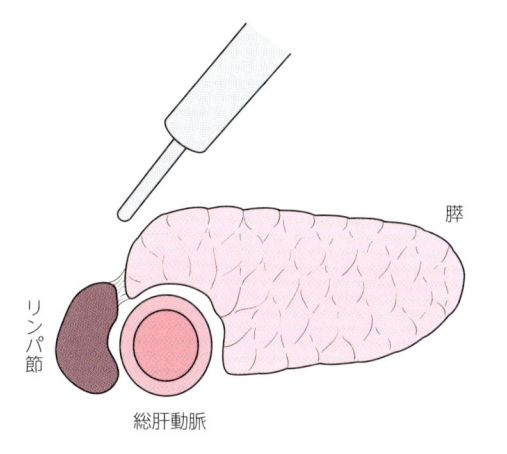

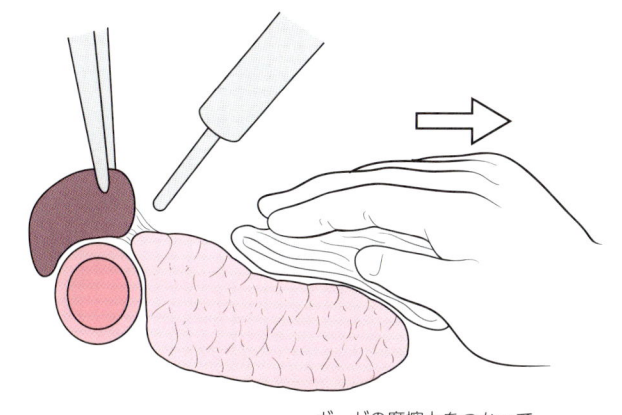

リンパ節
総肝動脈
膵

ガーゼの摩擦力をつかって
膵臓をころがす。
いわゆる「膵ころがし」

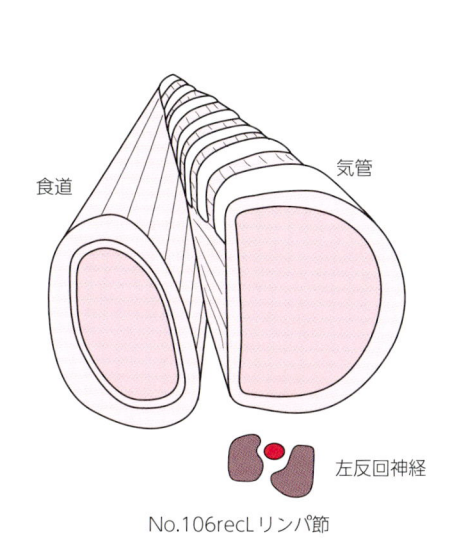

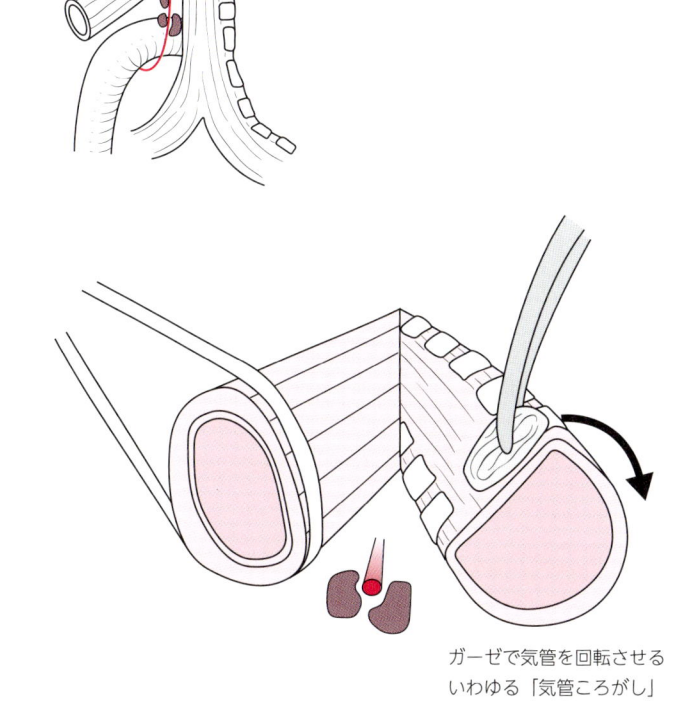

〈図2〉左反回神経周囲リンパ節郭清

食道
気管
左反回神経
No.106recL リンパ節

ガーゼで気管を回転させる
いわゆる「気管ころがし」

秘伝 69

切開・切離
止血
結紮
縫合
把持
剥離
術野展開
吻合
おまけ

161

秘伝 70 術野展開
切離ラインの見極めは4次元的思考！？

色や形がまったく同じで，剥離のラインがわかりにくい。そんなときは，そっと組織を動かしてみるといいだろう。硬さの違いから動きに違いを生じるので，リンパ節と臓器の境界の剥離ラインが見えてくるのだ。つまり3次元の静止画ではなく，動きを加えて4次元とすることにより，手術の判断をより正確にすることができる。

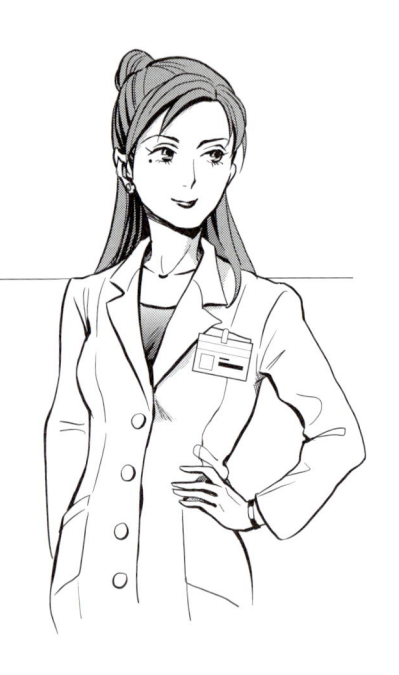

●月×日　見てわからないなら，わかるようにすればいい！

膵上縁の郭清に入ったと思ったら……，この人膵臓とリンパ節の境界が分かりにくいな。とりあえず，ここら辺を電気メスでそっと切ってみます。

そんなんで大丈夫か？

多分このあたり……，うわっ出血！

あーあー。臓器と臓器の境界を見極める，これは手術のすべてといっても良いぐらいだ。五感の全てを集中させるんだ（図1）。

でも先生……，色や形が同じだと区別はつきませんよ。

はぁ。他に区別できるものがあるだろう。

えー……，硬さですか？　さわれば境界が大体わかりますし……。

正解に近づいてきたな。では，触覚を視覚に変換するにはどうすればいいと思う？

ええと，変形するかどうかですか？

その通り。変形とは時間経過による形や位置の変動と定義することができる。僕はこれを3次元のもの，すなわち色形に時間軸を加えた「4次元の展開」と呼んでいる。

今日は随分理屈っぽいですね。僕は頭が悪いのでわかりやすくお願いしますよ。

乗ってこないな～。まあいい。その左手を左右に動かして動きをよくみてごらん。

こうですか？　うーん，何も変わらな……あっ，ここ！　ここですね！

わかるか？　膵臓側に比べてリンパ節側の方が左右に動きやすいんだ。その境界線は左右に動かすことでより明確になるんだ（図2）。

はい，わかりました。このラインの裏へ鉗子を通して……，ここを切ってください。

了解。電気メスで切るぞ。このように対象組織臓器を動かしてみるというのは非常に大事だ（図2）。たとえば臓器浸潤などは動く動かないで判断するだろう。動けば浸潤はない，浸潤がなければ切除可能ということだ。

僕も浸潤の時は動かしてみますが，もっとこまめに普段でも動かしてみるという発想はありませんでした。

画像診断でも臓器浸潤を動きで判断しようと試みられている。最近では超音波やMRIで臓器の動きによるズレを客観化して浸潤の診断に用いる方法もあるんだ。切離ラインで悩んだら動かしてみる。これがコツだな。

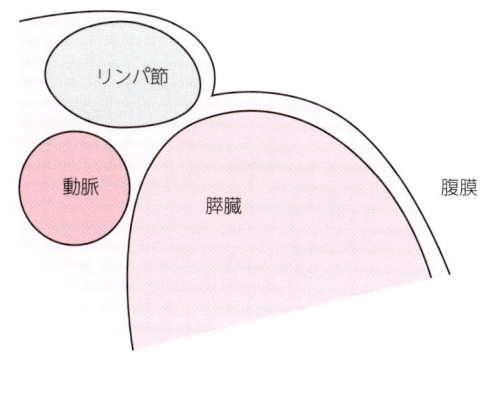

a-1

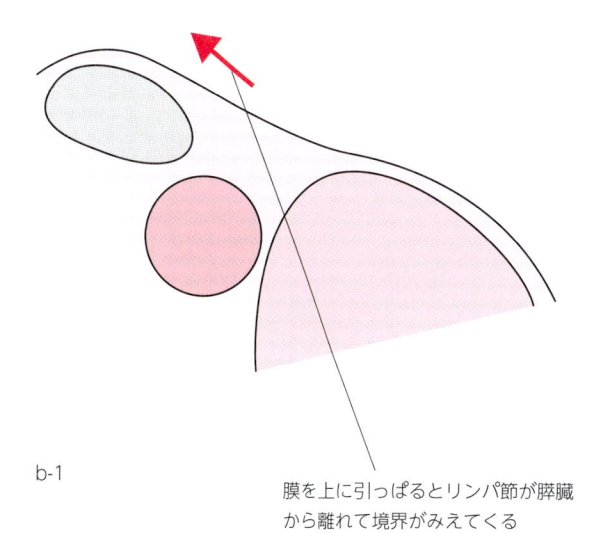

b-1

膜を上に引っぱるとリンパ節が膵臓から離れて境界がみえてくる

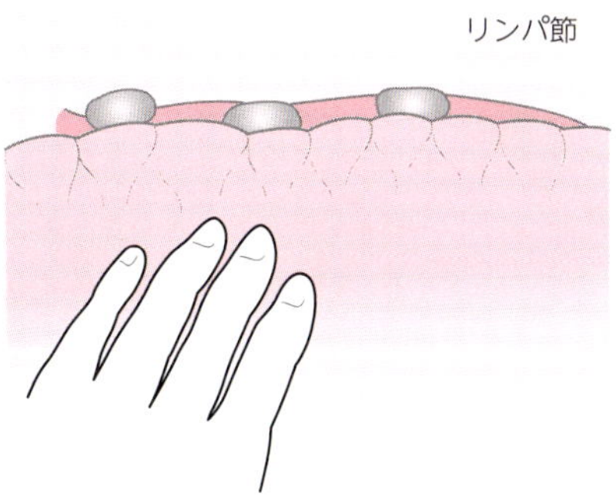

a-2

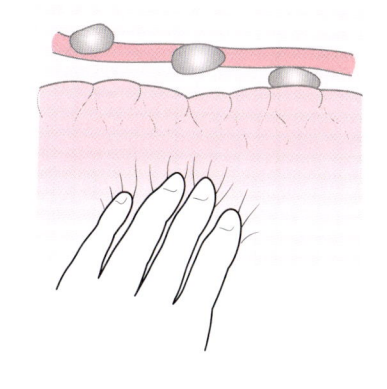

b-2

<図1> 切離ライン見極めのコツ
　aのように臓器が一体になりそれぞれの区別がわかりにくい場合は要注意。そのまま当てずっぽうで切離などをすると事故のもとだ。こうした場合は対象組織を左右や前後に少し，動かしてみるといい。この図の場合だと，リンパ節が動きやすいので，その動きで境界線が明瞭になる（b）。

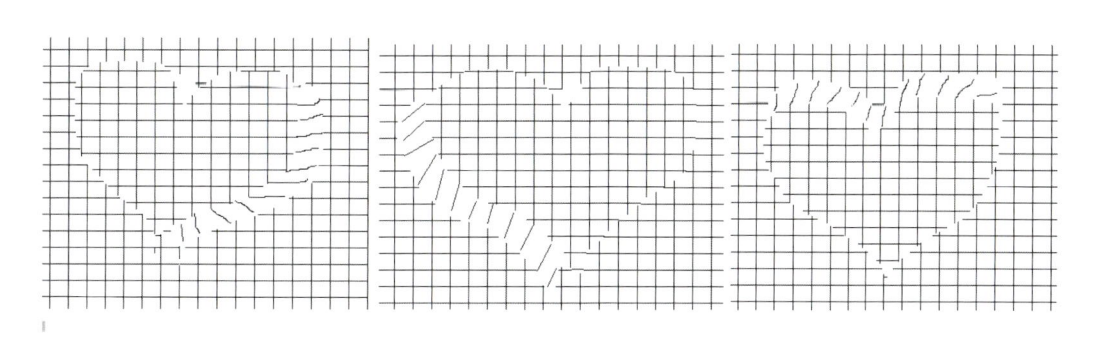

<図2> 動かすと輪郭が見えてくる

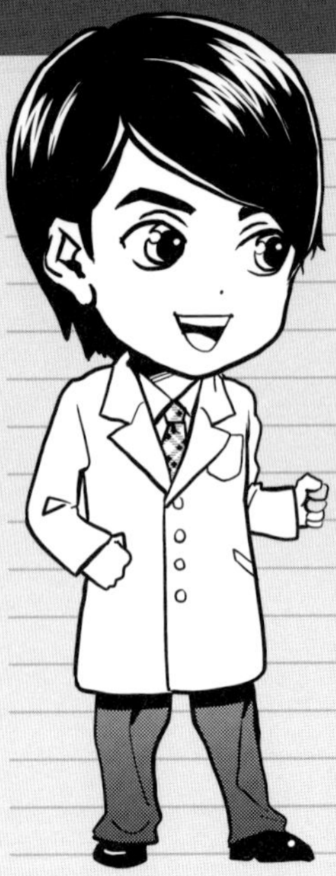

大村くんマンガ⑧

チームワークが引き寄せた御方！

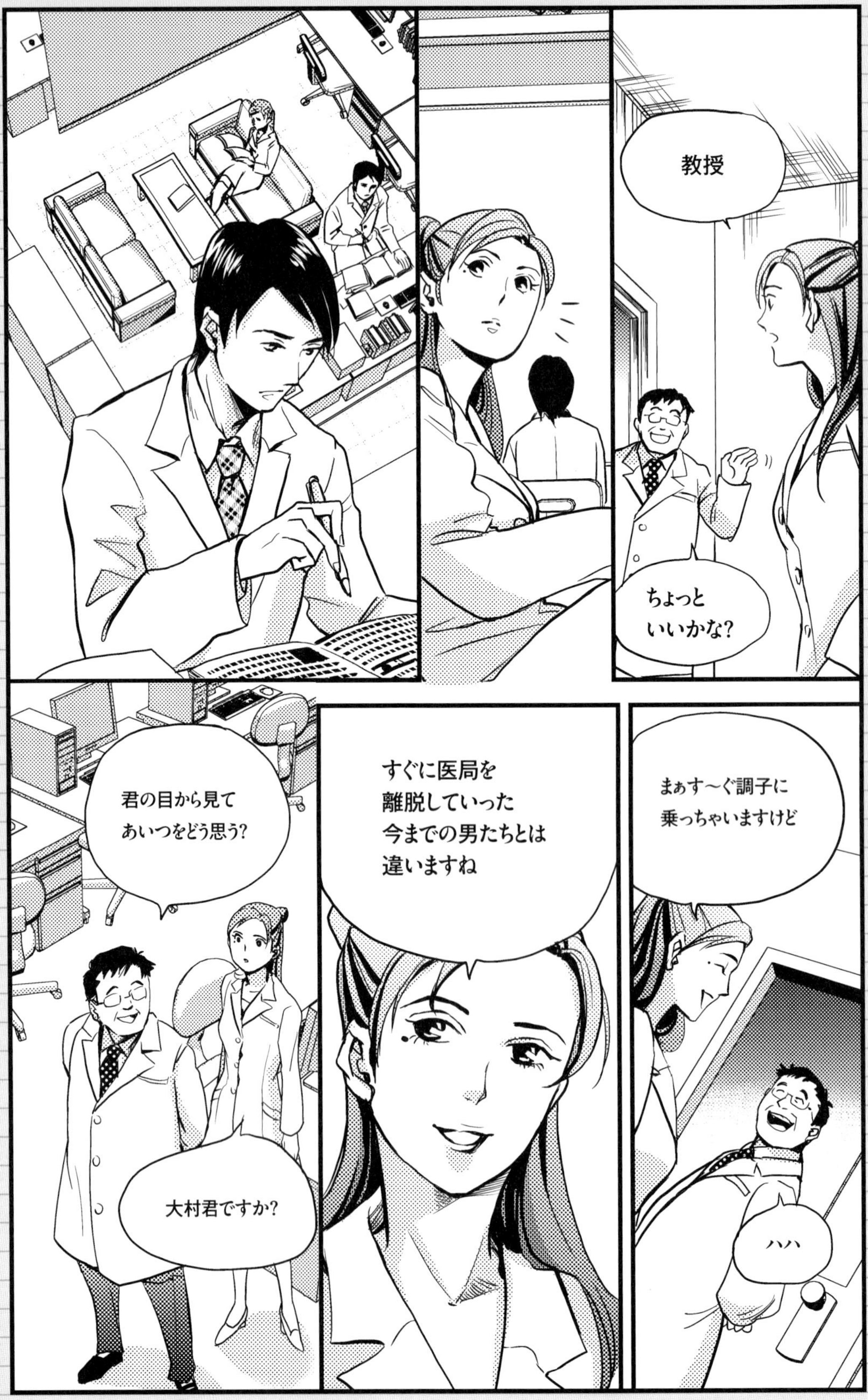

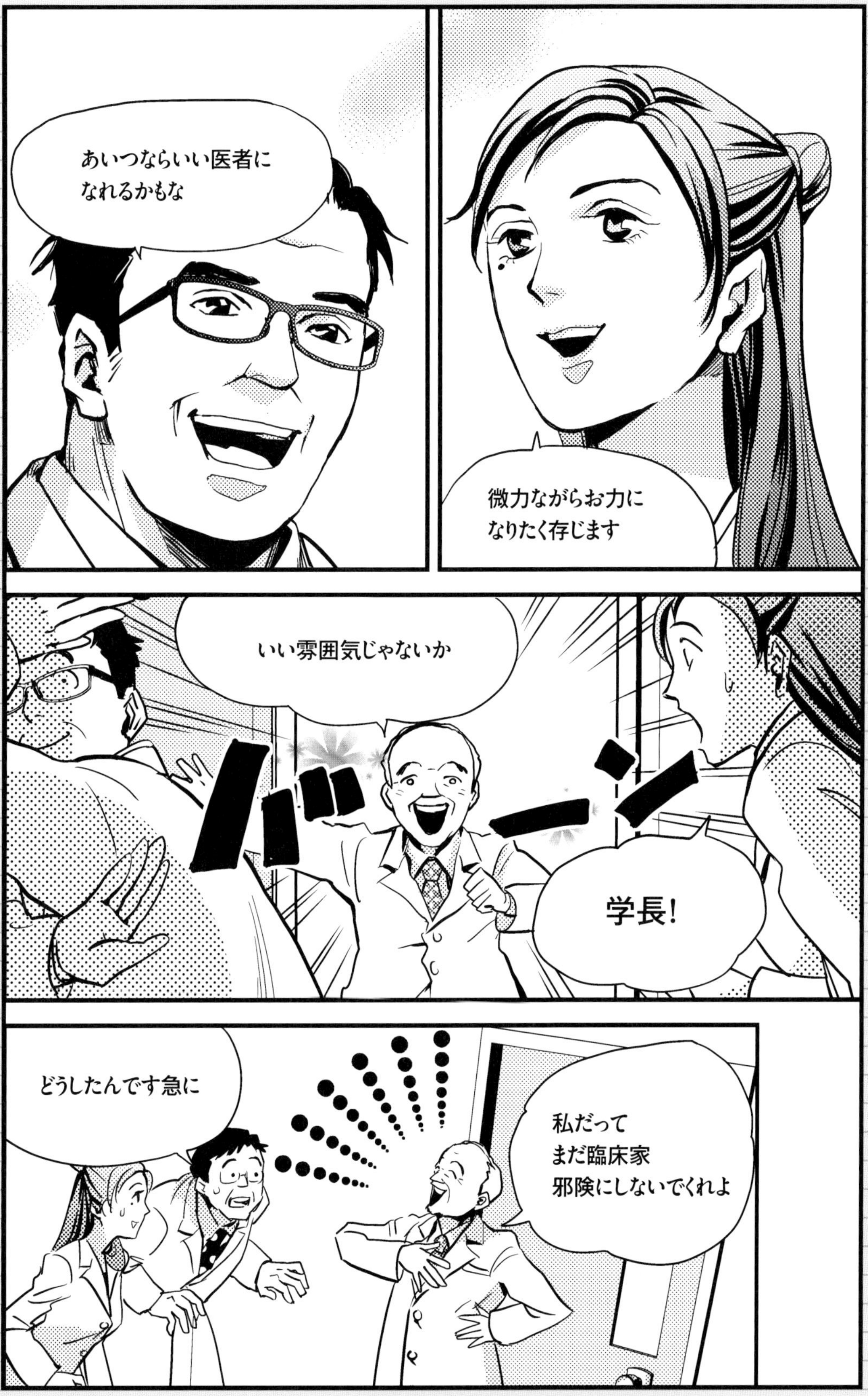

学長登場で
ビックリ！
次は「吻合」！

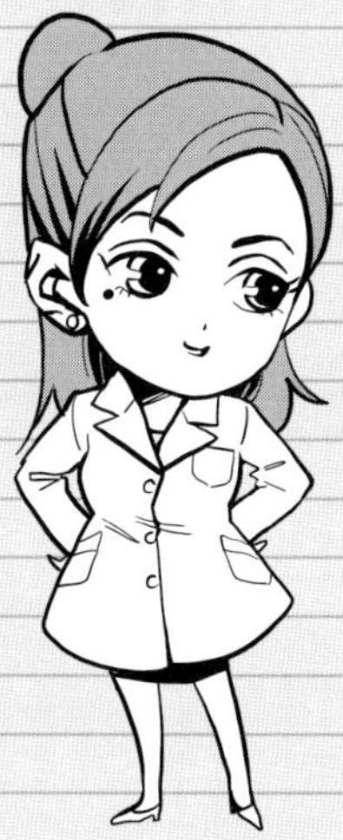

秘伝 71　吻　合
裂かない漿膜筋層縫合・結紮の極意

Albert-Lembert吻合，もしくは層々吻合において，連続縫合は密着させられる縫合だが，漿膜筋層縫合は組織を引き寄せるため張力のかかる縫合だ。したがって，結紮時に裂けてしまうこともしばしば。針が垂直に入り組織を厚くすくうことと，結紮点をより脆弱な腸管側へもっていくことに気をつけて吻合を行おう。

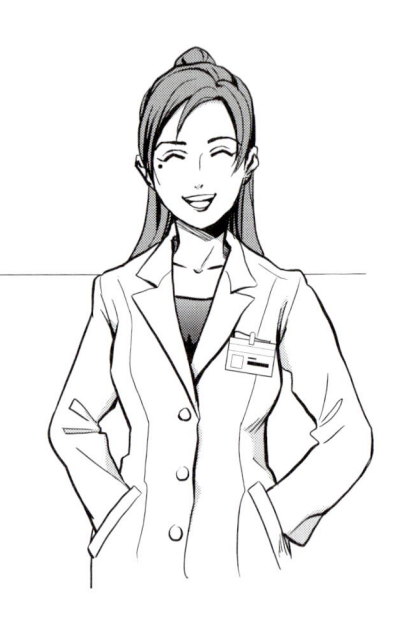

●月×日　食道癌手術で再建のシーン

- 口側の残存食道が短いな……。よし，手縫いで行こう。

- 僕は見るのが初めてです。

- 手縫いだと用意も大変なんだ。周囲を剥離して喉頭を裏返した状態で縫うんだ。1人専属の助手が必要になるんだ。それをB君頼むよ。この状態で喉頭をキープしてくれ。

- はい！　……吻合，順調に進んでますね。あとは後壁の漿膜筋層縫合ですか。

- また今日は具合の悪いことに胃管が少し短いんだ。吻合に緊張がかからないようにしないといけないね。3-0バイクリルを通して……よし，結紮してくれ……，あっ。

- すみません。食道が裂けちゃいました。

- いやいや，僕の食道壁のすくいが足りなかったのかもしれない。食道は漿膜がなくて筋層は外縦だから，浅いと裂けやすい。必ず内輪筋まですくわないとダメなんだ（図1）。よし，今度は深めにすくって……，結紮を頼む。

- はい！　……あっ。また裂けた……。

- ……。うん。あとは自分でやるよ。君は視野の展開と糸の把持に専念してくれ。

- はい……。あ，あの，本当にすみません……。

- 別に怒っていないから心配するな。ここは難しいし，ちょっとしたコツがあるんだ。

- コツ，ですか。

- ああ。結紮点を食道側の針の刺入部に持って行くんだ。逆にすると食道の刺入部で糸が鋭角に組織へと食い込むだろ？　こちらにすると食道壁に糸が食い込まないんだ（図2）。

- 本当ですね。僕のやり方では糸が食道を裂いていたことになるんですね。

- 糸は凶器にもなるってことだ。漿膜筋層縫合は張力を受ける縫合で圧が高いと組織が裂けることを念頭に置かなければならない。

- これは食道吻合に特異的なことですか？

- 食道以外だと，イレウス時の口側腸管も浮腫で弱って裂けやすいから，気をつけないといけないね。どうしても裂けやすいときは水平マットレス縫合を使うことも多いね（図4）。

- わかりました。……吻合，きれいに仕上がりましたね。先生が1人でされたから……。

- まあ，今度は結紮も任せるから頼んだよ。

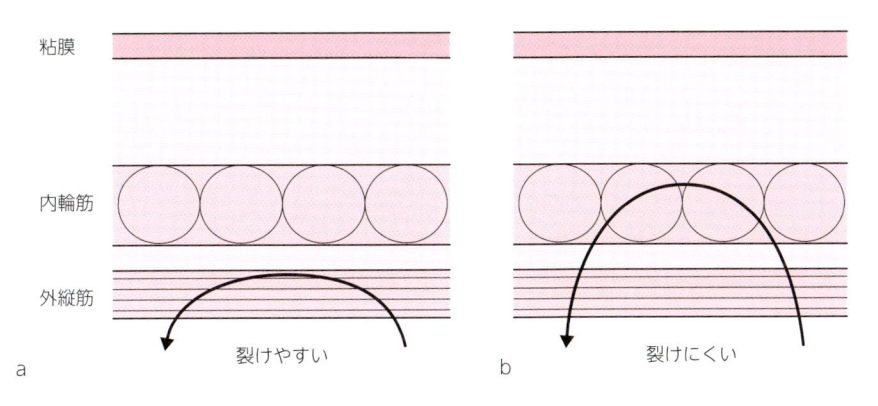

〈図1〉食道食道吻合，運針時の注意点
aのように外縦筋のみに糸がかかっていると糸と筋肉の繊維とが平行なため裂けやすい。そのため，bのように内輪筋にかかる程度までしっかり針糸をかけると裂けにくい。

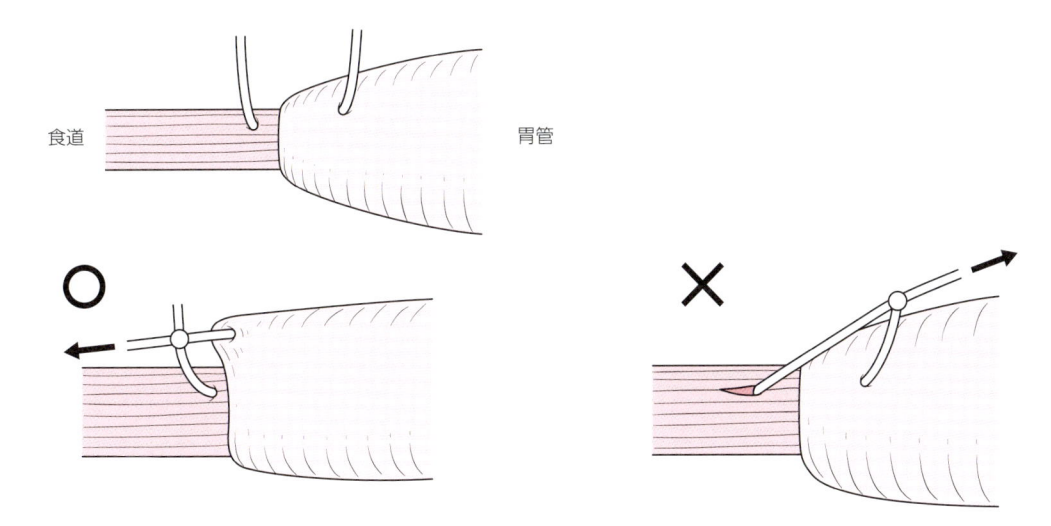

〈図2〉食道胃管吻合・結紮点の位置も重要
食道は漿膜がなく縦走筋なので結紮時に縦に裂けやすいが胃壁は柔軟で漿膜があり破れにくいという特徴がある。そこで結紮点を食道側，つまり食道側に胃を引っ張ってくるイメージで食道寄りの結紮を行う。こうすると食道壁の刺通点に余分な力が入らず裂けることは少ない。

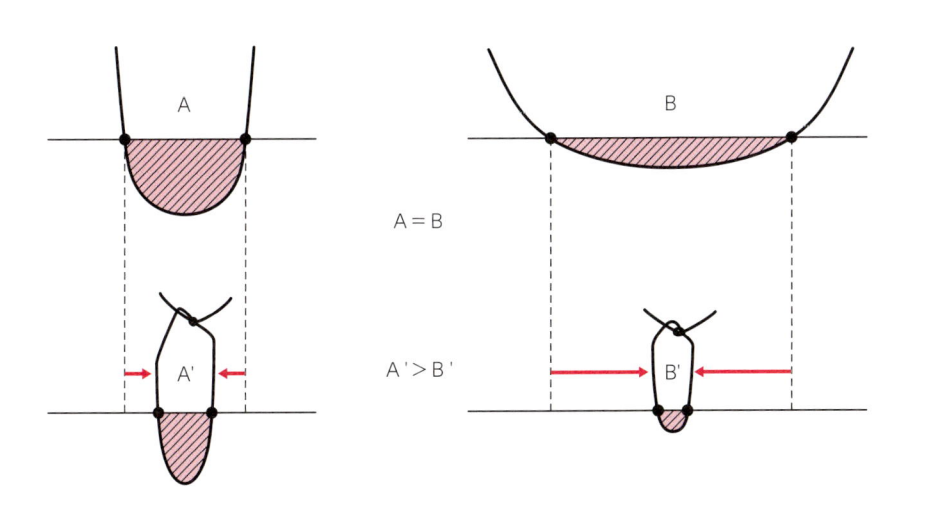

〈図3〉針の入射角
同じ体積の組織をとっていても，結紮時には，Bのように浅く広く組織をとったほうは糸の刺入点の移動幅が大きく，組織に緊張がかかりやすい。そのため，組織の裂けやすさに繋がる。Aのように狭く，深く組織をとったほうが，裂けにくい運針となり得る。

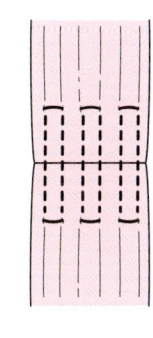

〈図4〉水平マットレス縫合
面で合わせるため，裂けにくい

秘伝 72 吻 合
ぬかるな！ 断端の端の埋没のコツ

腸管断端は内側から圧力がかかる可能性があり，縫合器を使っても埋没することがある。この埋没の際，特に両端のとがった部分は技術を要する。ポイントは十分距離を離した大きな三角形でまつり縫いになるよう漿膜筋層をすくいとること，内側から鑷子などで断端を押し込みつつ，結紮と同時に鑷子を引き抜くことの2つだ。

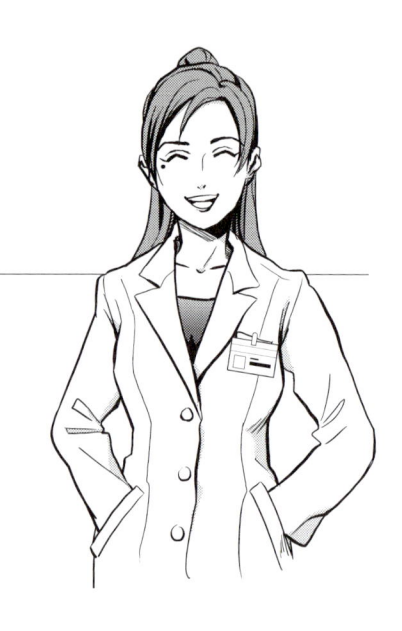

●月×日　キレイな断端埋没ってキモチE！

最近は，胃や十二指腸や空腸の縫合器で切った断端はどうしている？

3列だから要らないという意見もありますよね。でも，僕は脆弱だと思うので切離断端は埋没させています（図1）。部屋も手術もきっちり収納されていて欲しいタイプです。結構，部屋はキレイに片付いているんですよ。

君の部屋は興味がないが，とりあえず，この十二指腸断端も埋没させてくれ。

はーい，わかりました。では3-0 針糸をください。ここと，ここと，ここの3カ所を通します。結紮してください。

うまくいくかな。

あれ？　入らないぞ。思いっきり押し込んで……，これでいけるかな？

結紮するよ。

はい。……あー。やっぱりだめだ。出てきちゃった。

収納上手にはまだ遠かったようだな。あのね，君は糸のかける場所が近すぎるんだ。3列のステープルということは少なくとも5mmの高さはある。これを折り返すようにして埋没させるのだから根元から5mm以上離れないと理論的には埋没できない。壁が厚いときはもっと幅を取る場合もあるんだ（図2）。

確かに，幅に余裕がないので中に入り切らなくて飛び出していますね。

だからといって，むやみに大きくしすぎると今度はそこに死腔ができてしまう。それはそれで良くないんだ。

加減が必要というわけですね。

もうひとつ。先端をモスキート鉗子や鑷子でつかんで押し込むとき，外側から押し込むとモスキートの周りを糸が一周することになる。だから，モスキートの分だけ締めが甘くなるんだ。内側から先端を押し込めば，糸がきっちり周りにかかるんだよ（図3）。

これできちんと収まりました。きっちり収納されると気分がいいですね。

この調子で，収納上手になってもらいたいもんだ。はじめの話に戻るが，断端のリークによる合併症は本当に怖いよ。また，ステイプルはとがっているので血管壁などに食い込んだ症例も報告されているからね。

できる限り，切離断端は埋没させたほうが良いということですね。収納王子目指して，がんばりますよ。

a

b

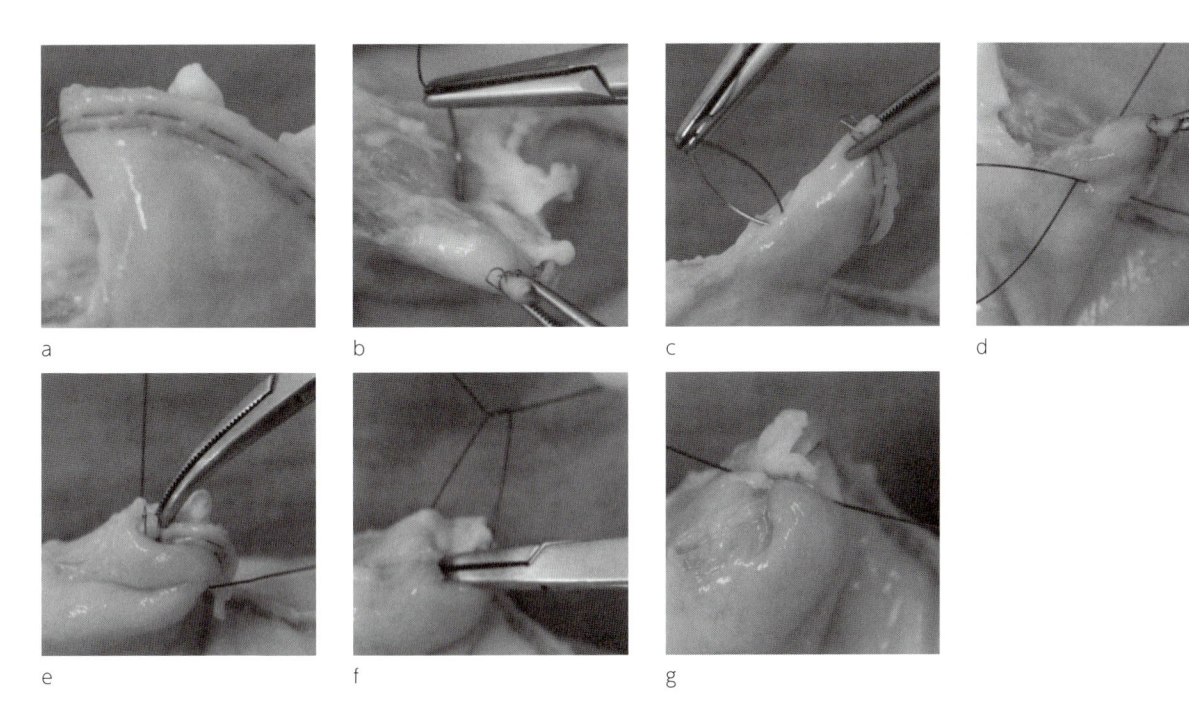

c

d

e

f

g

〈図1〉埋没の流れ
3列の線状自動縫合器を使用する機会が増えたが，断端がリークすると術後合併症を引き起こすため，自動縫合器切離後も漿膜筋層縫合を追加したほうがよいかもしれない。

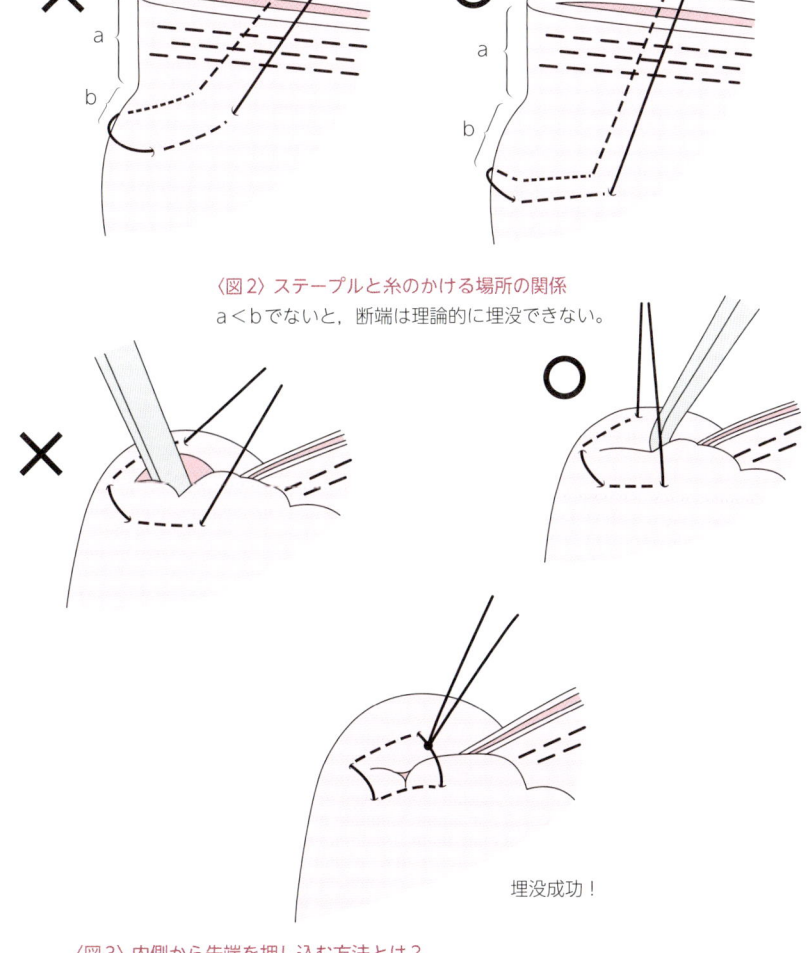

〈図2〉ステープルと糸のかける場所の関係
a＜bでないと，断端は理論的に埋没できない。

埋没成功！

〈図3〉内側から先端を押し込む方法とは？
先端を外側から押し込むと，モスキートの周りを糸が一周することになり，モスキートの分だけ締まりが悪くなる。このため，内側から先端を押し込むことが重要。

秘伝 73 吻 合
辺縁動脈処理では正確無比に直動脈を残せ！

例えば小腸は直静脈から2cm程度は壁内血流で栄養されるという。こだわりのある外科医であるならば，辺縁動脈（静脈）を処理するときは，直静脈1本までおろそかにせず，「ここからここまでは残す！」と明確に意識したうえで，結紮切離しなければならない。こだわりにこだわり抜いて，一流外科医の道を突き進め！

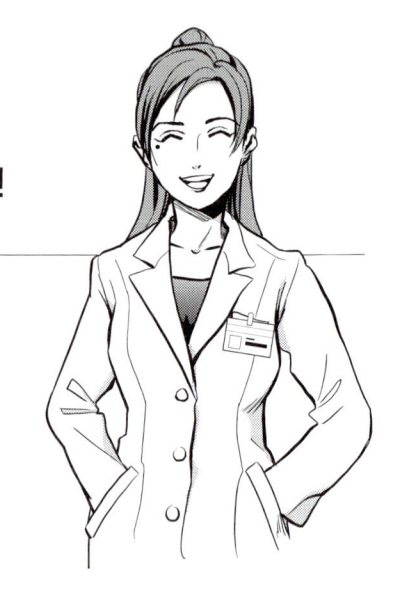

●月×日　胃全摘後のRoux-Y再建中……，大変な手術だからこそ！

いよいよ再建だが，今日は胸腔内吻合で小腸が届くかどうか心配だ。下縦隔に浸潤があり……大変な手術になりそうだな。

どうやってあげますか？

結腸前だが，恐らく第2空腸動脈を切って第3を茎にして上げることになる。

はい，わかりました。

では，まず小腸間膜を切離して切離範囲を決めよう。血管の走行をよく見て，できるだけ口側を長く取るんだ。

第2空腸の支配域をぎりぎりまで取るということですね。

そうだ。ここまでだ。ここで直動脈の隙間も切っておこう。次に，これに合わせて辺縁動脈を切離する。鉗子を通して，3-0絹糸をください。はい，これを結紮してくれ。

はい。結紮しまーす。

……ストップ！　私は細心の注意を払えといったつもりだ。私がなぜ3-0の細い糸で結紮したかわかるか？　血流をぎりぎりまで残したいからだ。君は私の気持ちがわかっていない！

え，何かおかしかったでしょうか？

君は切りしろを大きく取ろうとして，距離を離して辺縁動脈を結紮しようとしている。しかし，それはありがた迷惑な話なんだ。これでは先ほど決めた切離ラインの肛門側の貴重な一本の直動脈を一緒に結紮することになる（図1）。この手術では血流が命だ！　直動脈一本たりとも無駄にするな！　残したい血管を確実に正確に残すことが必要なんだぞ！

……そういわれると確かに辺縁動脈の結紮で直動脈を一本巻きこむ形になりますね。でも先生小腸は直動脈の先から2cmぐらいまで血流は大丈夫だと聞きましたが……。

確かに間違っていない。恐らく臨床試験でも差は出ないだろう。でも今日のようなケースでは万全を期すべきだ。Roux-Y吻合に使う口側は少しいい加減でも良いが，再建に重要な食道と吻合する肛門側は，3-0でシャープに結紮してあとはメスで切るぐらいのつもりでいかないとダメだ。とにかく「後で絶対に後悔しない」のが手術の心構えだよ。

正直，直動脈一本でここまで怒られるとは思いませんでしたが……。こだわらなければ手術はうまくならないのもわかります。

そうだ，手術はハートだよ。エビデンスじゃないんだよ。

○ ×

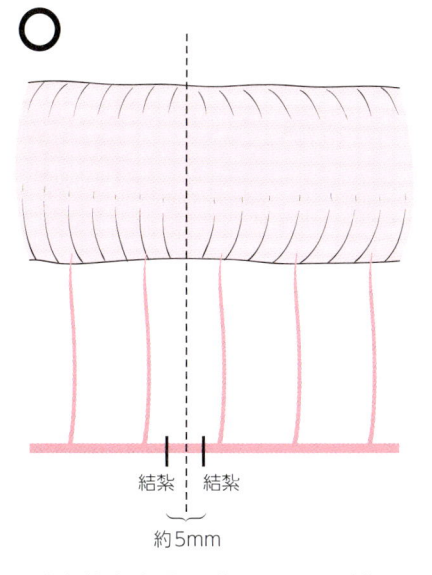

結紮した直動脈の支配領域の血流が悪くなる

結紮　結紮
約5mm

辺縁静脈の処理では約5mmの間に結紮2カ所でその中央を切離しなければならない。高度な精密さが求められる。

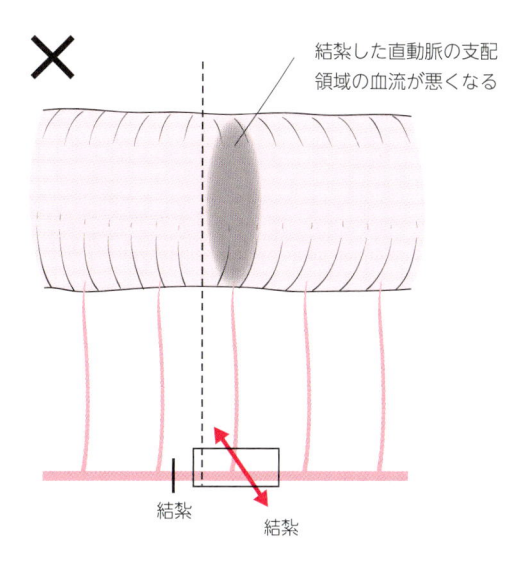

結紮　結紮

少し油断すると辺縁動静脈と直動静脈を一緒に結紮してしまうことがある。理論的には若干の血流不良領域が生じることになる

〈図1〉結紮の角度ひとつで血管がつぶれる

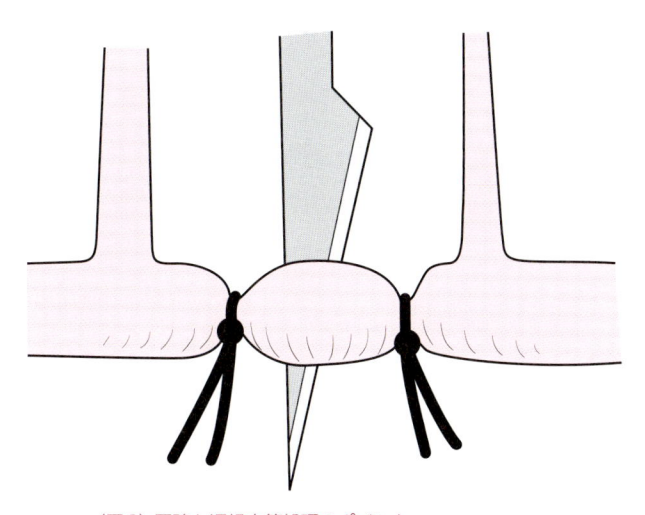

〈図2〉正確な辺縁血管処理のポイント
できる限り細い糸を使う。メスで血管を切離する

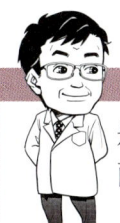

A professor's advice
邪魔にならない！直動脈の処理法

直動脈の処理法として，近年はエネルギーデバイス（超音波凝固切開装置，Vessel sealing system）が簡便で，結紮糸も邪魔にならないので，良い方法と思われる。

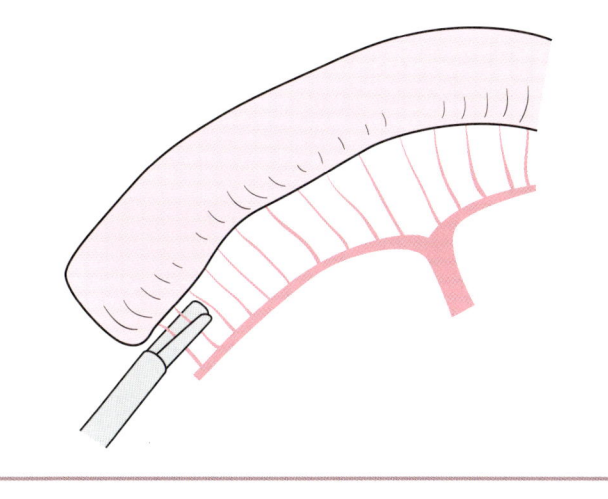

秘伝 73

切開・切離

止血

結紮

縫合

把持

剥離

術野展開

吻合

おまけ

秘伝 74

吻 合
便利だが一発勝負！　吻合にねじれは禁物

吻合時は，手術も終盤で集中力が途切れているので，事故も起きやすい。一番多いミスが「ねじれ」であろう。ねじれの確認には腸間膜側が指標となるが，360°回転するとねじれていること自体に気づかないこともある。ファイアー前には必ず全体を見直すようにしたい。

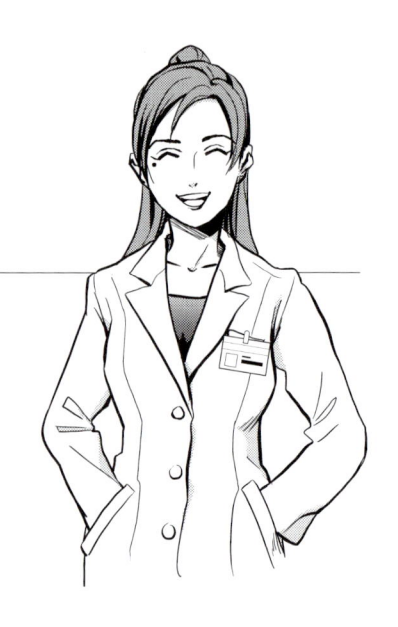

●月×日　胃全摘の手術の終わりかけに……恐怖！

- 吻合終了！　後は洗浄して閉腹だけだ！
- いちおう，小腸を並べて直していこう。
- あれ，先生。なんかこの挙上空腸の腸間膜……，見えかたがおかしいですよ？
- まさか……。あちゃー。ねじれとる。
- あ，本当です。ここで，腸が360°ねじれてます（図1）。このままではダメなんですか？
- バカモン！　良いわけないだろ！　はぁ，……やり直しだ。
- （先生，ご機嫌斜めになっちゃった）
- ……よし。今度こそ手術終了だ。はぁ，……腹腔鏡では全体は見えにくいのでねじれに気づきにくいとは聞いたことがあるが，自分でやるとショックが大きいな……。
- こういうのって予防策はあるんですか？
- ラパロではマーキングしておくと良いとの発表は聞いたことはあるがね……（図2）。そういえば昔，指導医との手術中にRoux-Y吻合の時に，切離した空腸の口側を食道につないでしまったことがあったが，あれはショックだったな。あのとき以来，吻合器をファイアーする前には，必ず全体を見直すようにしているんだが……。
- Yの口側を食道に，ですか。完全に袋小路ですね。先生でもそんなミスをするんですね。
- そうなんだ。手術ではしばしば信じられないミスが起きる。だからこそ，ミスを事前に防ぐ，もしくはミスを重篤化させないシステム作りが大切だ。今回もミスはミスだが，術中に気づいたのは不幸中の幸いだな。
- そうですね。あのまま終わっていたらと考えるとぞっとしますね。
- 事故が起きやすいチームの特性に，トップが高圧的で意見を言いにくいというのがあるらしいんだ。自分でも気をつけてはいるが……。知らない間に意見を言いにくい雰囲気を作り出していたのかもしれないな……。
- あーそれは大丈夫ですね。さっきのねじれも，気づいていなかっただけなんで。
- ……複雑だな。まあ，こういう事故を防ぐには，何でも口に出せる雰囲気作りが大事らしいし，言われるだけマシなのか……な？
- お，無礼講のご許可ですね！　ではこれからも何でも言わせていただきまっす！
- あれ？　なにか大変な許可を与えてしまったような気が……。

〈図1〉Roux-Y法

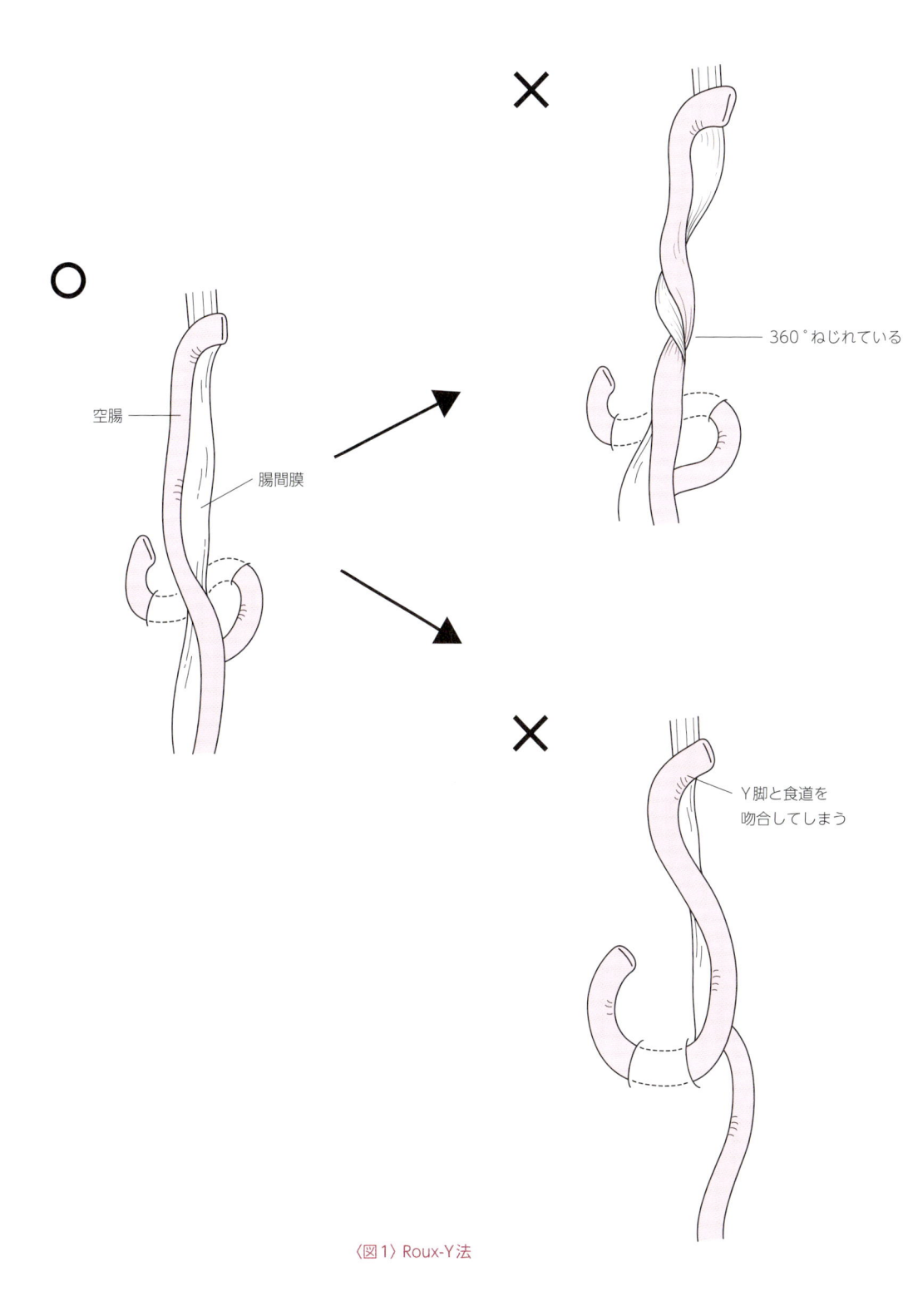

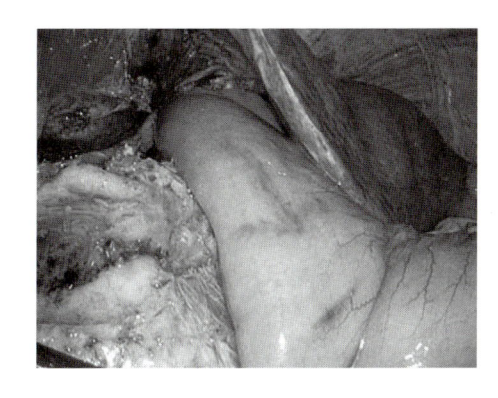

空腸
腸間膜
360°ねじれている
Y脚と食道を吻合してしまう

〈図2〉ラパロのマーキング（糸やピオクタニン）
特に腹腔鏡下手術時は，腸管のオリエンテーションが付きにくく，小腸のねじれに気づきにくいため，注意が必要である．切離下小腸の口側・肛門側の向きを確認する工夫としては，糸をかけておいたり，ピオクタニンでマーキングしておくことがあげられる．しかし，口側，肛門側の区別がついても腸管自体のねじれを完全に区別できないので，最終的には腸間膜を指標に確認する必要がある．

秘伝 75　吻　合
どうしても太目がお好きな貴方へ

21mmより25mm，25mmより29mmと，なぜか大きいほうの吻合器を選んでしまうのは外科医の性である。そして穴（腸）に入らず四苦八苦する。日本中のほとんどすべての外科医がそれで腸を裂いた経験を持っているのではないだろうか。ゼリー，ブジー，ブスコパン®などそれぞれに秘伝があるが，簡単なものを紹介しよう。

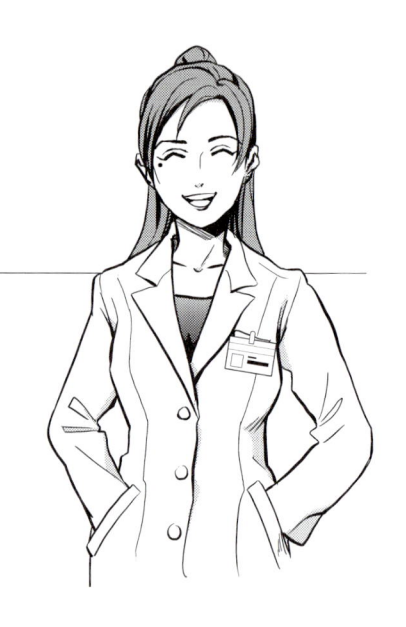

●月×日　食道空腸吻合で，入りきらない辛さ！

先生，吻合器が空腸に入らないのですが……。これ以上無理にいれようとすると，裂けてしまいそうです。

んー，君ぐらいのサイズだったら，楽勝だったのになあ。

おや。セクハラですか？　やだー。先生ったらー。お好きですねー。

は？　指の話だぞ？　外科医は結構食道の太さを気にして吻合器を選ぶのだが，実際は小腸のほうが入らないことが多いんだよ。食道癌で使う回腸末端なんかびっくりするほど狭いことがよくあるんだよな。

イレウスを見ていると小腸はいくらでも拡張しそうな気がするんですけどね。

その通り。少し工夫をすれば小腸はかなり大きくなるという特徴もある。

それで，この吻合器が入らないのは，どうしましょう。なにか工夫できそうですか？

まずは，キシロカイン®ゼリーを腸にたっぷり入れろ。本体にもたっぷりつけて腸鉗子で広げて，もう一度入れてみよう（図1）。……だめか。では，サイザーでゆっくりブジーだ（図2）。

サイザーって，吻合のときに使うんだったんですね。何に使うのかと思ってました。

んー。21mmは楽勝だな，25mmは，どうかな……，もう少しだがやっぱり狭いか。

では，吻合器を21mmに変えますか？

それはもったいないよ。食道にアンビルも入れてしまったし，……この小腸，大分硬いから少し柔らかくしてみよう。……麻酔の先生，ブスコパン1A®静注して貰えますか？

ブスコパン®？（表1）　効くんですか？

まあ，見ていなさい。

……時間をおいたら，くたくたになってきましたね。まるで先生みたいだ。

おっと。セクハラだな？　だが若い者には負けないよ。……よーし，もう1回サイザーを入れてみよう。うん，今度はいけたな。

恐るべし，ブスコパン®！

直接，振りかけても効くらしいけどね。では，安心して吻合器本体を入れよう。
今回みたいに，吻合器を入れるときには苦労することが多くて，端が裂けることもある。だからその可能性を念頭に置いて，盲端側は少し長めに残しておくといいよ。

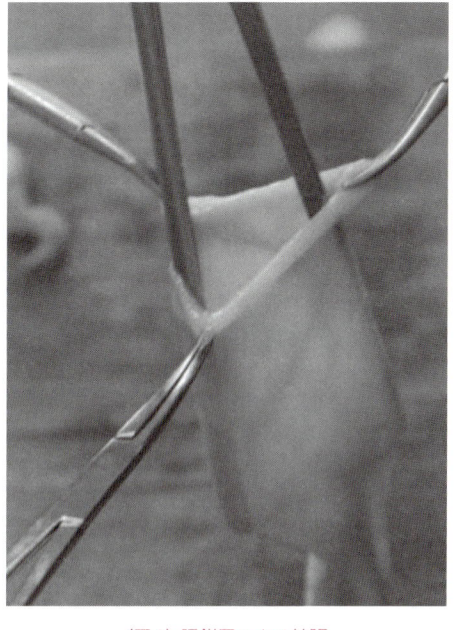

〈図1〉腸鉗子による拡張

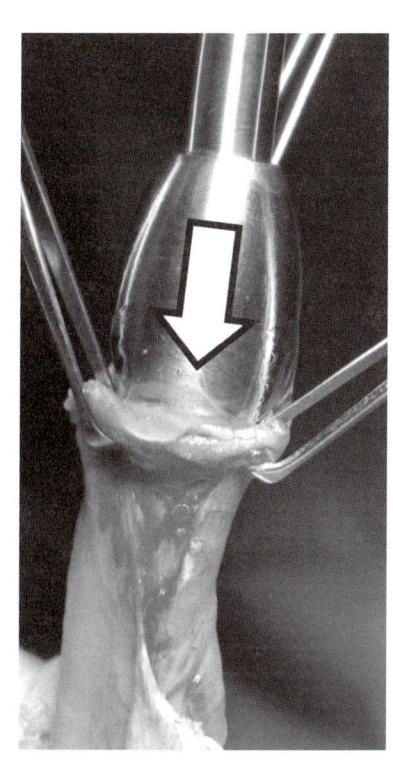

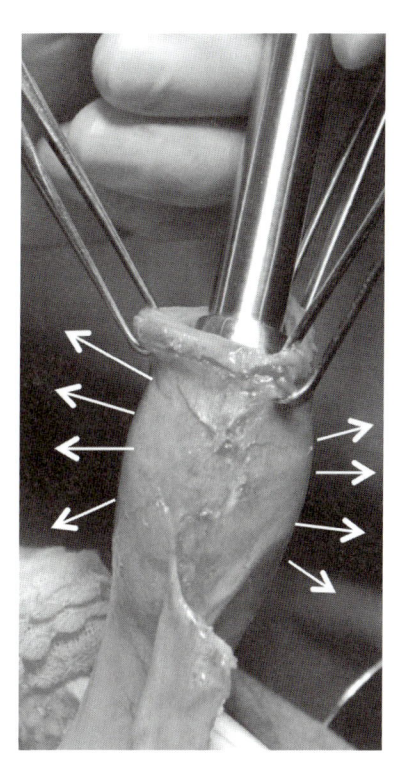

〈図2〉ブジー（サイザー）による拡張

下記疾患における**痙攣**ならびに運動機能亢進
　胃・十二指腸潰瘍，食道痙攣，幽門痙攣，胃炎，腸炎，腸疝痛，痙攣性便秘，機能性下痢，胆のう・胆管炎，胆石症，胆道ジスキネジー，胃・胆のう切除後の後遺症，尿路結石症，膀胱炎，器具挿入による尿道・膀胱痙攣，月経困難症，分娩時の子宮下部痙攣
消化管のX線および内視鏡検査の前処置

〈表1〉ブスコパンの効能（2011年）

秘伝 76 吻合
本当に対側粘膜の挟み込みしていない？

吻合器が太いときや，粘膜がたるんで押し込んでいるときなどでは，粘膜を挟み込んで吻合してしまっていることがある。最悪なのは，輸出脚への穴がふさがってしまうことだ。防ぐには，吻合器と輸出脚の角度が鋭角になりすぎないようにしたい。また，吻合器を押し込んでから少し引き戻し，穴をあけるのも予防策のひとつだ。

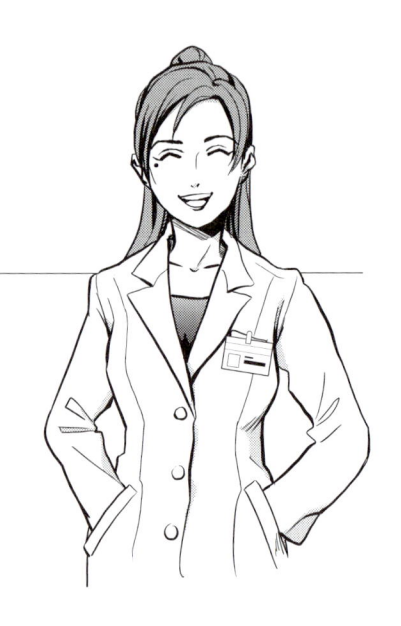

●月×日　吻合器本体とアンビルの連結でドッキリ

今日は術者の君が吻合器を締めてくれ。

はい。間に組織を挟まないように確認してください。……では，ぎりぎりまで締めます。ファイアーしてもいいですか？

この前もいっただろう。ここからは引き返せないから最終チェックするんだ。

ねじれなし。大丈夫です。行きまーす。

やや。ちょっと待て。輸出脚を噛みこんでいるかもしれない。

食道と空腸以外には何もないですよ？

そうじゃない。吻合器が小腸壁の対側まで打ち抜いてしまうんだ。そうすると，食道と空腸断端側にだけ穴が通じて，輸出脚と食道が繋がっていない状態になる。

そうか……，小腸の壁を二重に打ち抜いてしまうということですね。

そうだ。自動吻合にたまにある悲劇で結構経験している先輩は多いよ。小腸の太さに比べて吻合器が太いときに起きやすいんだ。

恐ろしい！　どうしたら防げますか？

輸出脚の腸の展開の方向だな。これも腸の角度が悪いよ。吻合器と輸出脚が鋭角になると巻き込んでいても見えにくい。できる限り角度は大きいほうがいいな。実際は吻合器本体の角度が自由にならないことが多いから，輸出脚を大きく食道側に向けて鈍角を作って巻き込んでいないか確認するんだ（図1）。

やってみてもらえますか？

よし，この折れ曲がっているところを，しわがなくなるまで引っ張るんだ。

そうか。これで安心ですね。

まだそうとは限らない。太い吻合器では見た目で大丈夫でも，粘膜だけ引きずって二重に全周を噛み込んでしまうときがある。

中の粘膜のズレですか。ありえますね。

そのためには，吻合器をいったん奥までいれて少し引いてから吻合すると粘膜を引きずることはなくなるんだ（図2）。

先生でもあるんですか？

前に，手術の最後にN-G tubeを入れても断端のほうしか行かなくて，それで気づいたことがあるよ……。

うわ。それ結構なショックですね……。

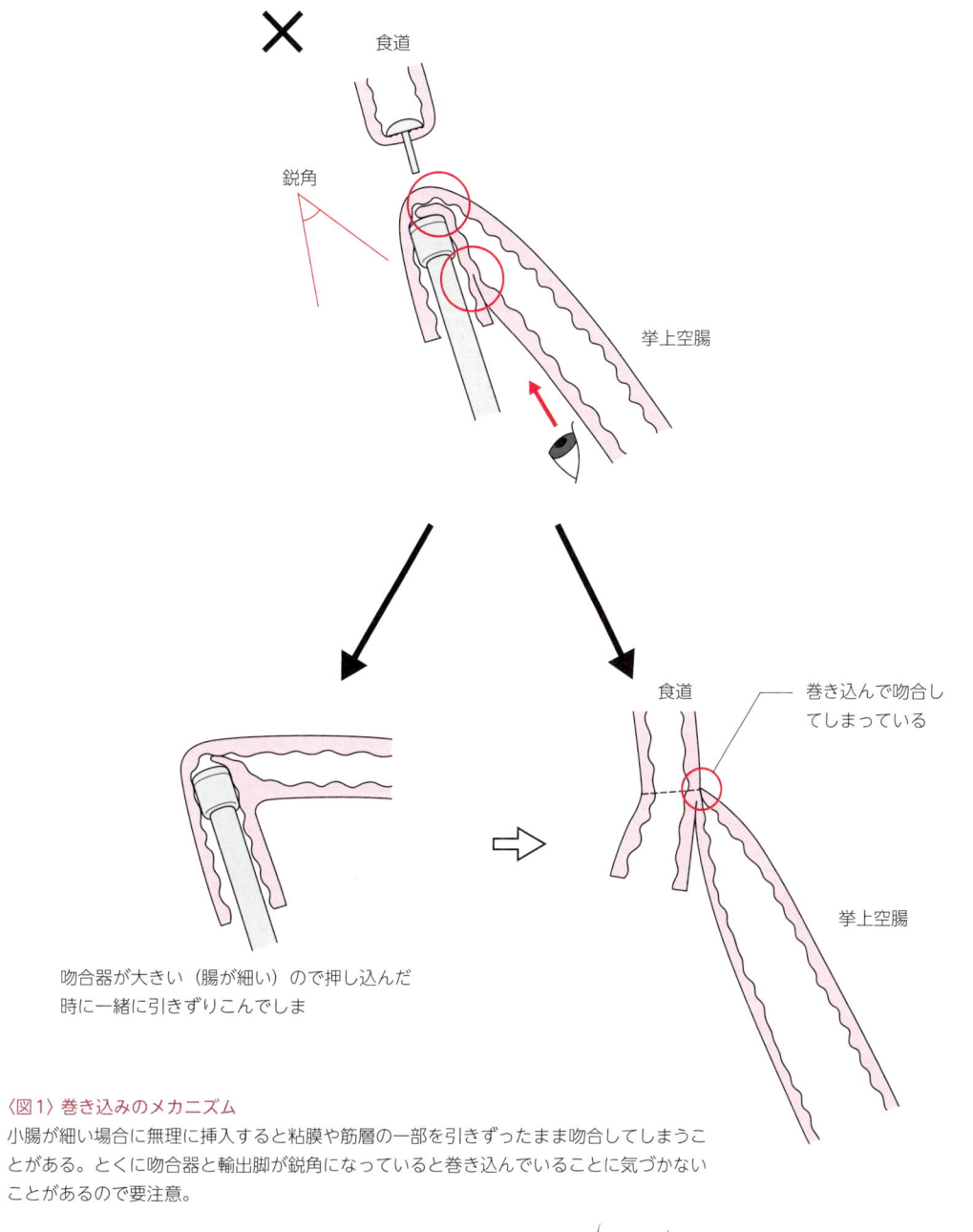

〈図1〉巻き込みのメカニズム
小腸が細い場合に無理に挿入すると粘膜や筋層の一部を引きずったまま吻合してしまうことがある。とくに吻合器と輸出脚が鋭角になっていると巻き込んでいることに気づかないことがあるので要注意。

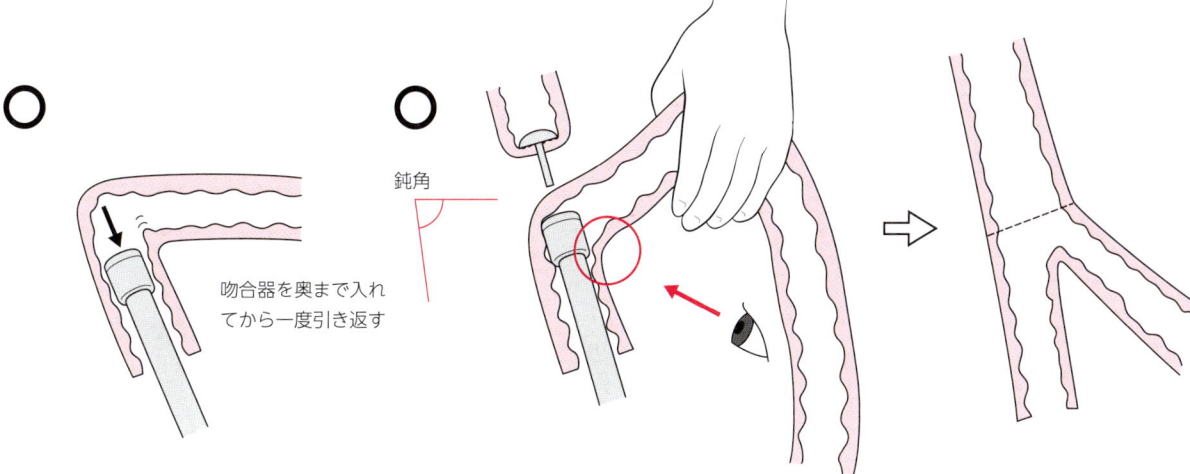

食道
鋭角
挙上空腸

吻合器が大きい（腸が細い）ので押し込んだ時に一緒に引きずりこんでしま

食道
巻き込んで吻合してしまっている
挙上空腸

粘膜の引きずり回避には，吻合器をいったん奥までいれて少し引いてから吻合するとよい。

吻合器を奥まで入れてから一度引き返す

また吻合の瞬間だけ鈍角にして巻きこみがないことを確認するのも重要

鈍角

〈図2〉粘膜の引きずり回避の方法

秘伝76

切開・切離
止血
結紮
縫合
把持
剥離
術野展開
吻合
おまけ

秘伝 77 吻合
リニアステープラーの「じわー」

リニアステープラーで厚い組織や浮腫のある組織を切離する場合，「じわー」と徐々に閉じて組織の圧縮を先行させることが重要である。最近では角の丸いリニアステープラーも登場してきているが，一気に閉じるとリニアステープラーの角で組織が断裂してしまうことがある。ゆっくりしっかり「じわー」と挟むように気をつけたい。

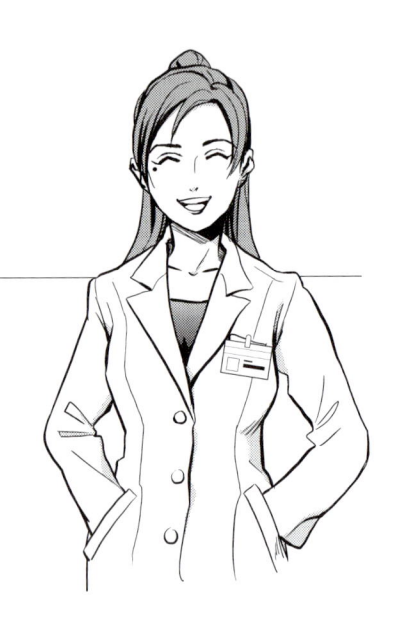

●月×日　胃の切離でも活躍する「じわー」のハイスペックをみよ！

幽門側胃切除も郭清が終わったし，さてＡ君，胃を切ってくれるかな。ここは10cmのリニアステープラーで頼む。

結構，胃って分厚いですね。一気にいけるかな……？　えい！　うん，何とかロックをかけるところまでできました。一安心です。では一気に切ってしまいますね。

僕では無理だから，君の力でしてくれ。

はい。ちょっと硬いです……けど，よし，いけましたー。

幽門狭窄気味で浮腫があったからか，かなり厚かったみたいだね。うーん，……でもちょっと心配だな。

何がですか？

リニアステープラーは，膵などの実質臓器の切離にもよく用いられるが，昔は，しばしばリニアステープラーの角で漿膜が裂けるということがあったんだよ（図1）。

確かに膵は実質臓器で，かなり組織に厚みがありますね。

そうなんだよ。最近のリニアステープラーは大分良くなってきているけど，危険な局面であることには変わりないんだ。だから，リニアステープラーを使うときには，いくつか注意点があるんだ。

でもリニアステープラーって，使い方自体は結構単純な器具ですよね。そんな大層な注意点なんかありましたっけ？

単純だからこそ，気をつけなければいけないことがあるんだよ。ポイントは，3つほどある。5分くらいかけてゆっくり組織を挟むことと，1ストローク20秒くらいかけてきわめてゆっくりとステープル形成を行うこと，ステープル高の高いグリーンカートリッジを使用することかな（図2）。

5分くらいかけて挟むって……，普段からゆっくりやるようにはしていますが，思った以上にゆっくり挟むんですね。

ああ。このようにゆっくり力強くじわーっと閉じることは，リニアステープラーの角で膵皮膜に亀裂が入ることによる膵液漏を予防する点でも重要なことなんだよ（図3）。

おおっと。ここでも先生お得意の「じわー」が登場しましたか。

結紮も挟むのも，この「じわー」は便利に使えるんだよ。特にこういうときは急いだっていいことはないからね。しっかりがっつり挟むんだぞ。急がば回れってやつだな。

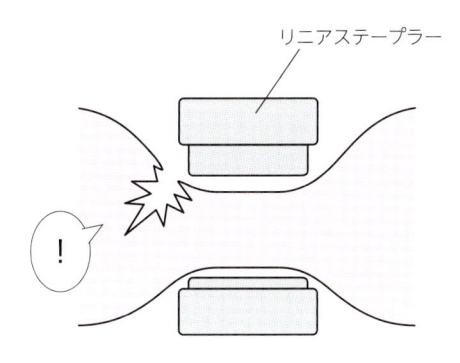

〈図1〉ステープラーの角で亀裂の危険！

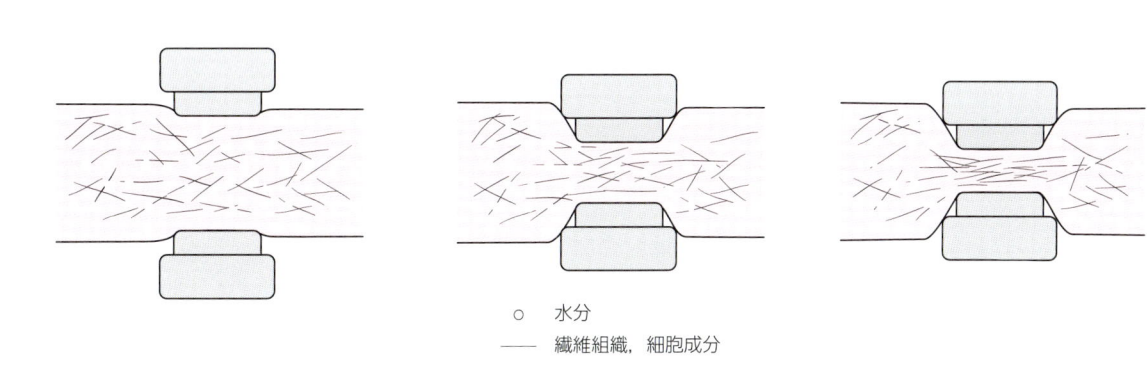

○　水分
―　繊維組織，細胞成分

〈図2〉厚みのある組織の場合：例えば膵臓実質や浮腫のある腸管など
5分かけてゆっくり圧坐して水分を外に押しやり，残った繊維組織や細胞成分のみにステイプルをかける。挫滅させるのではない

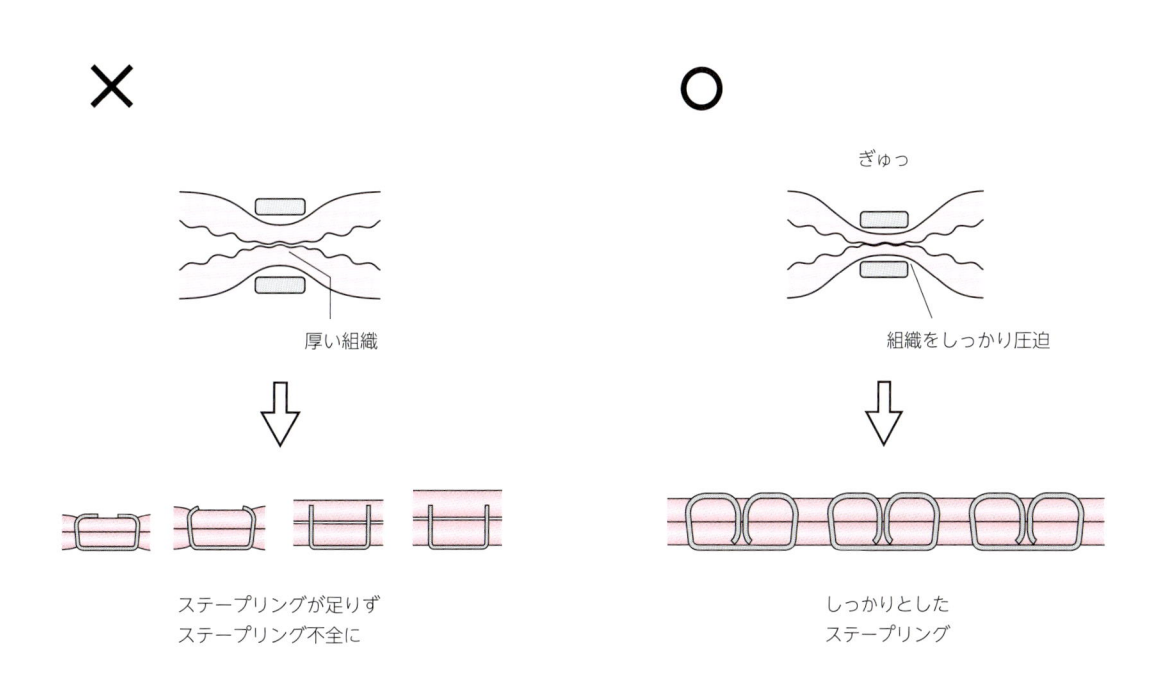

×

○

厚い組織

ぎゅっ

組織をしっかり圧迫

ステープリングが足りず
ステープリング不全に

しっかりとした
ステープリング

〈図3〉ステイプル
組織をリニアステープラーで十分に圧迫することにより，しっかりとしたステープリングが可能になる。組織の厚みに対して適切なステープル高の選択が重要である。

秘伝 78 吻合
リニアステープラーは無理しない

胃切などで縫合器の長さが足りない場合に，無理やり根元まで押しこんで切離することがある。しかしこれは絶対ダメ。なぜなら，リニアステープラーの根元には切離だけされてステープルのされない領域があるからだ。奥にまで押し込んで切離してしまうと，端の部分がステープルされずに，出血することもあるので十分注意したい。

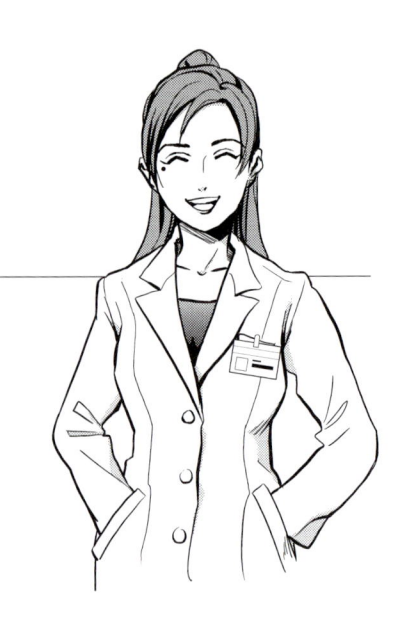

●月×日　腸の切離で無理しちゃイカン

腸管の授動はこれで終わりだ。さぁ，切離吻合にうつろう。じゃあ大村君，S状結腸をリニアステープラーで切ってごらん。

はい，S状結腸を切りまーす。さて，リニアステープラーをこうやって腸管に直角にあてて……。あらら？

どうした？　あー。この患者さんの腸は少々太目のようだな。

そうなんですよ。リニアステープラーの長さがギリギリの状態です。このまま挟むと先から少し腸管がはみ出してしまいそうですね。仕方ない，腸管をリニアステープラーの奥のほうへともう少し押し込んで……っと。

コラッ！　腸管を無理に奥へと押し込むんじゃないよ！

でも，そんなに無理には押し込んでいませんよ？　ちょっと奥にしただけで……。

……はぁ。まったくもう。君はリニアステープラーの構造を理解していないんじゃないのか？ ステープルの装塡されている領域と，カッターが走行する領域にはギャップがあるってことはわかっているよな？（図1）

あ。確かに長さが違いますね。

……知らなかったのか。だから，組織をリニアステープラーの根元にまで押しこんでしまうと，端っこの部分がステープルされなくなってしまうってことだ。そうなったら組織がカットだけされる部分が発生して，出血してしまったり，最悪縫合不全の原因となったりしてしまうんだぞ（図2）。

リニアステープラーで挟み込めれば大丈夫だって漠然と考えていましたが……。こういう場合は，ゆとりをもって2回で切らなければいけないんですね。

そのほうが安全だ。正直なところ，術式によって保険請求の認められるカートリッジの個数が決まっているから，その部分にジレンマを感じることはあるけどな。

世の中，世知辛いですね～。

まあしょうがないよ。患者さんに無駄な負担をかけるわけにはいかないしな。無駄は省かなきゃいかん。エコだ，エコ。

エコって……使い方を間違えてますね。

細かいなぁ。そんなようなことってことだよ。感覚で理解しろ。

手術のことには「こだわりつくせ！」って怒鳴るのに。難しい年頃ですね。

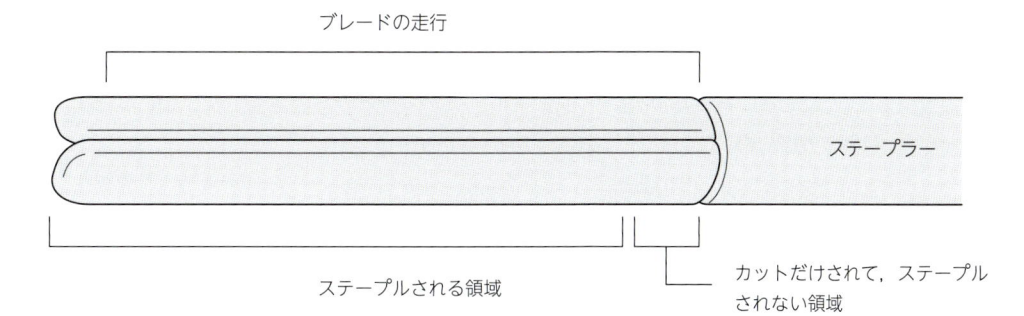

〈図1〉リニアステープラーのステープル領域

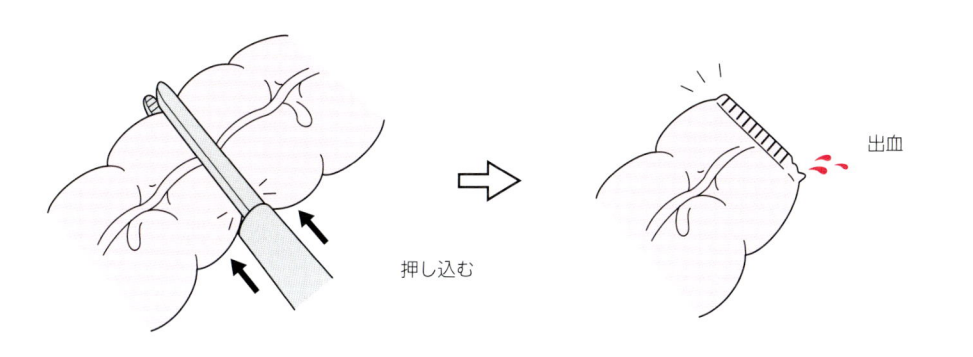

ブレードの走行
ステープラー
ステープルされる領域
カットだけされて，ステープルされない領域

1回で切離しようと無理に押し込む
押し込む
カットだけされ，ステープルされていないため，端から出血
出血

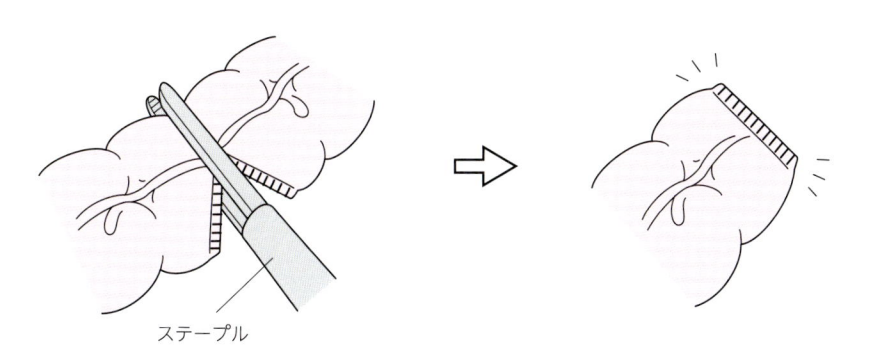

2回に分けて切離
ステープル
端まできちんとステープルされる

〈図2〉正しいステープル回数

秘伝 79 吻合
巾着縫合では滑りを確認

巾着縫合や吻合器挿入のかがり縫いでは，組織を締めるために，糸が組織に対しスムーズに滑るかどうか確認することが大事である．間違えてインターロックがかかってしまうと，糸が滑らず，締まらなくなってしまう．一気にまとめて結紮する際には，滑りの良いモノフィラメントを使うのが原則なので，覚えておきたい．

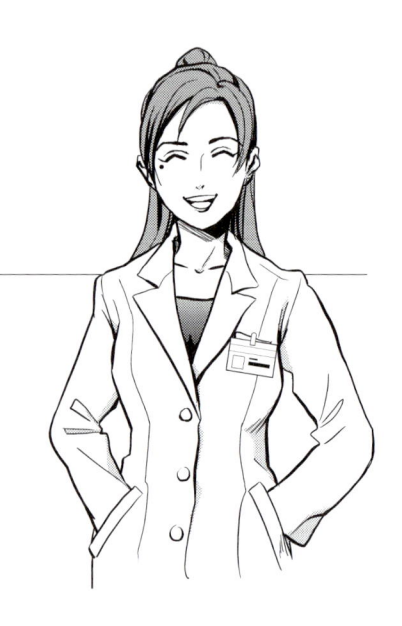

●月×日　下縦隔の食道空腸吻合で口側処理をスムーズ結紮！

食道の断端は，普段は波形鉗子を用いて巾着（purse string）縫合するんだけど，今日は手縫いせざるを得ないな．手縫いのかがり縫いで行こう（図1，2）．さて，針糸は2-0プロリンにするか？　OK．外内，外内とやって，最後は内外で外に糸を出そう．

確かに外と内では結紮しにくいですね．

じゃあ，これで針を切って……，アンビルを入れよう．アンビルを把持鉗子につけて，ゼリーをたっぷりつけてくれ．君は食道を広げてくれ．……OK，入った．ではプロリンを結紮してくれ．

はい．うわー，随分と深いですね．よく見えない．……この結紮って大事ですよね．外科結紮でしますか？

んー．僕なら外科結紮にしないが，ゆるみが心配ならそれもアリかな．ここがゆるんだら縫合不全になるぐらい重要だからね．

僕は下手だから外科でします．では……

ちょっと待て．なんでいきなり外科結びなんだ．まずは糸の滑りを確認だろ．両側の糸が引っ張って動くか確認しろ！

え，はい．こっちを引っ張ると……，ゆっくりと反対も動きます．大丈夫ですね．

その手順が必要だ．連続縫合でモノフィラメントを使うのは最後の結紮時に一気に締めるためだ．締めるには糸が滑ることが前提だから，連続縫合では滑りのよいモノフィラメントを使うともいえる．ただ，断端のかがり縫いのように複雑な場合，糸がからんでいると途中でロックされて糸が滑らず，締められない事態が発生するんだ（図3）．いいか，滑るから締まる．締める前に滑りを確認しろ！

「滑るから締まる」ですか．言われてみれば，確かにその通りですね……．

だから，外科結びの選択は難しい．外科結びは滑りにくいからね．ただ，滑るから締まるが，滑るから緩むというのも事実だ．その意味では，外科結びもありなんだよ．

でも，消化管吻合の全層縫合はより糸で連続をしますよね．

そう．だからあのときは最後に一気に締めるということはしないで，一針ごとに締めるだろ．そして丁寧に途中でインターロックを入れてわざわざゆるまないようにしているんだ．食道の断端とは事情が違うよ．

わかりました．より糸の連続縫合とモノフィラメントの連続縫合は締め方が違うってことなんですね．

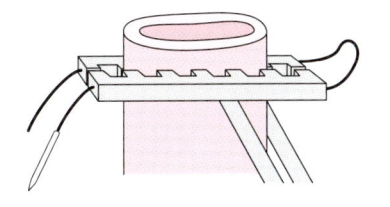

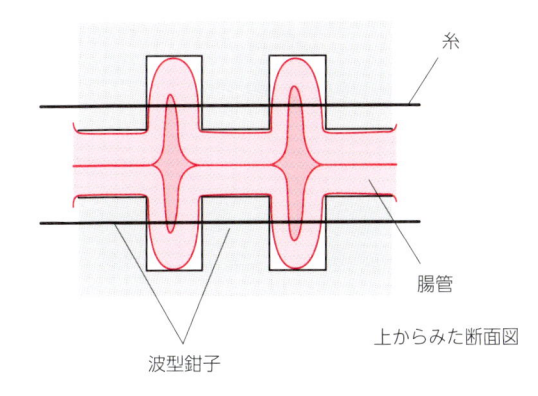

〈図1〉波型鉗子と直針を用いた巾着縫合

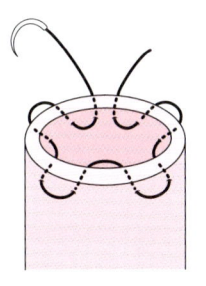

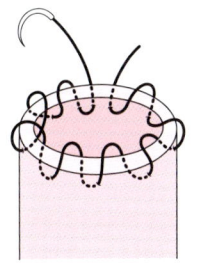

糸
腸管
波型鉗子
上からみた断面図

手縫い：巾着縫合　　　手縫い：かがり縫い

〈図2〉手縫いでの断端の縫合

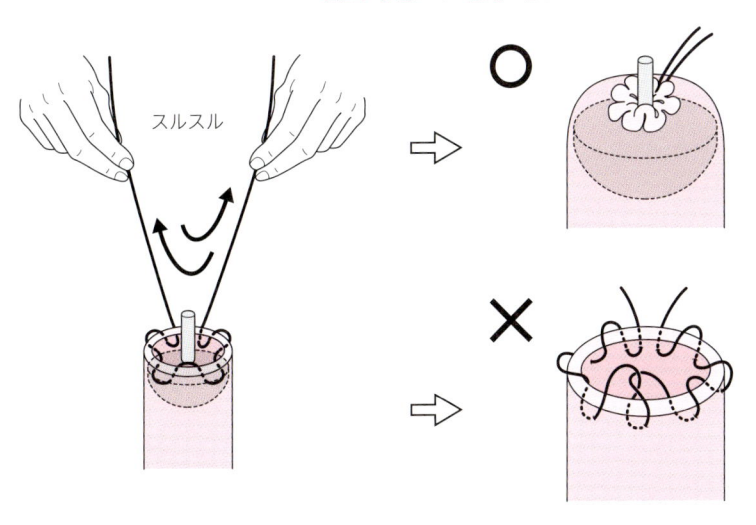

スルスル

〈図3〉滑らせてきれいに結紮
結紮する前に糸をすべらせて，糸がからんだり，ロックがかかっていないことを確認する

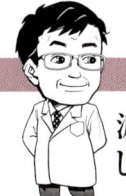

A professor's advice

波型鉗子はゆるくちゃダメ しっかりがっちり挟み込め！

波型鉗子は，かみ方がゆるいと，通した糸が粘膜までかからず漿膜筋層のみとなってしまうことがある。全層を拾う巾着縫合を形成するためには，適切な強さで腸管を挟むことが重要になる。

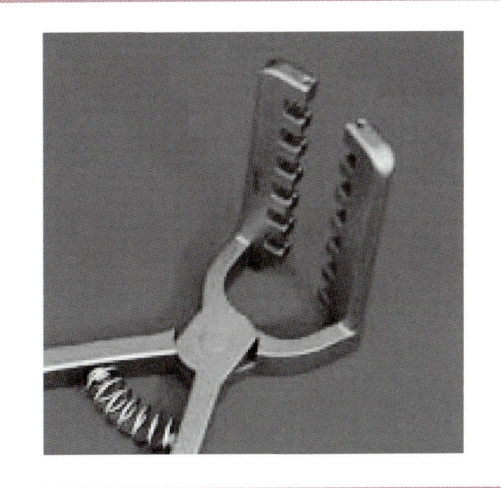

秘伝 80 吻 合
口径差を合わせるプロのトリミング

消化管の吻合においては，ときとして口径差の激しい腸管同士をつながなければいけない場合がある。そんなときは，細い側の腸管をトリミングして口径差をそろえて吻合を行う。だが，有効なトリミングとするためには，いくつかの工夫が必要となる。ただ直線的に切除しただけで，適切な切り口になると思ったら大間違いだ！

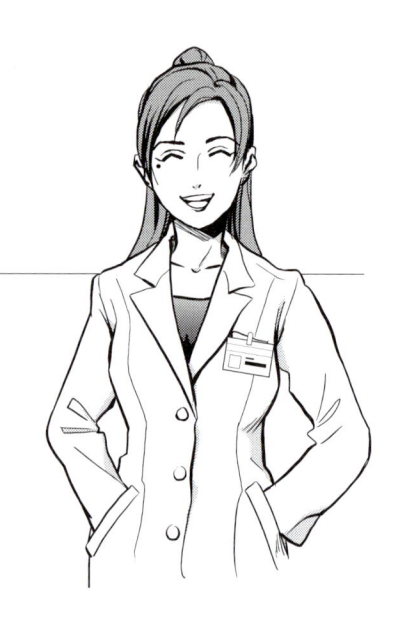

●月×日　頸部食道癌の遊離空腸再建での断端吻合で落とし穴……

さあ，喉頭摘除のあとは，下咽頭ー空腸吻合だ。端側吻合のほうが口径差を合わせやすいが，盲端を作ると断端に食物が引っかかるから，できるだけ端端吻合にしたいね。

これを端端ですか。随分と口径差がありますね～（図1）。トリミングしましょう。

お。できるか？

簡単ですよ。腸間膜対側が短くなるようにしてー，斜めに線を引いてー，電気メスで印してー。よし。腸を切ります！　切り口がギザギザにならないよう一気に行きますね。

……あーあ。まあ，今日は腸に余裕があるから大丈夫か。

ちょきーん，と。はーい，取れた。……あれ？　切り口がおかしい。うわ，変形しています！まっすぐに切ったのに，腸間膜のところがヒモ上に残っただけで斜めに切れてないや。これじゃトリミングの意味が……。

はぁー。まったくもう。こうなると思っていたよ。やり直しだ。

こうなると思っていたって……。いまのトリミングはなにが悪かったんですか？

腸管壁は切った後は必ず縮むというのを計算に入れて切らないといけないんだよ。まっすぐ切ったんじゃ，壁が縮んでほとんどヒモ状にしか残らない。これではトリミングの効果は出なくなってしまうね。縮んだ後で丁度まっすぐになるように弧状に切開しなければいけないんだよ。そうすると長めに残したところが縮んで丁度直線状になる（図2）。

膨らませた形で弧状にしなければいけないんですね。ちょっと電気メスで印をつけます。……こんなもんでどうでしょうか。

うん。いいね。切ってみろ。

はい。ちょきーんっと。今度はどうだ……よし，きれいな斜めの切り口になりました！　これで吻合できそうです。

あーあ。昔は結腸小腸も全部手縫いの端端吻合だったのに，最近は機能的端端吻合なんてインチキみたいな吻合が出てきて，吻合もおもしろくなくなったなー。

僕としては楽でありがたいですけどね。

他にも，例えばB-Iで手縫いするときの後壁で，先に漿膜筋層を縫合する場合など消化管吻合には，壁が縮むことを計算して少し長めに筋層切開する場面がしばしばある。縮む程度はケースバイケースで一概にいえないが，縮みを念頭に置いて手術しないといけないね。

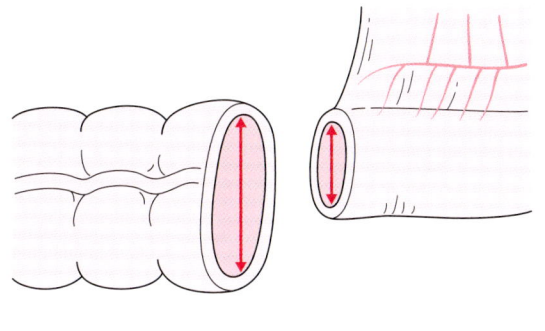

〈図1〉口径差の大きな端端吻合

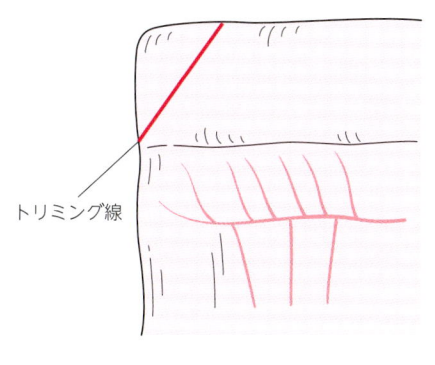

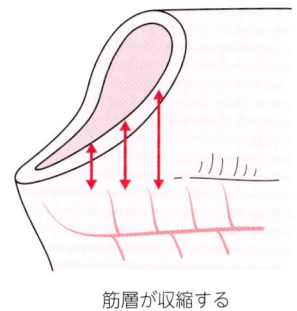

回盲部切除術における回結腸吻合

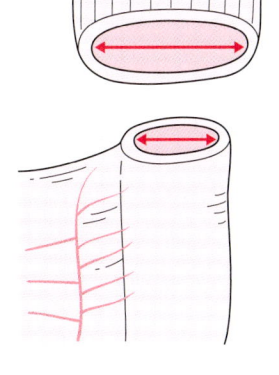

頸部食道癌手術における下咽頭空腸吻合

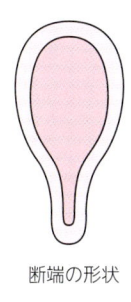

✗ 直線的にトリミング

トリミング線

筋層が収縮する

断端の形状

○ 弧状にトリミング

トリミング線

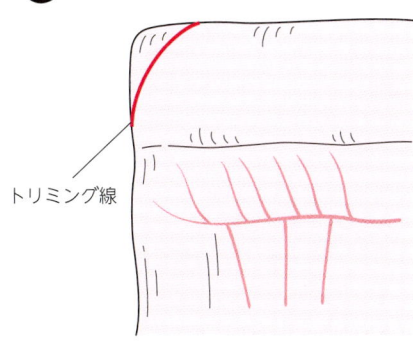

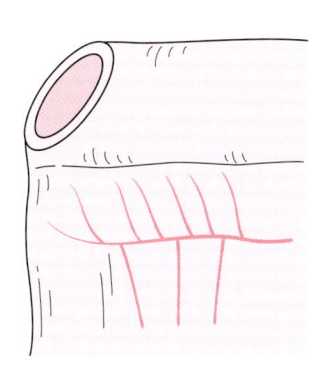

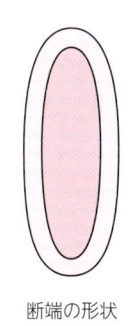

断端の形状

〈図2〉正しいトリミングの形状
切離したあとは，筋層が収縮する。
このことを念頭に入れて，弧状にトリミングする。

秘伝 81 吻合
大きすぎるドーナツ，小さすぎるドーナツ

食道や直腸で自動縫合する場合，アンビル側のかがり縫いを大きくとりすぎると，組織がカップをはみ出してしまう。それにより，組織が腸管の間に入り込み，密着できずに狭窄となる危険性が……。逆に縫合器側は，引っ張りすぎると吻合器でくりぬかれる穴が小さくなって，狭窄の原因となる可能性が……。何事も中庸が大事だ。

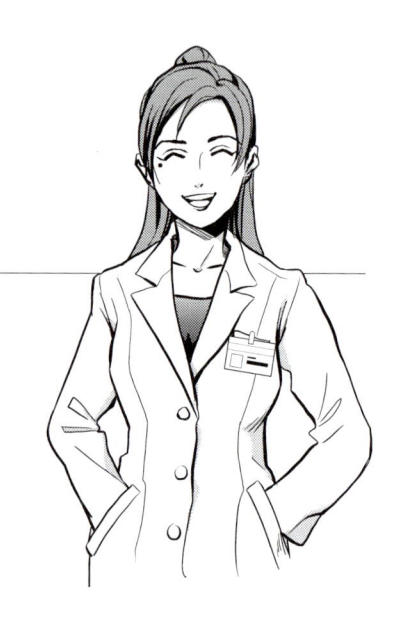

●月×日　大きければいいってもんじゃない！

よし，自動吻合器での吻合がうまくいきました！　ええと，吻合部の出血は……，ありません。では外回りの先生にドーナツを確認してもらってください。

吻合器のドーナツの確認は，ちゃんと外回りにしてもらっているかい？

はい，不潔な部分ですから。確認してもらってドーナツがきちんとできていないときは何針か追加することがあります。

うんうん。ところで，吻合器のドーナツの大きさについて考えたことがあるかい。

いいえ。輪っかがきちんとつながっているかぐらいしか考えたことがないですね。

不十分だな。ドーナツの大きさも見ないとダメだ。口側（食道側）では，巾着縫合のとき，外側の組織量は多いほうがしっかり閉じた感触があって好まれる。だが，残しすぎると吻合器のカップからはみ出した組織が，口側と肛門側との間に挟まれたまま吻合されてしまう。これでは組織の癒合を悪くするね（図1）。

見たことあります。吻合の合間に血流の通わない組織が挟まれたかたちになってしまうんですよね（図2）。そうなったときは，挟まれた組織を無理に引っ張り出してもステイプルが弱くなるだけだと，そのまま放ってます。

うん。挟まれた組織は無理に取らないほうがいい。とにかく口側のドーナツは大きすぎてもダメなんだ。では，肛門側はどうだ？

肛門側の空腸もしくは胃管ですね。吻合器本体の芯が出てくるだけですし，ドーナツの大きさは，変わりようがないのでは？

ところがそうでもない。吻合の瞬間に吻合器から腸，もしくは胃を手前に強く引くと壁は伸展される。その状態で丸く打ち抜くと，打ち抜く瞬間は同じ大きさでも壁の縮みで最終的には小さなドーナツになる。このドーナツが小さければ，胃管や腸に空いた穴が小さいことになって……どうなると思う？

吻合部狭窄の原因になる，ですか。

そうだ。食道の穴は全周なので引っ張っても大きさは基本的には変わらない。だが，空腸や胃管の壁は縮むので狭窄になってしまうんだ。予防策として，僕は吻合器を少しゆるませるようにしている。人によっては，吻合器の芯を出した後で腸（胃管）壁全周性に巾着縫合をかけて縫い縮めているようだな。

よく学会のビデオで見ます。あれは狭窄予防の意味もあったのですね。

みんな結構苦労しているんだよね。

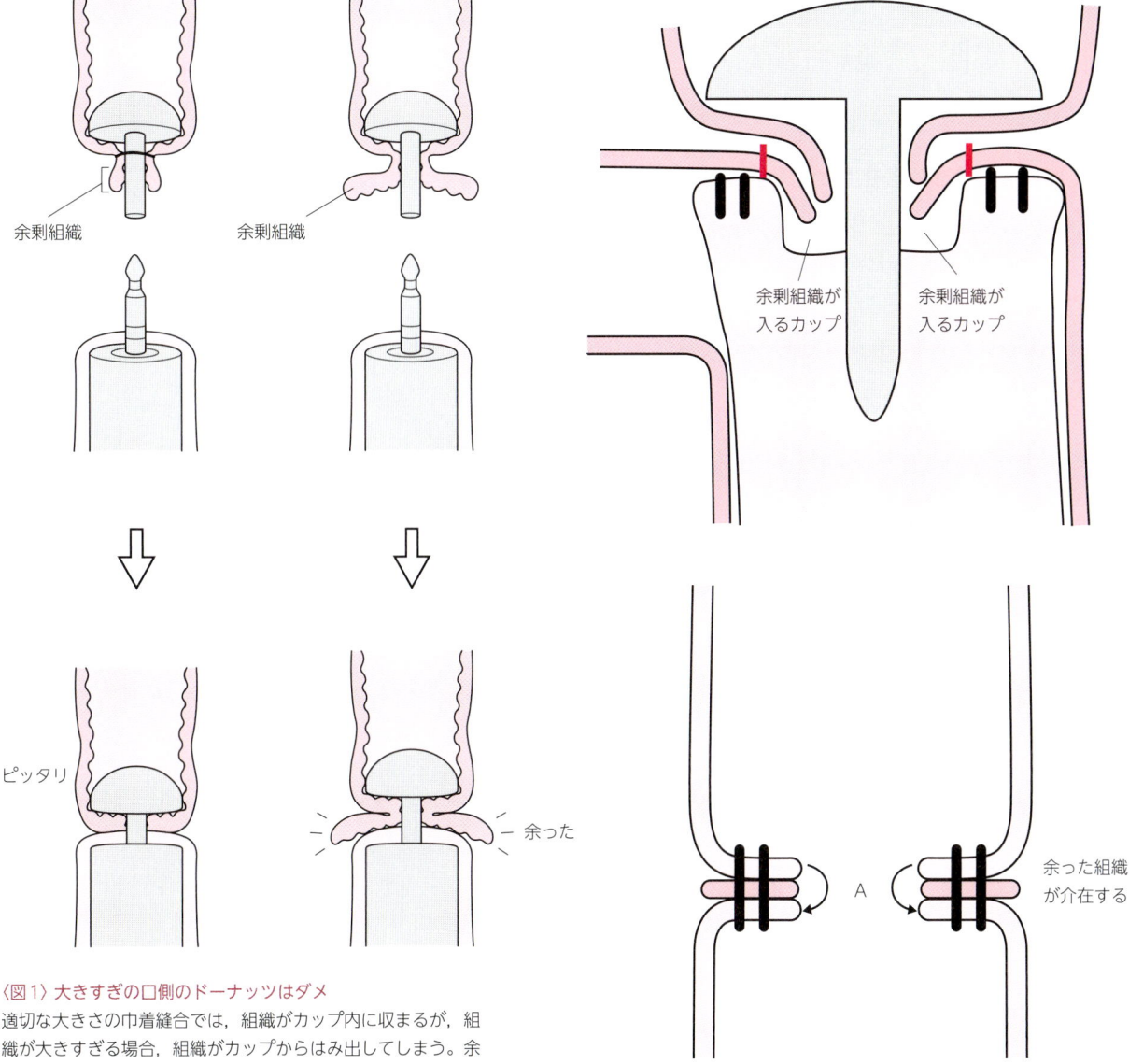

〈図1〉大きすぎの口側のドーナッツはダメ
適切な大きさの巾着縫合では，組織がカップ内に収まるが，組織が大きすぎる場合，組織がカップからはみ出してしまう。余分な組織を開放してステープリングしてしまうのみならず，粘膜面がはみ出してしまう。

〈図2〉介在組織について
組織の癒合は粘膜面Aで起きるので関係ないという意見もあるが，やはり介在物はないほうがよい。

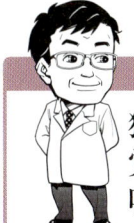

A professor's advice

狭窄を防ぐには……覚えておきたい吻合部の工夫

サーキュラーステイプラーでは腸を引っ張りすぎると，筋肉が伸びきった状態で吻合してしまい，取ってみるとドーナツが縮んで小さくなっていることがある。筋肉は収縮するので，吻合部狭窄の原因になる。ドーナツを適切な量とるという観点から，ロッドの周囲に巾着縫合を追加することで組織を寄せて少しでも吻合部を大きくするという工夫もある。

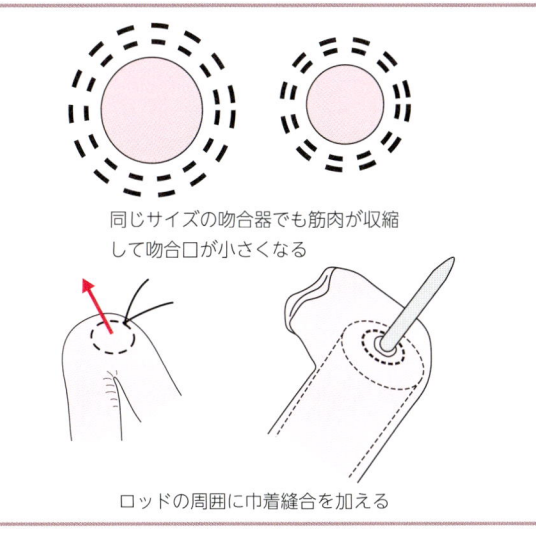

同じサイズの吻合器でも筋肉が収縮して吻合口が小さくなる

ロッドの周囲に巾着縫合を加える

秘伝81

切開・切離
止血
結紮
縫合
把持
剥離
術野展開
吻合
おまけ

秘伝 82 吻合
漿膜筋層縫合がだんだん大きくなる

漿膜筋層縫合は死腔を生むということに注意しなければならない。特に小腸壁は柔らかいので，指を使って伸ばす，鑷子で引きずり出すなどしないとだんだんかけ幅が大きくなって，全層連続縫合と漿膜筋層縫合の間に死腔ができ，大きくなるのだ。合併症を招く大きなピットフォール。逆にこれぞ外科医の腕の見せ所でもある。

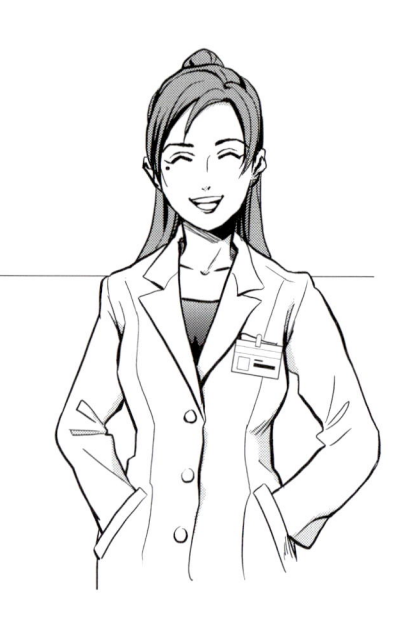

●月×日　空腸－空腸吻合を楽勝！と思った甘さに大へこみ。

手縫いの吻合のチャンスは最近少ないから，がんばって自分でやってみるといいよ。

よっしゃ！　ではまず，3－0バイクリルで全層連続縫合をして……後は漿膜筋層縫合！

じゃあ，漿膜筋層は，3－0絹糸の結節縫合で行こう。

小腸吻合はまずリークがないから楽勝っす！全層一層吻合の施設もあるそうですね。

ああ……，最後まで丁寧にやるんだぞ？

はいはーい。……ちくちくちく，と。

……ん？　おい。ちょっと待て。そのやり方，気に入らんな。へたくそな吻合だ。

え？　いいリズムでしたが……？

いや，運針のリズムや角度は悪くないが，だんだん掛け幅が広くなっているのに気づかないか？　漿膜筋層の幅が広く，つまり全層縫合と漿膜筋層縫合の間が離れてきている（図1）。自分では気づいていないようだな。

そういえば，最初は見えていた連続縫合のバイクリルが，今はずっと奥になっています。

漿膜筋層の針を通すときに意識して連続縫合を指で押し出すとか，鑷子で引っ張り出すとかして，連続縫合のすぐ際にかけるようにしないとどんどん離れてしまうんだ（図2）。

すみません。……まったくもってその通りです。すぐに修正します。

全層連続縫合と漿膜筋層縫合の間に死腔ができることになる（図3）。

死腔ができるのは決して良いことではないとは思いますが，小腸吻合なのでこの死腔が縫合不全になるとは思えませんが……。

まず，吻合全体が分厚くなるので狭窄気味になるかな。それに私の経験ではある重篤な合併症も起きたことがある。

癒着性イレウスとか，ですか？

それもあるかもな。だが私のときは腸重積になったことがあるんだ。厚い内翻吻合はポリープのように引っ張られて腸重積になるんだ。若手の前立ちをしていて，まあいいかですませたらあとで緊急手術になったよ。

漿膜筋層がちょっと分厚くなっただけでですか……。恐ろしい……っ。

手術とはそういうものだ。常に万全を期さなければならないんだ。

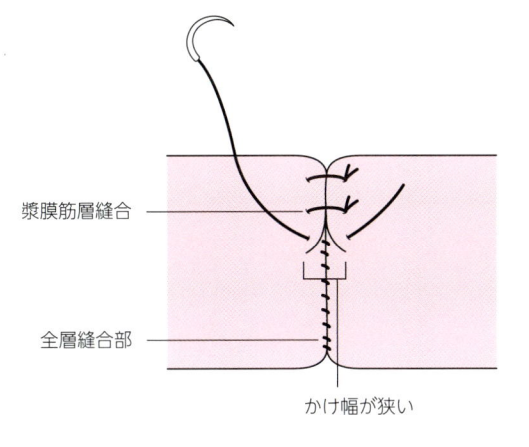

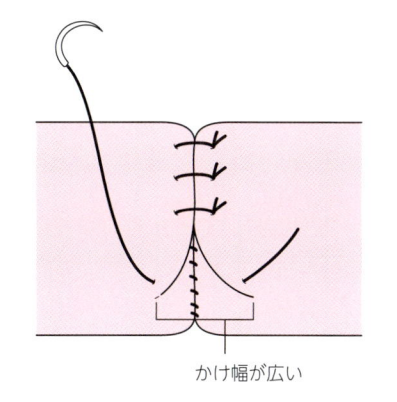

〈図1〉漿膜筋層縫合での注意点
はじめは適切な間隔で漿膜筋層縫合を行っていたものの，縫合が進むにつれて壁が引き寄せられ，徐々にかけ幅が大きくなってしまいがちである。

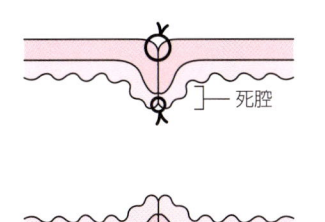

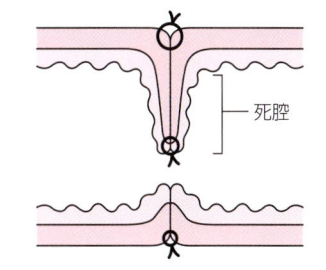

かけ幅が狭い：死腔が小さい　　かけ幅が広い：死腔が大きい

〈図2〉漿膜筋層縫合
漿膜筋層縫合は内翻による死腔を作る。通過障害や腸重積の原因ともなりえる。

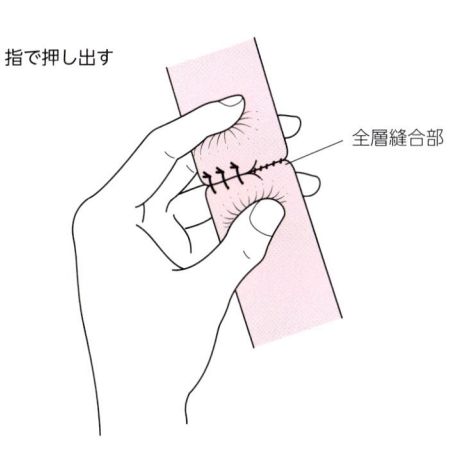

指で押し出す　　　　　　　　次の糸をかけてから前の糸を結紮

全層縫合部

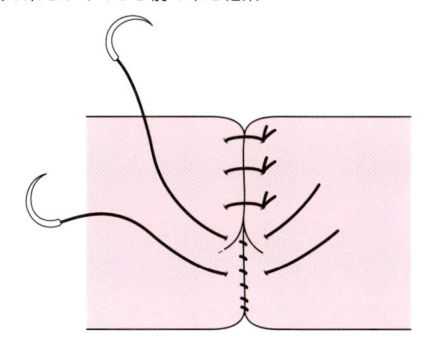

糸をかけて結紮する前に，次の糸をかける

〈図3〉漿膜筋層のかけ幅が広くなる現象の予防方法
縫合するうちにかけ幅が徐々に広くなってしまう現象を防止するためには，指で全層縫合部を押し出したり，次の糸をかけてから前の糸を結紮したり，かけ幅を大きくしないための工夫を行う必要がある。

秘伝83 吻合
腸管切開の出血でめげないために……

腸管や胃壁の切開において最も血流が豊富なのは粘膜下層である。そのため，腸管壁は全部の層を一気に切開するのではなく，まず粘膜下層を露出させる層で止めておく必要がある。その段階で粘膜下層の血管だけを電気メスでしっかりと止血し，その後に，粘膜を切開していこう。何事も一歩ずつ進むことが大切だ。

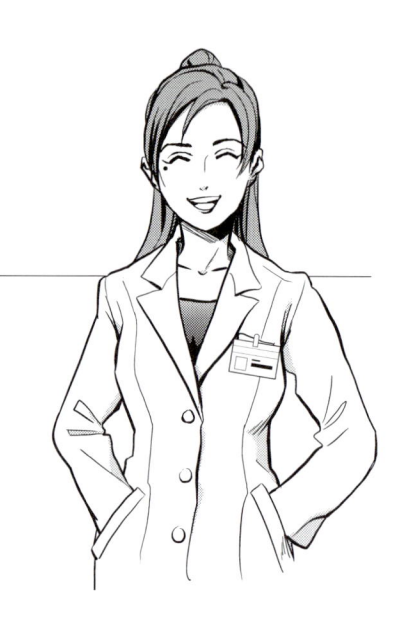

●月×日　指導の意味も含めた，古典的なB-Iの手縫い吻合でうっかり

よし，十二指腸，残胃の後壁の漿膜筋層縫合完了か。お次は胃を全層切開してくれ。

はい。では，まずマーキングをして……狭窄にならないよう吻合口をある程度大きく切ります。角度と大きさはどうですか？

そんなもんだろう。B-Iの場合，胃側のデザインが特に重要だから気をつけてな。

はい。次は，不潔の操作になるので準備します。吸引と周りに柄付きガーゼを敷いて，裁断ガーゼも準備。粘膜のはみ出しを考慮して，まず筋層を切開して粘膜下層を露出させ，膜を多めに切離します。

OK，完璧だね。じゃ，行ってみよう！

はい！　……わ，早速出血！　吸引します！胃が大分張っているし，出血も胃液もかなりの量だ（図1）。ええと，ガーゼガーゼ……。

なんだなんだ。手順が悪いな。胃の出血は予測できただろう？

すみません。こんなに血が出るとは思わず……。僕が焼くので吸引をお願いします。

粘膜下層だと思って凝固していけ（図2）。

はい。血で出血点が見えないので，粘膜下層に電気メスを突っ込んで焼いてみます。……だめだ，粘膜がめくれて見えないです。よし，鑷子でつかんで内翻させて焼いてしまおう。……ようやく小降りになりました。でも完全には止まりません……。仕方ないので全層縫合で止血します……。

了解。……数針入れてようやく止まったか。ただ粘膜を鑷子でつかんでいたからボロボロになっちゃったな。まあ，仕方ない。それにしても，途中の切開までは完璧だったけど，粘膜下層の止血が不十分だったな。

すみませんでした……。正直，あんなに出血するとは思いもよらず……。

粘膜下層が一番血流が豊富なんだよ。だから粘膜下層を露出した段階でいきなり内腔まで行かず，見える血管を鑷子でつまんで焼きながら止血していくといい（図3）。それにしても，こういった出血は吻合の血流がいいと喜んでもいられないね。出血や血腫があっては縫合不全の誘因になるかもしれないからね。

時間はかかっても，血管をひとつひとつ丁寧に焼いていくしかないんですね……。

……ああ，そういえば昔，粘膜下層の血管全部を結紮した先生がいたな。

全部を結紮！？　気が遠くなる……。

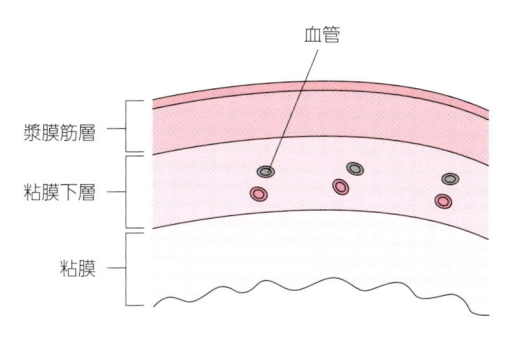

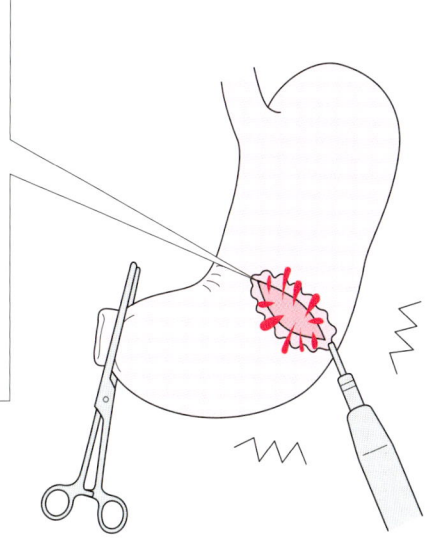

〈図1〉消化管壁の出血状況
漿膜筋層は血管が少ないため，出血しにくいが，粘膜下層には豊富な血管網が存在するため，一気に消化管壁全層を切開すると出血を来しやすい。

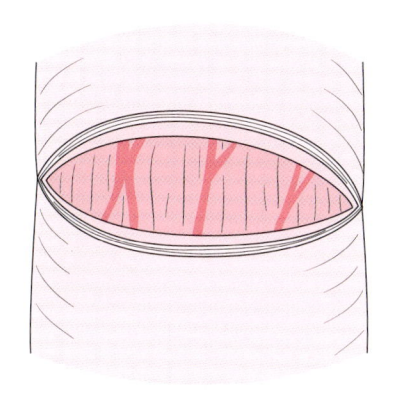

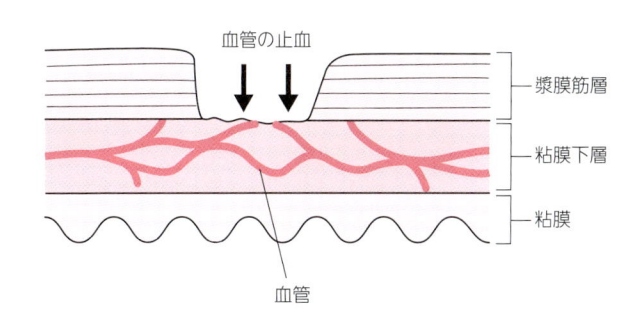

漿膜筋層：血管が少ない
粘膜下層：血管が多い

〈図2〉消化管壁の正しい止血
まず漿膜筋層のみを切開し，粘膜下層の血管を凝固止血したのちに粘膜を切開すると出血しにくい。

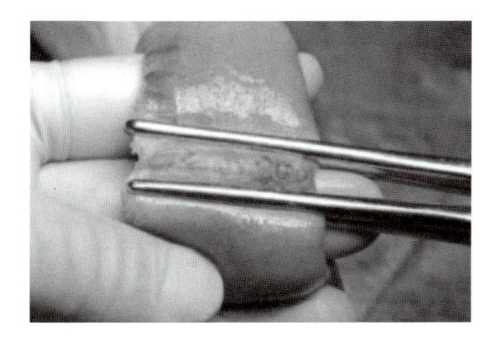

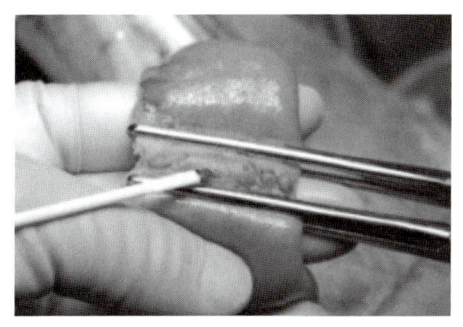

〈図3〉消化管壁の止血の様子

大村くんマンガ⑨
みなさんのおかげです,なエピローグ

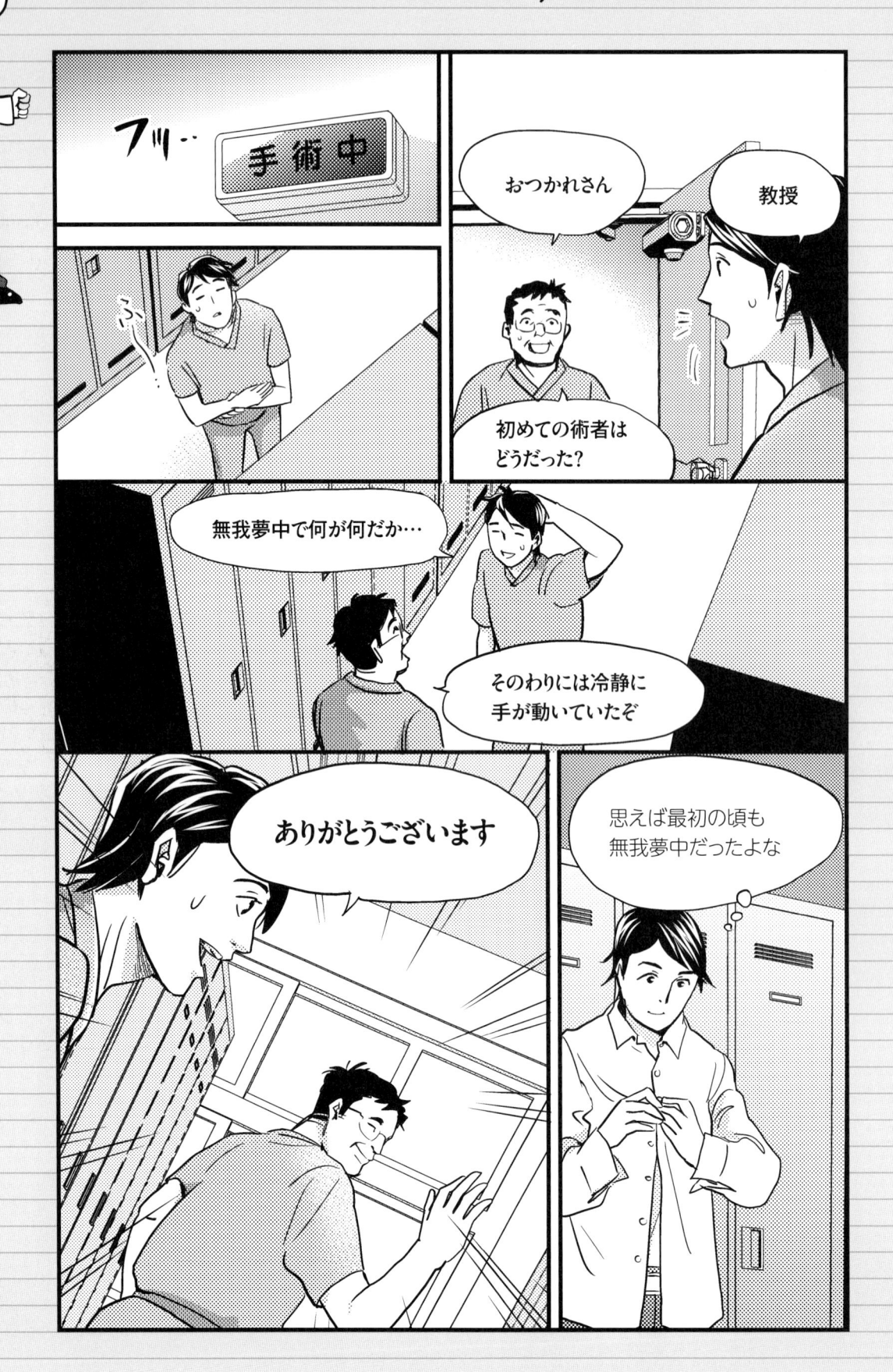

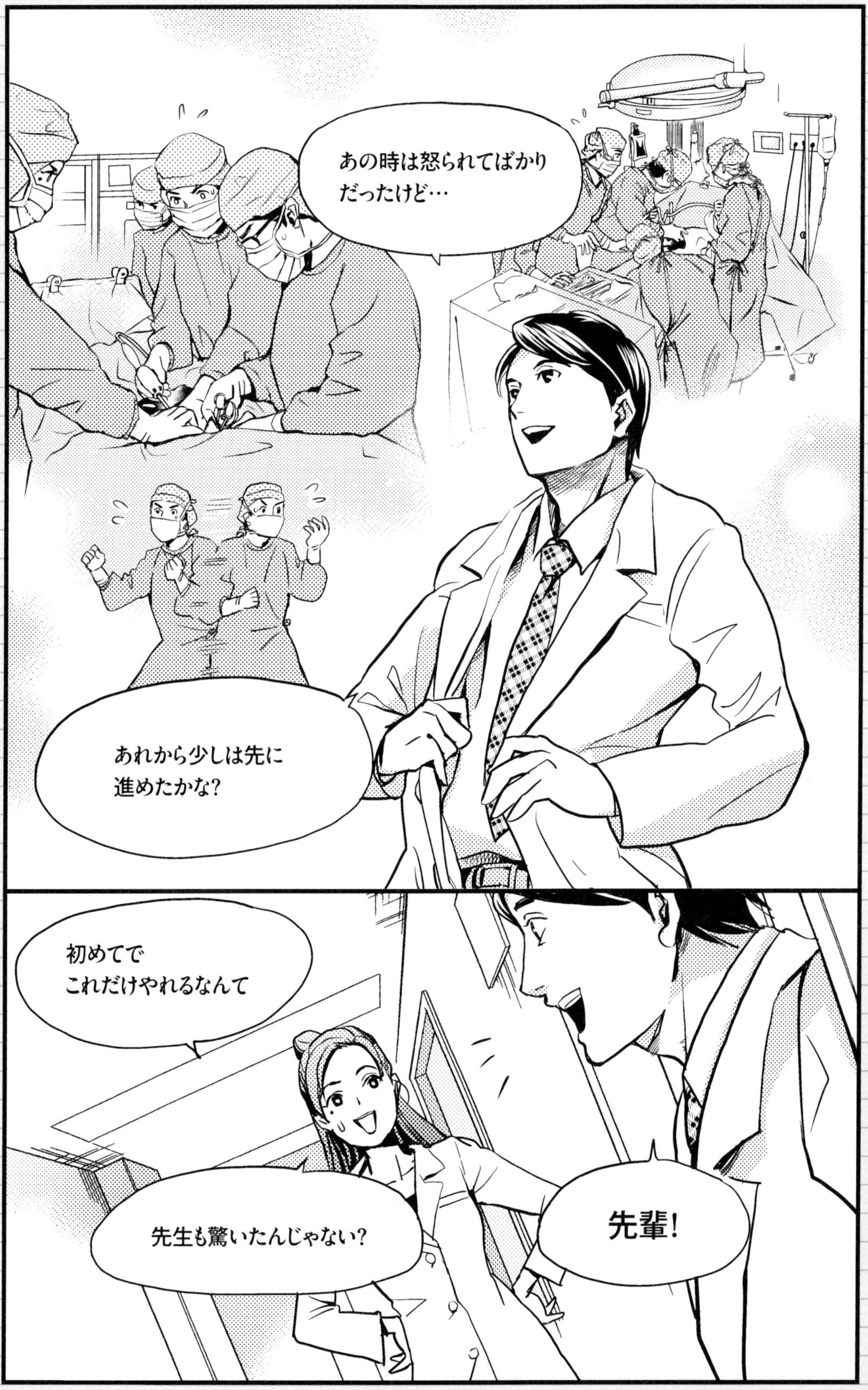
あの時は怒られてばかり
だったけど…
あれから少しは先に
進めたかな?
初めてで
これだけやれるなんて
先生も驚いたんじゃない?
先輩!

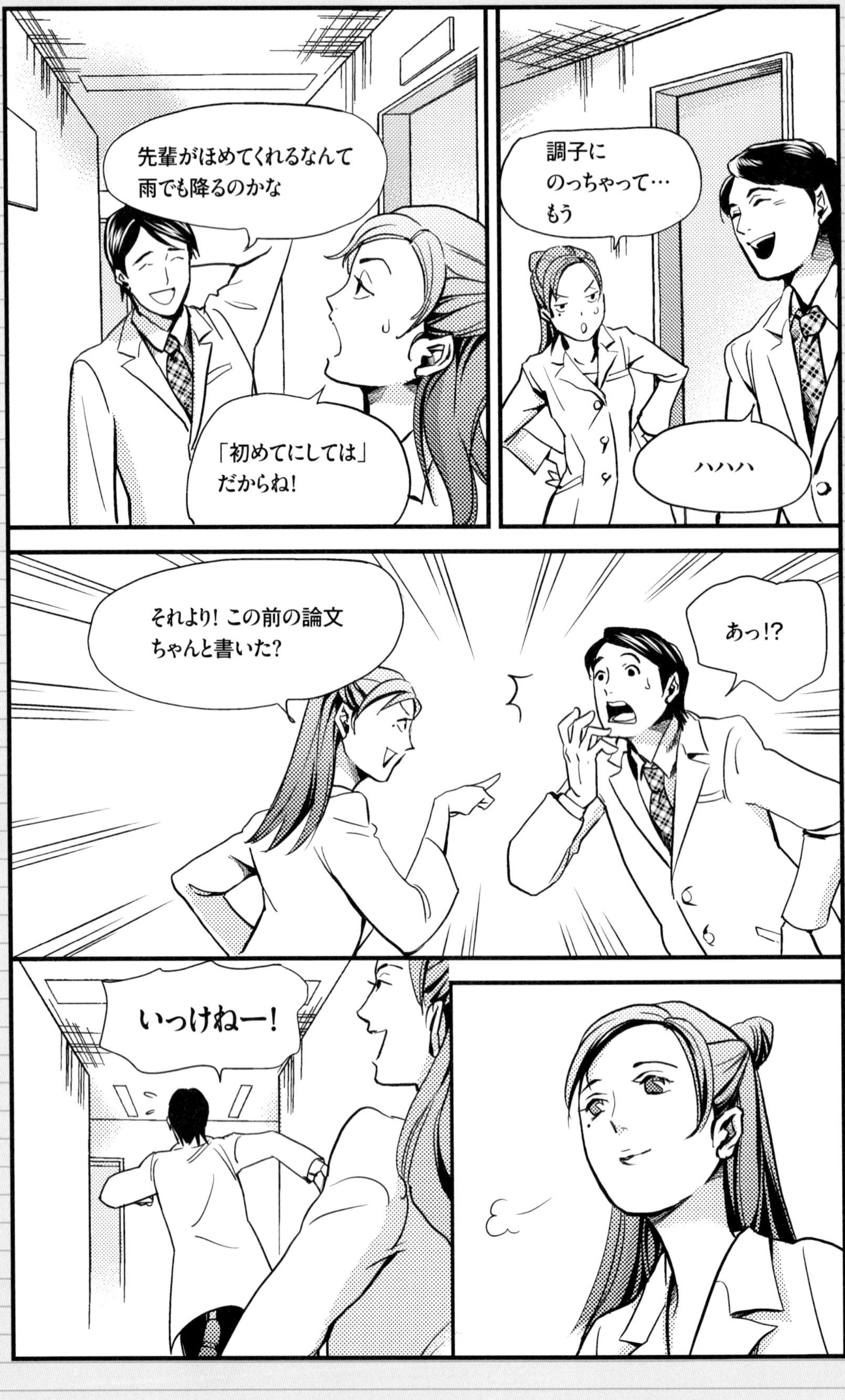
先輩がほめてくれるなんて
雨でも降るのかな
「初めてにしては」
だからね!
調子に
のっちゃって…
もう
ハハハ
それより! この前の論文
ちゃんと書いた?
あっ!?
いっけねー!

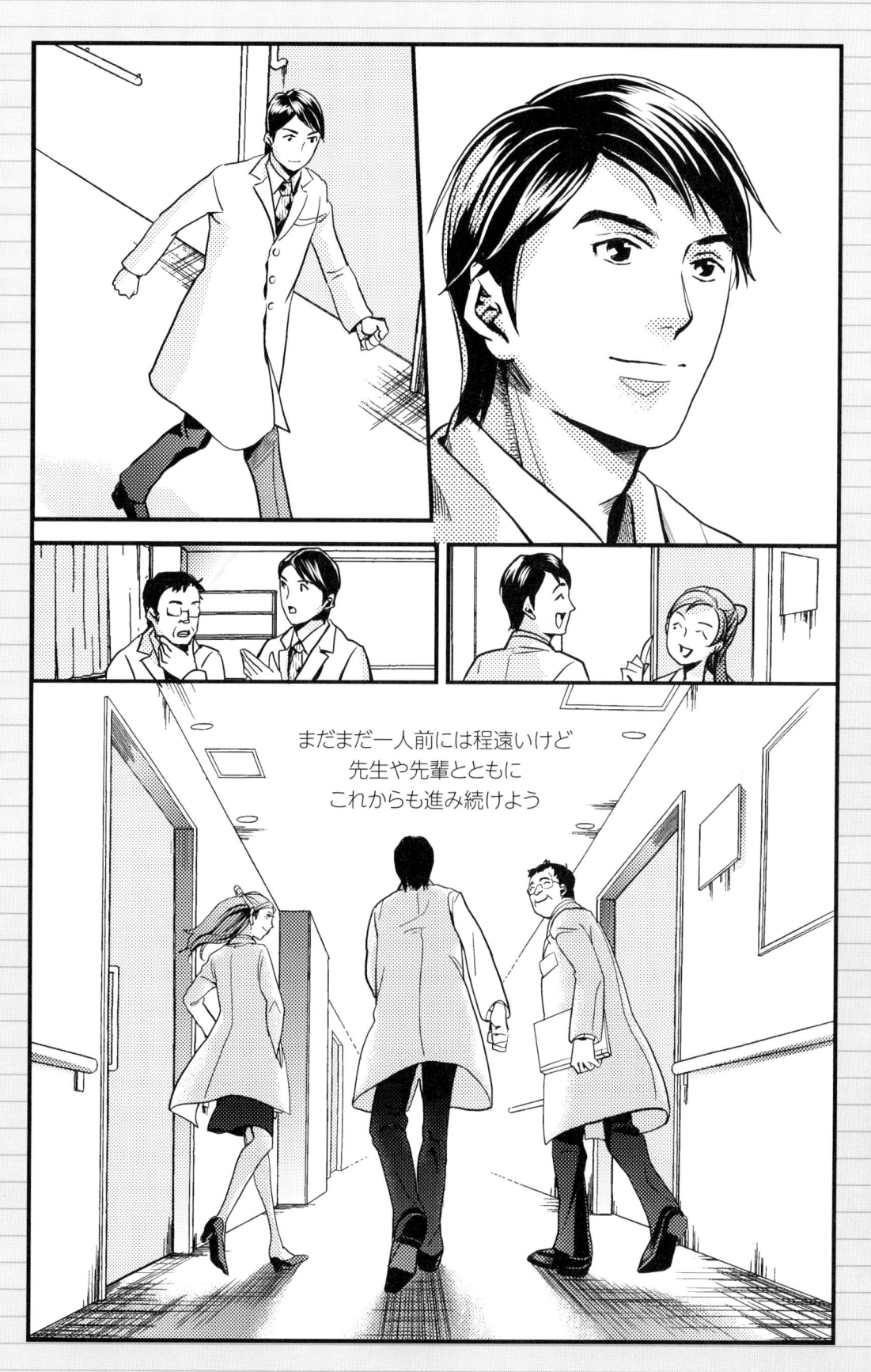

まだまだ一人前には程遠いけど
先生や先輩とともに
これからも進み続けよう

大村先生,
だいぶ頼もしく
なったわね。
がんばれ！

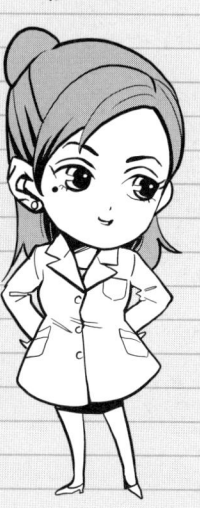

おまけ

驚愕！　小宮山教授の大規模調査研究結果報告
こんなに違う！手術器械の呼び方分布図

> 全国約90の施設にご協力いただきました。

事の始まりは，1991年の探偵ナイトスクープでの一コマ。アホとバカの境界線を探す旅にでた探偵が，日本全国を駆け回り，アホバカ日本地図を完成させた回を見て感激したことから始まった。

「いつも当たり前のように使っている物の名前，いつの間にやら，だれが決めたか，名前だけがひとり歩きを始めている。手術の鋼製器械は名前の書いた箱から出されるわけでもなく，なんとなく先輩の呼ぶ愛称を真似て呼ぶようになっているが，これって標準語？それとも方言？？」

そんな疑問を解決すべく，小宮山教授自らが立ち上がり，地道な調査を続けてきた。

今，苦節１６年（？）の研究成果の一部を紹介しよう。

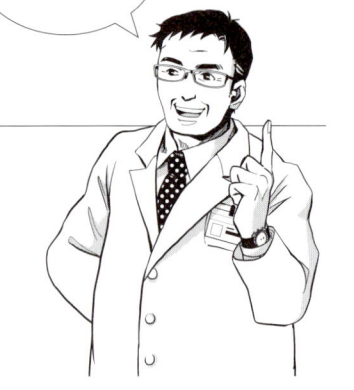

①あなたは何と呼ぶ？

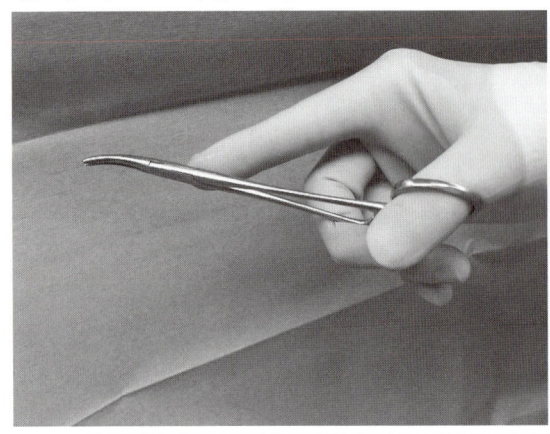

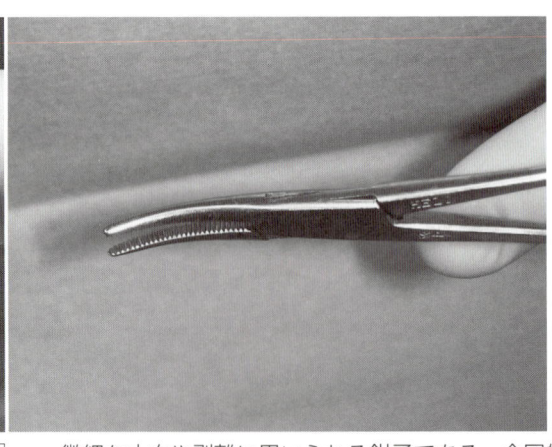

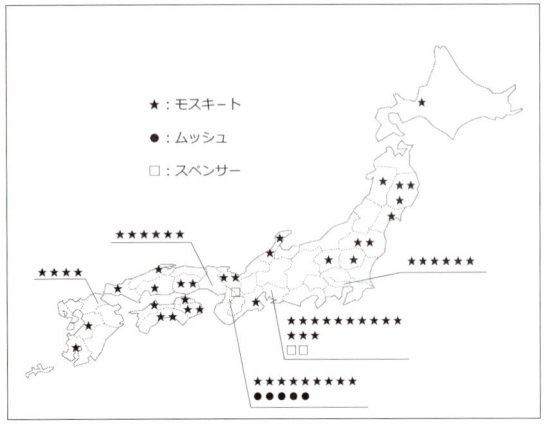

★：モスキート
●：ムッシュ
□：スペンサー

微細な止血や剥離に用いられる鉗子である。全国的にモスキートと呼ばれているが，関西ではムッシュ，スペンサーというかっこいい愛称でも呼ばれているらしい。

いずれも器械の正式名称であり，俗称ではないそうだ。

それぞれの器械の形状などに違いはなく，制作者の思い付きでつけられたのではないか。

ちなみに，モスキートは形状が蚊に似ているところから，ムッシュとスペンサーは製作者の名前から付けられたというまことしやかな都市伝説があるが真実のところは，知る余地もない。。。

②あなたは何と呼ぶ？

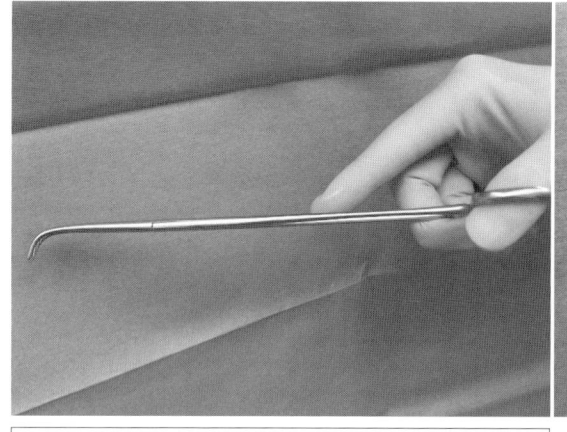

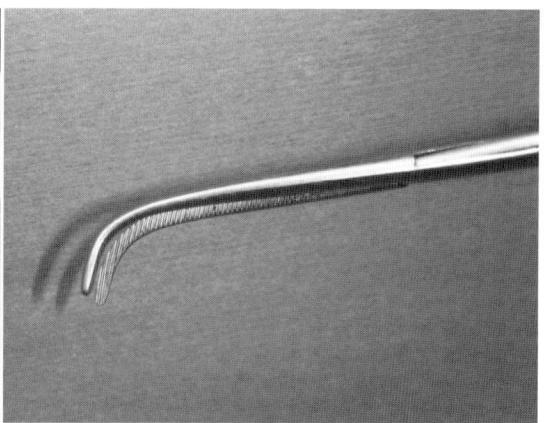

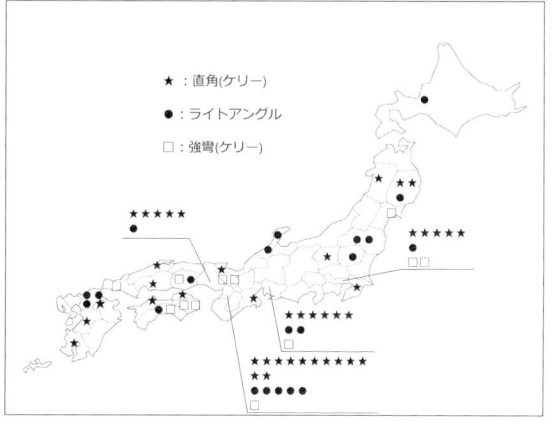

ケリー鉗子の先端の角度が直角のもの。強彎ケリーと呼ぶのが正式名称であるが，全国では角度を表した「直角」という愛称で呼んでいることが多いようだ。直角を英語にして「right angle＝ライトアングル」というおしゃれな愛称で呼んでいる施設もある。

正式名称である強彎という呼び名が少ないのは，漢字が難しいためであると感じたのは私だけであろうか。。。

★：直角（ケリー）
●：ライトアングル
□：強彎（ケリー）

③あなたは何と呼ぶ？

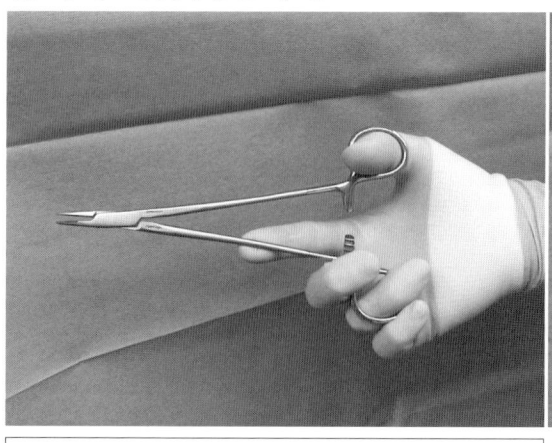

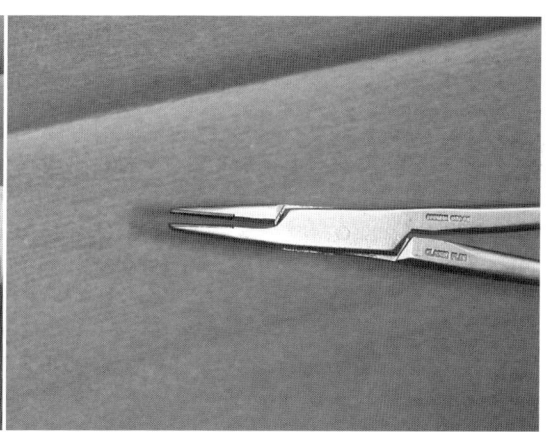

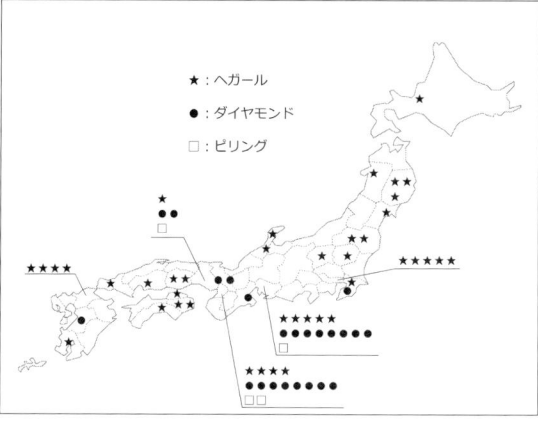

持針器の一つ。「ヘガール」という呼び名が正式名称。ピリングも正式名称であるが，メーカーが異なっている。

先端にダイヤモンドチップを付けたものが多いことから，「ダイヤモンド」という呼び名もある。持針器はマチューとの比較からかヘガールと正式名称で呼ばれていることが多いが，関西では「ダイヤモンド」という響きの良さからか，もっとも呼ばれている愛称という結果であった。やはり関西は日本の中でも独特の文化を発揮している。

★：ヘガール
●：ダイヤモンド
□：ピリング

おまけのつづき

④あなたは何と呼ぶ？

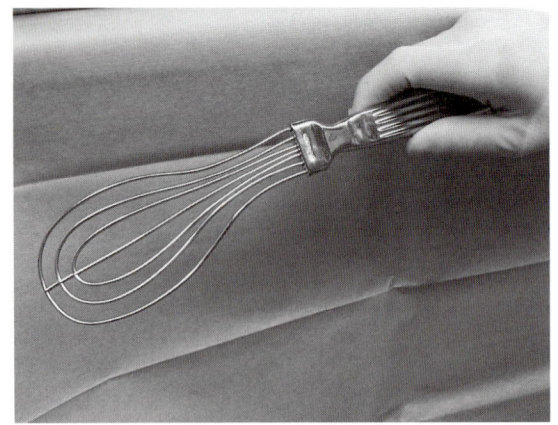

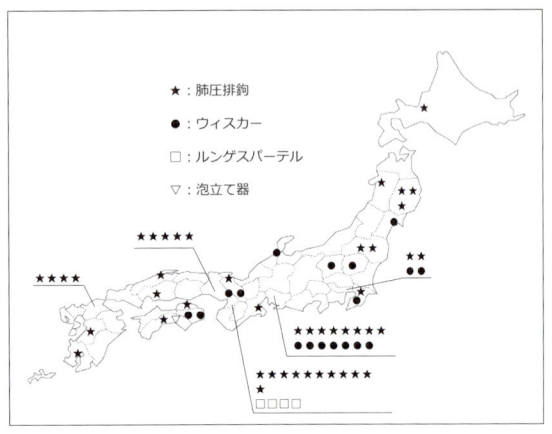

文字通り肺を圧排する器具で，正式名称は肺圧排鉤あるいはウィスカーである。ウィスカー（whisker（英））の由来は，頬ひげ，猫のひげという言う意味であり，見た目の様子から名称として採用されたのであろうか。西日本では肺圧排鉤，東日本ではウィスカーと呼ばれていることが多い。一方，大阪（の一部？）では，ルンゲスパーテルという愛称で親しまれている。ドイツ語で肺のヘラ（lunge spatel（独））という意味らしいが，あえてこの名称を持ってくる大阪はやはり面白い街である。

⑤あなたは何と呼ぶ？

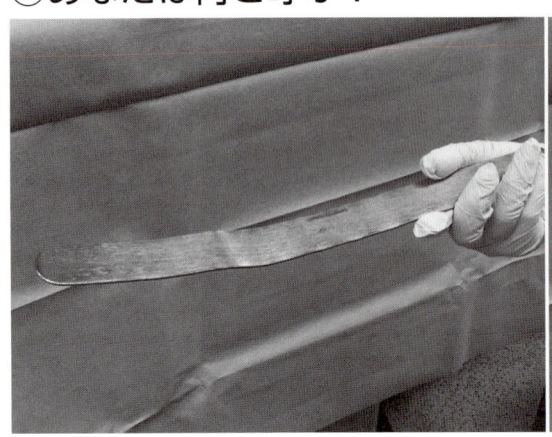

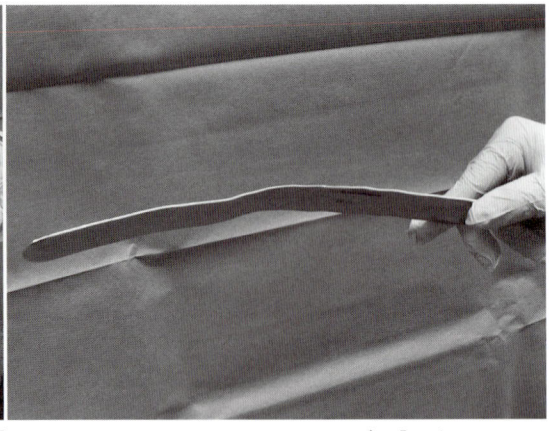

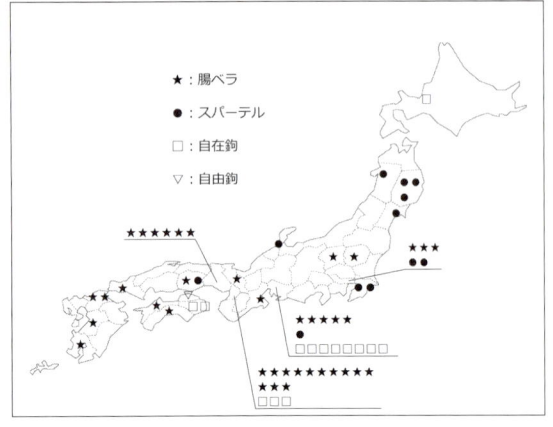

正式名称は腸圧定ヘラであるが，「圧定：あってい」という言葉が馴染みのないためか正式名称で呼んでいる施設はかなり少ない（もしかすると"ない"）ようである。
いかにもお役所仕事のような堅い呼び名で，全国での受けはイマイチだったのであろう。現在であれば，メーカーの商品企画会議のようなところで真っ先に消えてしまいそうな名称かも。商品名って大事なのですね。。。
腸ベラは西日本を中心に全国的に，スパーテルという愛称も東日本を中心に呼ばれているようである。関西では自在鉤という愛称で呼ばれることもあるようで，やはり独自の路線を歩く関西ならではだ。

⑥あなたは何と呼ぶ？

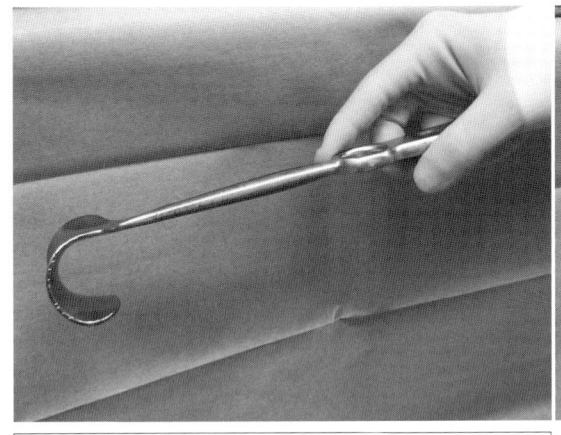

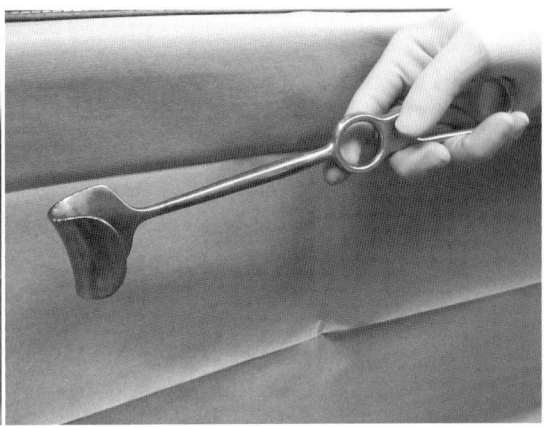

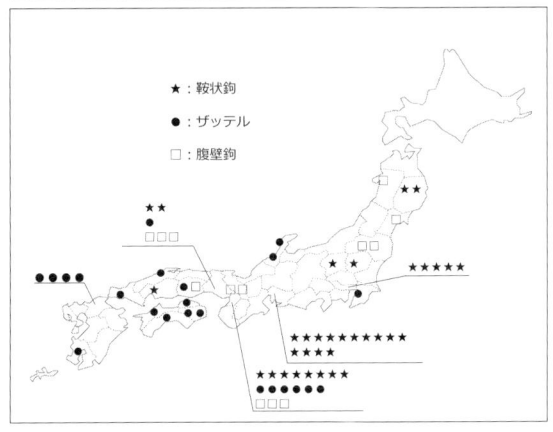

術野をよく見せるために腹壁を牽引するための器具で，正式名称は鞍状鉤である。ザッテル（Sattele（独）=Saddle（英））は鞍という意味だが俗称である。
西日本ではザッテル，東日本では鞍状鉤と呼ばれることが多い。鉤という字は，「かぎ」と呼ぶことが一般的であり，つまり引っかける（英語ではhook）器具ということである。引っかけるものによって，筋鉤・肝圧排鉤・自在鉤などの呼び名の器具が存在しており，この器械は腹壁を引っ張るという意味で腹壁鉤という呼び名も，ひそかに全国に知れ渡っているようだ。

★：鞍状鉤
●：ザッテル
□：腹壁鉤

⑦あなたは何と呼ぶ？

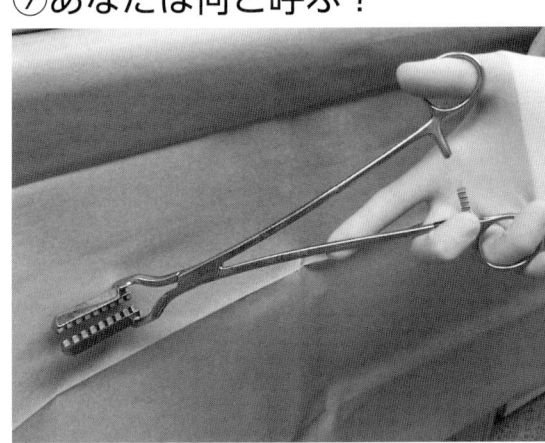

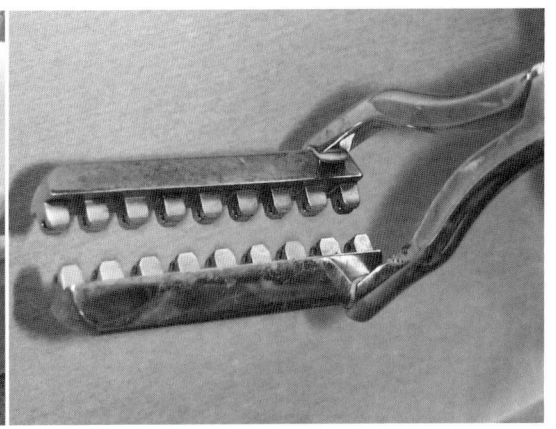

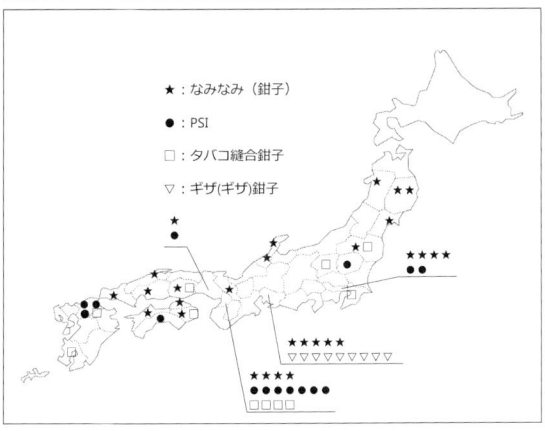

消化管吻合の際に用いられる道具である。直進を穴から通すだけで巾着袋に糸を通したように消化管の全層に波打つように縫合できる優れものの器械である。まさにアイデア商品！
正式名称はPSI(Purstring Suturing Instrument)鉗子であるが，なみなみ鉗子（波型鉗子）という呼び名が全国的には浸透しているようだ。出来上がりを見てみるとPSIと意味もわからず呼ぶよりは，「なみなみー」と呼んであげるほうが，適切な気分になるのは私だけであろうか。。。
愛知の一部では，ギザ（ギザ）鉗子という愛称が流行っているが，この呼び名もなるほど，である。
パーストリング(Pustring)と呼ぶ施設もあるようだが，単にパーストリングと言うとC社のプラスチック製の白い自動縫合器のことを指すのでご注意を…。

★：なみなみ（鉗子）
●：PSI
□：タバコ縫合鉗子
▽：ギザ（ギザ）鉗子

あとがき

　外科医の減少が唱えられて久しいですが，なかなか有効な手立てがなくて困っております．しかし一方で，現役の外科医の多くは仕事に誇りと満足を覚えおり，生まれ変わってももう一度外科医になりたいという人がほとんどです．この仕事の素晴らしさを少しでも伝えて欲しいという塩﨑均会長の願いで本書を作成しました．「手術って面白そうだな」と若い先生に思っていただけたら，外科医志望者が1人でも増えたら，大変うれしいです．

　外科学はサイエンスですが，手術手技のコツの多くはサイエンスではありません．外科医の勝手な思い込みがほとんどだと思います．手術手技研究会というのは手術手技に関する外科医の思い込みを真剣にディスカッションする場として昭和48年に発足しています．時代の進化とともに手術機器が進歩し，手術もテクニックよりも器械に頼る部分が多くなってきました．多くの外科医が同じように上手に手術できるようになったことは患者さんにとっては大変喜ばしいことです．ただ，ハサミとか糸とか原始的な器械しか存在しなかった不自由な時代に，なんとか頭を使って解決しようとした外科医のスピリット．それこそが手術を向上させたいという外科医の本質なのです．本書から先輩たちの熱い思いを是非くみ取ってほしいと思います．

　この本を作成するに当たり，まず手術手技研究会の会員の皆様のアンケートやわれわれの教室の先輩から「秘伝」としてさまざまな手術のテクニックを集めました．ご協力に厚く御礼を申し上げます．その中で，できる限り具体的で，視覚化可能なもので，臓器を超えて応用可能な基本手技を選んで本書に採用しました．出来上がったものを見ると科学的根拠のない記載がほとんどで屁理屈，こじつけ，思い込みという批判を受けることを覚悟しております．しかし，長年口伝で引き継がれてきた技術であるということは，実際の手術を滑らかに気持ちよく進行させるのに役に立っていることは間違いないと思ってください．このような経緯より，書いてある内容はかなり古くさいものが多いのですが，読んでほしいのはこれからの外科医を目指す若い先生なので，本の形式に少し工夫が必要になりました．コミック調の部分を多く取り入れる，会話形式の解説文にするなどの若者に親しみやすい読みやすい形式にしてみました．そして大阪の笑いのエッセンスも少し味付けで入れてみましたのでご堪能ください．

　最後になりますが，手術手技研究会は長年金原出版にサポートしていただいております．この本も金原出版「手術」編集室の支援がなければ絶対に実現不能なものでした．われわれのわがままを最後まで辛抱強く聞いていただいたことに厚く感謝を申し上げます．

平成27年2月28日

手術手技研究会　事務局
大阪大学消化器外科
土岐祐一郎
瀧口修司
山崎　誠

手術手技研究会について

手術手技研究会の事業:
1. 手術手技に関する研究集会の開催
2. 手術手技に関する研究賞,助成金の授与
3. その他(出版事業など)

会則:
第1条(名称)本会は手術手技研究会と称する
第2条(目的)本会は手術手技に関する研究を行うことを目的とする
第3条(事業)1.本会は年1回以上の研究集会を開く
2.本会は,手術手技に関する奨励研究,指定研究を公募し,選考の上,賞を与える
附。研究集会は学会形式を避け,討論を主とした運営が望ましい
。当番世話人は施設代表者の中より世話人会の議を経て選出する
。世話人会は次回および次ヶ会の当番世話人(含研究集会開催地)を定めるものとする
第4条(会員)本会は施設会員および個人会員によって構成される
1.施設会員
第2条の主旨に賛同する大学の教室・研究機関または診療機関ならびにこれに準ずる施設ならびに部門
1.個人会員
第2条の主旨に賛同する医師および世話人の認める医療関係者
附。本会の入会については役員の推薦を必要とし世話人会の議を経て会長が承認する
第5条(会費)1.施設会員はその施設・部門名を登録し年会費を納入するものとする
2.個人会員は所属住所を登録し年会費を納入するものとする
3.年会費の額は世話人会において決定し内規に記載する
第6条(役員および幹事)1.本会には,下記の役員を置く
会長,常任世話人,監事,世話人
2.会長は世話人会で選任し会務を統括する
任期は2年とする,ただし再任を妨げない
3.世話人は原則として会員たる各施設・部門の代表者の中から会長が委嘱する。
世話人は世話人会を構成し,会の運営を議する。名誉会長,顧問,特別会員は世話人会に参加することができる。ただし議決権は認めない。
4.常任世話人会,世話人会は年1回以上開催するものとする
5.常任世話人は世話人のうちより会長が委嘱する
常任世話人は,常任世話人会を構成して会長を補佐し,世話人会の議に従い会務を監査する 当番世話人および前回,次回当番世話人は,常任世話人会に出席することが出来る
6.監事は世話人会の議を経て,会長が委嘱する
監事は常任世話人会,世話人会の会の財務を監査する
7.会長は幹事を委嘱し,幹事は世話人会の議に参加し会務の執行を補佐する
第7条
(名誉会長・顧問・特別会員)1.名誉会長は会長をつとめた人を推戴する
2.顧問・特別会員は本会に貢献のあった人の中から推戴する
第8条(経費)本会の経費は会費ならびに第2条の主旨に賛同するものよりの寄付(賛助)金を以てこれにあてる
第9条(退会)退会を希望するものはその旨を届けなければならない。その場合既納の会費は返却しない
附。連続して2年間会費を納入しないものは原則退会とみなす
第10条(事務局)本会の事務局は大阪大学大学院消化器外科教室におく
第11条(会則変更)本会則の変更は世話人会の議を経て決定する
附。研究集会の記録は当分の間雑誌「手術」に掲載を依頼する(記録の別刷りは施設会員7部,個人会員1部を送付する)
。会計年度は4月1日より翌年3月31日までとする
。会費 施設会員20,000円/年,個人会員3,000円/年
。奨励研究賞,指定研究賞の選考は,常任世話人会にて行う
平成17年3月 手術手技研究会事務局作成

事務局:
手術手技研究会事務局
大阪大学大学院 外科学講座 消化器外科
事務局長 土岐 祐一郎
〒565-0871 吹田市山田丘2-2.E2
TEL : 06-6879-3251 FAX : 06-6879-3259
e-mail:jsast@gesurg.med.osaka-u.ac.jp

イラストでよくわかる！ 秘伝の手術手技 83

2015年4月16日　第1版第1刷発行
2023年8月30日　　　　第5刷発行

編　集	手術手技研究会
発行者	福村 直樹
発行所	金原出版株式会社

〒113-0034 東京都文京区湯島 2-31-14
電話 編集　　(03) 3811-7162
　　 営業　　(03) 3811-7184
FAX　　　　(03) 3813-0288
振替口座　00120-4-151494
http://www.kanehara-shuppan.co.jp

© 2015　　検印省略
Printed in Japan

ISBN 978-4-307-20340-1

制作協力　　サイドランチ
印刷／製本　横山印刷

< 出版者著作権管理機構 委託出版物 >

本書の無断複製は著作権法上での例外を除き禁じられています．複製される場合は，そのつど事前に，出版者著作権管理機構 (電話 03-5244-5088, FAX 03-5244-5089, e-mail: info@jcopy.or.jp) の許諾を得てください．

小社は捺印または貼付紙をもって定価を変更致しません．
乱丁，落丁のものはお買上げ書店または小社にてお取り替え致します．

WEB アンケートにご協力ください

読者アンケート (所要時間約 3 分) にご協力いただいた方の中から抽選で毎月 10 名の方に図書カード 1,000 円分を贈呈いたします．
アンケート回答はこちらから ➡
https://forms.gle/U6Pa7JzJGfrvaDof8